INGENIERÍA GENÉTICA DE ANIMALES

Prof. Dr. A. Pühler
Biologie VI (Genetik)
Universität Bielefeld
P.O. Box 10 0131
D-33501 Bielefeld
Alemania

La traducción ha sido realizada por

Jordi Naval i Chamosa
Licenciado en Farmacia y Biología

Sebastián Méndez Álvarez
Licenciado en Biología

Ingeniería genética de animales

Coordinador

Alfred Pühler

Editorial ACRIBIA, S.A.
ZARAGOZA (España)

Publicado originalmente en inglés por
VCH Verlagsgesellschaft mbH, Pappelallee 3,
69469 Weinheim, Alemania, con el título de
«Pühler: Genetic Engineering of Animals».
Copyright 1993 by VCH Verlagsgesellschaft.

I.S.B.N.: 84-200-0786-2

IMPRESO EN ESPAÑA PRINTED IN SPAIN

Depósito legal: Z-1.799-95 Editorial ACRIBIA, S.A. - Royo, 23 - 50006 Zaragoza

Imprime: Tipo Línea, S.A. - Isla de Mallorca, s/n. - 50014 Zaragoza, 1995

Prefacio

Las técnicas de ingeniería genética fueron desarrolladas para *Escherichia coli* y, posteriormente, extrapoladas a otros microorganismos procarióticos y eucarióticos. Aunque en los albores de la era de la ingeniería genética, genes aislados de animales fueron introducidos y analizados, pasó mucho tiempo antes de desarrollar métodos para construir animales transgénicos. Por supuesto, esto se debió a la naturaleza multicelular de estos organismos. Dado que hoy en día los métodos para introducir transgenes en huevos fecundados y células animales se desarrollan muy satisfactoriamente, la investigación en este campo está en expansión. Por tanto, un libro en el que se de información detallada sobre la ingeniería genética de animales transgénicos es altamente requerido.

En la primera parte de este libro, son presentadas y discutidas extensamente técnicas de ingeniería genética relativas a células animales. Una sección se dedica a la expresión de genes endógenos y heterólogos en células animales. Tanto principiantes como expertos encontrarán toda la información necesaria para entender la biosíntesis, procesado, transporte y degradación del RNA. Al mismo tiempo, son presentados el proceso de traducción, los eventos co- y post-traduccionales y el recambio proteico de las células animales. Otra sección aborda los diferentes pasos de la manipulación de células animales. En la primera parte, se incluyen métodos de transferencia génica, selección y amplificación génica así como los diferentes vectores de expresión usados en células animales. Así, se provee del conocimiento necesario para entender, discutir y repetir los experimentos clave en esta apasionante área de investigación.

La segunda parte del libro, finalmente, se centra en animales transgénicos, describiendo el establecimiento de líneas transgénicas y los programas de crianza y selección de animales transgénicos. En particular, el conocimiento actual de los ratones transgénicos usados en la investigación básica para el estudio de distintas enfermedades, oncogenes y el sistema inmune son presentados con todo detalle. Por otro lado, el creciente campo de la aplicación de ganado transgénico es cubierto con diversos ejemplos. Las diferentes hormonas del crecimiento y su aplicación son presentadas al mismo nivel que el nuevo sistema de granjas génicas basadas en la producción de leche. Ovejas transgénicas producen proteínas heterólogas a una concentración de gramos por litro. Este reciente éxito demuestra que la ingeniería genética de animales se ha convertido en una potente metodología que, en un futuro próximo, puede revolucionar la producción de proteínas terapéuticas.

Este libro es, sin duda, puntero en la investigación genética y sus aplicaciones. Introduce a estudiantes y científicos en el conocimiento básico y en la tecnología más avanzada en este campo. Los artículos científicos han sido tomados del Volumen 2, *Genetic Fundamentals and Genetic Engineering* (Fundamentos Genéticos e Ingeniería Genética), de la renombrada serie internacional *Biotechnology* (Biotecnología) de VCH. Como éste, da a los estudiantes y a los profesionales acceso directo a los descubrimientos recientes en ingeniería genética.

Bielefeld *A. Pühler*

Índice de contenido

Colaboradores

Prof. Dr. Gottfried Brem
Lehrstuhl für Molekulare
Tierzuchtforschung
Universität München
Veterinärstraße 13
D-80539 München
Federal Republic of Germany

Dr. Hansjörg Hauser
Gesellschaft für Biotechnologische
Forschung mbH
Mascheroder Weg 1
D-38124 Braunschweig
Federal Republic of Germany

Dr. Manfred Wirth
Gesellschaft für Biotechnologische
Forschung mbH
Mascheroder Weg 1
D-38124 Braunschweig
Federal Republic of Germany

1 Ingeniería genética de células animales

MANFRED WIRTH

HANSJÖRG HAUSER

Braunschweig, Alemania

1 Introducción

El desarrollo de la clonación de genes y de los métodos de DNA recombinante abrió la posibilidad de convertir las bacterias o las células eucarióticas en productoras de proteínas de interés. Mientras que durante algún tiempo ha sido evidente que *Escherichia coli* podía ser genéticamente programada para sintetizar virtualmente cualquier péptido lineal, seguía siendo incierto si todos los polipéptidos producidos en este microorganismo poseerían la estructura única necesaria para llevar a cabo su auténtica función biológica. La experiencia con los sistemas bacterianos ha desvelado que la expresión intracelular de proteínas eucarióticas clonadas se acompaña a menudo por fenómenos de desnaturalización y/o degradación de dichas proteínas. Aunque hay muchos ejemplos en que polipéptidos desnaturalizados son replegados hasta su conformación correcta gracias a métodos sofisticados, hay muchas clases de proteínas que no pueden ser producidas en bacterias para alcanzar la mencionada autenticidad. Las modificaciones post-traduccionales, tales como glicosilación, procesado y ensamblaje pueden no ser correctamente realizadas por las células procarióticas y son difíciles, o imposibles, de reconstruir *in vitro*. Algunas de estas modificaciones también son llevadas a cabo en eucariotas inferiores como las levaduras, pero, a menudo, no tienen como resultado productos idénticos a aquellos codificados por genes humanos.

La producción de proteínas recombinantes en células animales, obviamente, supera la mayoría de esos problemas y, además, llega a ser una fuente importante de productos de interés comercial.

Por otro lado, hay otras muchas utilidades de células animales que han sido manipuladas para expresar genes foráneos (ver Tabla 1).

Una aplicación está basada en los principios de la genética reversa, la cual incluye la introducción de gen(es) salvajes o mutantes dentro de células hospedadoras para, posteriormente, monitorizar su expresión. Otro objetivo es construir células que pueden ser utilizadas como mecanismo de control para evaluar influencias externas sobre funciones específicas de las células animales. Un ejemplo es la prueba de inhibidores de funciones víricas específicas que son simuladas en las células recombinantes.

Es importante señalar que el uso de células animales como una herramienta analítica para la investigación de las funciones génicas y de su expresión no está limitado a la introducción de DNA adicional en la célula hospedadora. También puede ser estudiada la eliminación o distorsión de funciones génicas del cromosoma del hospedador.

La fuerza de la expresión génica, bien sea regulada o constitutiva, es importante para la mayoría de funciones resumidas en la Tabla 1. En muchos casos, debería ser tan alta como fuera posible. Para otros propósitos, es importante la expresión del gen recombinante regulada por estímulos externos o señales intracelulares. La expresión eucariótica está regulada a distintos niveles. Los parámetros básicos para la expresión eficiente de genes individuales están resumidos en la Tabla 2.

En la Sección 2 está recogido lo esencial de la expresión génica en eucariotas superiores en relación con las células manipuladas por ingeniería genética. La Sección 3 describe los adelantos y las experiencias de la manipulación genética de células animales.

Tabla 1. Intenciones para el uso de células animales.

1. Confirmación de que los genes aislados dirigen la síntesis de una proteína deseada o median efectos fisiológicos definidos en las células.
2. Evaluación del efecto de mutaciones introducidas en un gen.
3. Aislamiento directo de genes basado en la búsqueda o selección de células receptoras para la producción de una proteína particular.
4. Análisis de las consecuencias fisiológicas o de la expresión de proteínas específicas en células de mamífero con el objetivo de estudiar el control de la regulación biológico.
5. Modelos experimentales para ensayar efectores (medicamentos) del proceso regulatorio.
6. Producción de grandes cantidades de proteínas que normalmente sólo son disponibles en cantidades limitadas.

Tabla 2. Parámetros de expresión para genes que codifican proteínas.

Eficiencia transcripcional	Estructura de las regiones cromosómicas vecinas del gen de interés; presencia de elementos de DNA cromosómico que modulan la transcripción (metilación CpG, elementos promotores proximales positivos y negativos, estimuladores, silenciadores)
Procesado y transporte del RNA	Encapuchado, corte, poliadenilación, transferencia al citoplasma
Recambio de mRNA	RNA y secuencias peptídicas derivadas que influyen en la estabilidad del mRNA; acortado de la cola poli(A)
Eficiencia de la traducción	Señales de reconocimiento del mRNA, estructuras secundarias, capuchón, modificación de factores de traducción
Estabilidad proteica	Señales peptídicas que se unen a estructuras específicas o a proteínas de transporte

Un énfasis especial se hace sobre las células de mamíferos. Esto refleja el hecho de que la expresión génica y la tecnología de la manipulación de genes son mejor conocidas en estas células animales, dado que son frecuentemente utilizadas con aplicaciones biotecnológicas en la investigación relacionada con los estudios humanos.

2 Expresión de genes endógenos y heterólogos en células animales

2.1 Control transcripcional

En general, el ritmo de la iniciación de la transcripción es el paso limitante en la producción de transcritos. A pesar de la terminación prematura y de la interrupción en algunos genes, el ritmo de elongación transcripcional es constante hasta que el movimiento de la RNA polimerasa se detiene por las señales de terminación. Como consecuencia, la densidad de moléculas de polimerasa en un gen dado refleja la frecuencia de eventos de iniciación. Las condiciones que gobiernan la iniciación de la transcripción son, por tanto, importantes para la fuerza de la expresión.

2.1.1 El complejo de la transcripción

La transcripción se realiza por la conjunción de elementos de DNA y proteínas que funcionan mediante complejas interacciones que afectan y regulan la expresión génica. Hay elementos capaces de formar estructuras de cromatina altamente ordenadas y, gracias a ello, regulan la transcripción génica. Mientras que éste es un prerrequisito para la transcripción, otro conjunto de elementos de DNA es responsable de la transcripción de los genes por la RNA polimerasa II, la cual es responsable de la expresión de genes que codifican proteínas. Los elementos de secuencia que controlan la expresión génica dependiente de la RNA polimerasa II pueden ser divididos en diversas categorías (Wasylyk, 1986). Una pequeña caracterización de estos elementos se presenta en la Tabla 3.

2.1.1.1 Señales para la iniciación y la terminación de la transcripción

Por definición molecular, un gen en las células animales comprende la porción transcrita (unidad de transcripción) y las secuencias de control flanqueantes de DNA 5' y 3' (Fig. 1). Los puntos que determinan las terminaciones 5' y 3' de los mRNAs se definen como pequeños motivos de secuencia (Fig. 2; Tabla 3). El motivo de iniciación encontrado en la mayoría de los genes es la secuencia TATA (TATA *box*) o de Goldberg-Hogness (Breathnach y Chambon, 1981), la cual está localizada a 25-35 pares de bases corriente arriba respecto al punto de inicio de la transcripción por la RNA polimerasa II. La función de la secuencia TATA es dirigir el inicio de la transcripción del RNA en el llamado capuchón (*cap*). El inicio es normalmente un nucleótido de adenosina que está flanqueado por pirimidinas. Además de la secuencia TATA, otro tipo de motivo de iniciación (INR), que bordea el inicio de la transcripción, ha sido descubierto recientemente. Este motivo es suficiente para dirigir la

Tabla 3. Elementos de control de DNA para los genes transcritos por la RNA polimerasa II.

Tipo	*Posición con respecto al capuchón*	*Propiedades*	*Ejemplos*
Secuencia TATA	–25 a –35	Responsable de la colocación de la RNA polimerasa II y del sitio de iniciación de la transcripción. Sitio de unión para el cofactor TFII D de la RNA polimerasa II.	TATAAAA
Iniciadores (INR)	Solapa en el capuchón	Dirige la iniciación de la transcripción hacia el capuchón. Se han identificado diversos elementos de secuencia con esta función.	+1 YAYTCYYY
AATAAA más una secuencia G/T corriente arriba	Corriente arriba; la distancia entre AAATAAA y la secuencia G/T suele ser menor a 40 bases	Señales de terminación de la transcripción. AAUAAA sirve como secuencia de reconocimiento para el corte y constituye la señal de poliadenilación.	AATAAA... TGTGTGTTGGTTTTTTGTGTGT
Elementos promotores proximales positivos	Proximal; de –40 a –200	En los promotores típicos hay presentes diferentes elementos de secuencia de 10-20 bp. Estos elementos constituyen lugares de unión para factores de transcripción.	GGCCAATCT (CAAT box) GGGCGG (GC box) ATTTGCAT (secuencia octamérica)
Elementos promotores proximales negativos	Proximal	Similar a los elementos promotores proximales positivos pero con un efecto negativo. Sitios de unión para proteínas (por ej., represores) que al unirse reducen el efecto positivo de elementos que actuan en *cis;* también pueden estar localizados en estimuladores.	Elemento negativo con función restringida de tejidos en el estimulador de la cadena IgH (IMLER *et al.,* 1987)
Estimulador	Proximal o distal; a más de 10 kbp, corriente abajo o corriente arriba, con posibilidad de ambas orientaciones	Largas secuencias que contienen diversos elementos, a menudo repetidos, que pueden funcionar de forma independiente. El promotor más cercano es la diana preferencial.	Repetición de 72 bp del SV40; estimulador de la cadena IgH en el intrón del gen estructural
Silenciador	Proximal o distal	Pequeños elementos de secuencia, algunas veces repetidos. Sitios de unión para proteínas que bloquean la señalización a partir de secuencias que actúan en *cis* o que bloquean directamente la acción de la RNA polimerasa II.	Elemento distal que actúa en el gen de la insulina 1 de rata (LAIMINS *et al.,* 1986)

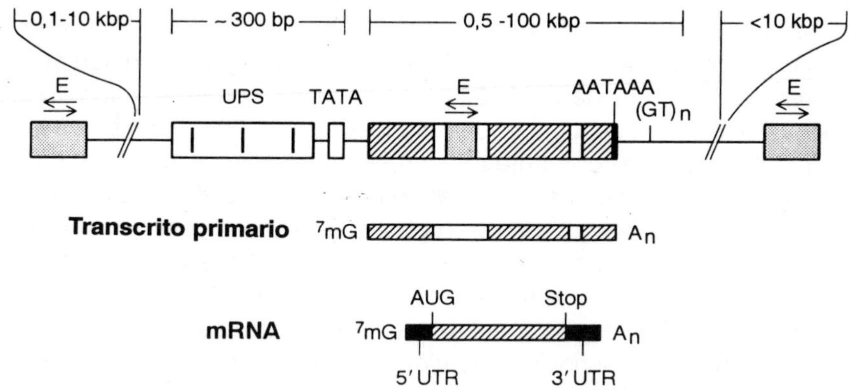

Figura 1. Estructura de un gen eucariota que codifica una proteína. Un gen completo consiste en la región transcrita (gen estructural) y el DNA flanqueante más los elementos de DNA que regulan la transcripción. Estos elementos activadores de la transcripción son la secuencia TATA, los elementos promotores proximales (elementos promotores corriente arriba, UPS) y los estimuladores (E) (punteado). Los estimuladores pueden existir en cualquier orientación en el DNA en diferentes posiciones con respecto al gen estructural. El transcrito primario es el resultado de la transcripción y el subsiguiente corte corriente abajo respecto al sitio de poliadenilación (AATAAA). El corte del RNA y la modificación del 5' (encapuchado, ^{7}mG) y del 3' (poliadenilación, A_n) conduce al mRNA maduro. La región que codifica la proteína (sombreado) está flanqueada por los UTRs (cajas pintadas).

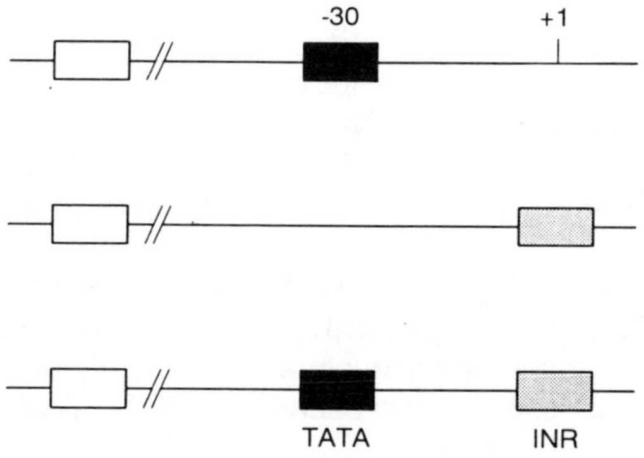

Figura 2. Elementos de DNA transcripcionales en promotores de células animales. Se muestran tres tipos de elementos: La secuencia TATA (cajas pintadas) que se encuentra cerca de 30 pares de bases corriente arriba del sitio de iniciación de la transcripción, el iniciador (INR) (cajas punteadas) en el sitio de iniciación y las secuencias de activación (cajas abiertas) que, normalmente, están localizadas más lejos corriente arriba. Los promotores pueden contener una secuencia TATA o el INR o ambos elementos.

iniciación de la transcripción en ausencia de la secuencia TATA (Roeder, 1991; Seto *et al.*, 1991).

El sitio de iniciación del mRNA de un gen concreto está, normalmente, conservado. Sin embargo, para algunos genes se ha demostrado la existencia de sitios alternativos de iniciación del mRNA. Esto podría ser un carácter específico de tejido.

La secuencia correspondiente a los motivos de iniciación, que normalmente precede el final del mRNA, es el sitio poli(A). Esta secuencia, AATAA, es el elemento de reconocimiento de DNA más conservado en eucariotas. Este motivo de secuencia dirige el corte de los transcritos primarios aproximadamente 20 pares de bases corriente arriba. El proceso de corte también requiere otra secuencia de reconocimiento, menos conservada y normalmente rica en G/U, localizada corriente arriba respecto al sitio poli(A). Esta secuencia, en colaboración con el sitio poli(A), permite el ataque endonucleolítico (PROUDFOOT, 1991). La mayoría de los RNAs mensajeros tienen una cola poli(A) añadida post-transcripcionalmente. La terminación de la reacción de transcripción tiene lugar más lejos corriente abajo. En la mayoría de los casos, el sitio de terminación no es conocido. Después del corte mediado por la secuencia AATAAA, la región 3' del transcrito es degradada en el núcleo.

Algunas unidades de transcripción eucariotas contienen más de un sitio de adición de poli(A). La opción diferencial para este sitio está influenciada por las secuencias adyacentes y las estructuras secundarias. Se han descrito varios casos de uso específico de tejido de múltiples sitios de poli(A). Además, algunos sitios poli(A) son promiscuos, lo que conduce a una lectura a través de algunos de ellos y a la producción de RNAs con diferentes terminaciones 3'. En casos específicos, esto puede influenciar incluso la transcripción de genes vecinos, ya que la transcripción a través de un promotor localizado en 3' puede llevar al bloqueo de su actividad (EMERMAN y TEMIN, 1986; CULLEN *et al.,* 1984).

2.1.1.2 Elementos promotores proximales

En contraste a los promotores procarióticos, las secuencias de iniciación, por sí solas, no son activas en cuanto a iniciar la transcripción por la RNA polimerasa II *in vivo.* Con el fin de obtener un promotor funcional de la RNA polimerasa II, otros elementos de secuencia, elementos de actuación positiva en *cis*, deben estar presentes en la proximidad de la secuencia TATA (secuencias promotoras corriente arriba: *upstream promoter sequences*, UPS) (ver Tabla 3). Éstos pueden estar 70 ó 80 nucleótidos corriente arriba respecto al capuchón del mRNA, como en el caso del motivo homólogo CCAAT de los promotores de la timidín quinasa del virus del herpes simplex y de la β-globina humana. Muchos genes mantenedores contienen distintos componentes estructurales, principalmente regiones ricas en G/C, en la región corriente arriba respecto al capuchón del mRNA. Además de los ya menciona-

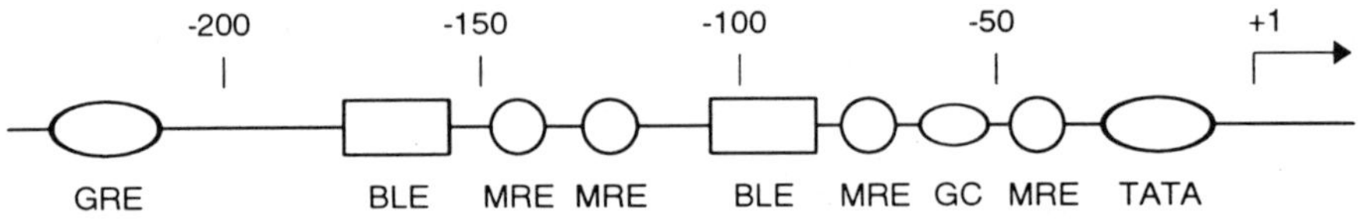

Figura 3. Elementos de control transcripcional corriente arriba del sitio de iniciación de la transcripción en el gen que codifica una metalotioneína. La secuencia TATA, las secuencias GC- y BLE se unen a factores que están involucrados en la transcripción constitutiva. Los elementos de respuesta a los glucocorticoides (GRE) y los elementos de respuesta a metales (MRE) se unen a factores implicados en la inducción de la expresión génica en respuesta a estímulos específicos.

dos elementos de secuencia, una serie de otras secuencias consenso han sido detectadas en la región 5' proximal del promotor (Fig. 3) (LATCHMAN, 1991).

2.1.1.3 Estimuladores

Un tercer grupo es el que engloba las secuencias estimuladoras, originalmente identificadas en los genomas de los retrovirus murino y SV40. Desde aquel momento, han sido identificados múltiples estimuladores celulares. Aunque se sabe poco acerca de su mecanismo de acción, una de las propiedades claves que hacen que un elemento de expresión sea un estimulador es el hecho de que puede actuar a largas distancias, hasta varios miles de pares de bases en cualquier dirección (Tabla 3, Fig. 1) (SERFLING *et al.,* 1985). Las secuencias estimuladoras son elementos relativamente largos que, a menudo, contienen secuencias repetidas. Se encuentran próximos a las regiones promotoras de los genes, en los intrones, y lejos tanto corriente abajo como corriente arriba respecto a la región transcrita. Normalmente, las secuencias estimuladoras estimulan el promotor más cercano.

Las secuencias estimuladoras están constituidas por múltiples unidades funcionales, cada una de las cuales coopera con otras o con duplicaciones de sí mismas para activar la transcripción. En muchos casos, elementos individuales pueden actuar autónomamente cuando se presentan en copias múltiples en tándem, exhibiendo distintas actividades específicas de célula.

El incremento de la expresión por las secuencias estimuladoras puede estar entre 2 y 1.000 veces y, aunque a menudo se hallan activas en una amplia variedad de tipos celulares, algunas secuencias estimuladoras presentan especificidad celular o tisular. Los genes de las inmunoglobulinas, por ejemplo, tienen secuencias estimuladoras que normalmente sólo se hallan activas en los linfocitos B. Sus secuencias estimuladoras están localizadas en el primer intrón de la región constante del gen y pueden desarrollar su efecto sólo después de darse ciertas recombinaciones. Las recombinaciones específicas de las células B transportan el promotor de la región variable a la secuencia estimuladora de la región constante. Otras secuencias estimuladoras, por ejemplo los estimuladores de poliomavirus, aunque muestran preferencia por la célula hospedadora funcionan en diferentes tejidos.

En contraste a las secuencias cromosómicas que actúan en *cis,* tal y como se describe en la Sección 2.1.2, las secuencias estimuladoras típicas funcionan como estimuladores de la transcripción tanto en las zonas episómicas como cromosomales.

2.1.1.4 Elementos de transcripción inducibles

Los promotores/estimuladores celulares y víricos son conocidos por responder a estímulos externos tales como hormonas, temperatura, factores de crecimiento, virus, etc. La Tabla 4 da una visión de algunos promotores/estimuladores inducibles bien conocidos. Éstos contienen pequeñas secuencias de DNA que son requeridas para responder a estímulos externos (elementos de respuesta). Los elementos de respuesta tienen las mismas

Tabla 4. Promotores/estimuladores inducibles.

Gen a partir del cual es derivado el promotor /estimulador	*Agente inductor*	*Nivel base de transcripción*	*Referencias*
Interferón tipo I de mamífero (IFN)	Virus, dsRNA	Muy bajo/nulo	LENGYEL (1986)
Mx de mamífero	Interferones tipo I (α, β)	Muy bajo/nulo	HUG *et al.* (1988)
Proteínas de choque térmico de mamífero o de *Drosophila*	Choque térmico	Bajo	PELHAM y BIENZ (1982)
Metalotioneína I o II de mamífero	Iones cadmio, iones zinc, glucocorticoides[a], IFN	Alto	PAVLAKIS y HAMER (1983)
Virus del tumor mamario de ratón (MMTV)	Glucocorticoides[a]	Medio	LEE *et al.* (1981); BEATO (1989)

[a] La expresión del receptor de la hormona respectiva es requerido en las células receptoras.

características generales que otros elementos promotores o secuencias estimuladoras. Están localizados en los promotores, así como en los estimuladores, en copias únicas o múltiples (ver Fig. 3).

2.1.1.5 Elementos que actúan negativamente en cis

Además de la existencia de elementos que actúan positivamente en *cis,* también ha sido demostrada la existencia de secuencias de DNA que actúan negativamente en *cis* (RENKAWITZ, 1990) (Tabla 3). Los elementos represores son comparables a las secuencias que actúan positivamente en *cis,* dado que también requieren proximidad a la secuencia TATA. Los silenciadores son definidos como antagonistas de los estimuladores. Actúan independientemente de la orientación y la distancia a la secuencia TATA (ALBERTS y STERNGLANZ, 1990). La acción de los estimuladores y los silenciadores está orientada a regular la actividad de la secuencia TATA de forma directa, o bien indirectamente mediante la interacción con un elemento promotor proximal.

En casos específicos, la misma secuencia de DNA puede funcionar tanto como un elemento promotor negativo como positivo. Por ejemplo, cuando un elemento de respuesta a virus perteneciente a los genes del interferón de tipo I se inserta entre la secuencia TATA y el estimulador del SV40 actúa silenciando el promotor. Este silenciamiento es completamente revertido después de la inducción vírica (KUHL *et al.,* 1987). Estructuras repetidas del mismo elemento de secuencia forman promotores heterólogos inducibles por virus (FUJITA *et al.,* 1987).

2.1.1.6 Factores de transcripción

Dos diferentes tipos de componentes, normalmente proteínas, están involucrados en la iniciación de la transcripción: la RNA polimerasa II con sus cofactores y los factores transactuantes reguladores. La RNA polimerasa II, por sí sola, no es capaz de iniciar la transcripción a partir de un promotor funcional. Requiere cofactores para la iniciación de la transcripción y factores que participan en la elongación de los transcritos (Fig. 4). Estos factores generales son requeridos para la transcripción de todos los genes que codifican proteínas. Además, los factores específicos de promotores ayudan a iniciar la transcripción de genes particulares. En el caso de un número limitado de proteínas de unión al DNA (unos centenares) se ha sugerido que interaccionan, directa o indirectamente, con el complejo de la RNA polimerasa II para estimular su unión e iniciación (WINGENDER, 1988, 1990). La estimulación indirecta requiere, probablemente, factores que son capaces de mediar entre los factores de unión al DNA y la polimerasa II y sus proteínas accesorias. Los factores de unión al DNA que actúan positivamente en *trans* reconocen específicamente secuencias únicas que actúan en *cis* en la proximidad de la secuencia TATA o en estimuladores (Fig. 5a). Las concentraciones y disponibilidades de estos factores en un determinado tipo celular son cruciales para el nivel de transcripción de genes individuales.

El control génico específico de células requiere tanto factores de transcripción ampliamente distribuidos como otros factores que o bien son limitados o bien son totalmente específicos de células. Esto es, la disponibilidad del conjunto correcto de factores de transcripción es determinante acerca de qué genes son activos en una célula determinada.

Los factores que no se unen directamente al DNA pueden actuar en la modulación de la transcripción. Su mecanismo de acción con los componentes del complejo transcripcional no es completamente conocido. Distintos ejemplos se presentan en la Fig. 5b.

Muchos de los factores de transcripción que se unen al DNA pertenecen a uno de los tres grupos de proteínas de unión al DNA: La familia de las hélice-giro-hélice (*helix-turn-helix)*, la familia de dedo de cinc, o la familia de la hélice anfipática, incluyendo la cremallera

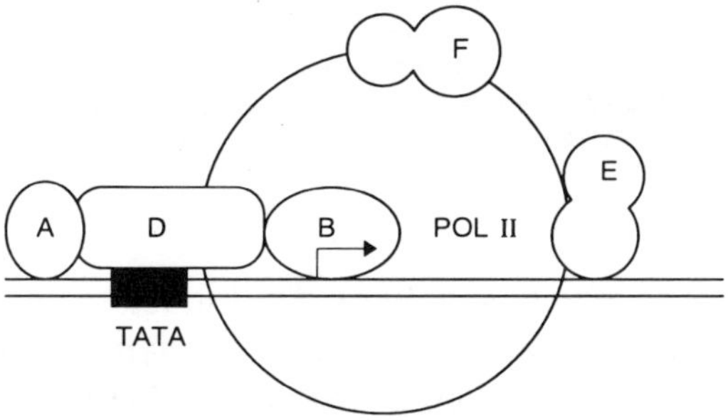

Figura 4. La RNA polimerasa II en el complejo de preiniciación. En los promotores que contienen la secuencia TATA los factores de iniciación generales de la transcripción, empezando con la unión del TFIID a la secuencia TATA, se ensamblan sucesivamente. El complejo de preiniciación final que contiene todos los efectores (TFIIA, B, D, E, F y Pol II) es capaz de iniciar la transcripción. Adaptado de ROEDER (1991).

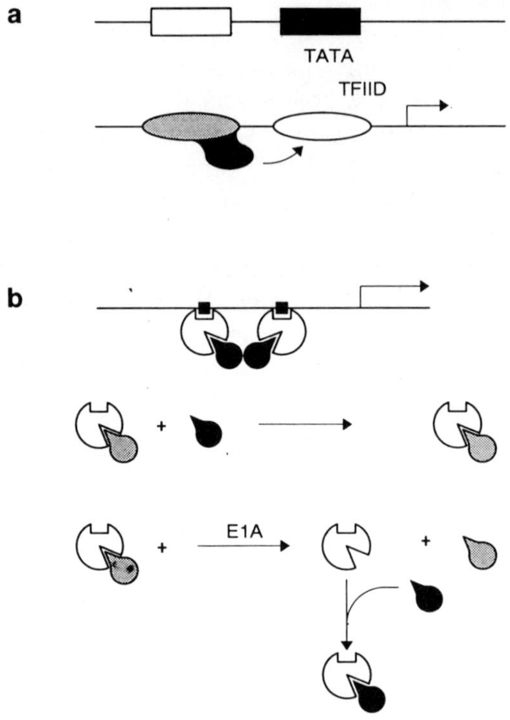

Figura 5. Acción de los factores que modulan la transcripción. (a) La activación de un promotor que contiene una secuencia activadora (caja abierta) y una secuencia TATA puede ser producida por la unión de una proteína de unión a una secuencia específica, que reconoce específicamente la secuencia activadora y, por ello, facilita la interacción del TFIID (óvalo abierto) con la secuencia TATA. La proteína activadora de la transcripción contiene un dominio de unión al DNA (punteado) y un dominio de activación (negro).
(b) Otro promotor que contiene dos elementos activadores idénticos (cuadros negros) es activo tras asociarse con dos factores de unión al DNA que forman un complejo proteína-DNA estable tras la interacción con factores de enlace (gotas negras). Los factores de unión al DNA y el DNA sólo formarían un complejo inestable. Las proteínas de enlace son responsables de la unión cooperativa de los factores de unión al DNA a ambos sitios adyacentes en el promotor, teniendo como resultado un complejo proteína-DNA estable. Este complejo estable no puede ser ensamblado cuando otra proteína que es representada como una gota punteada compite por la unión a los factores de enlace. Esto tendría como resultado la inactivación de este promotor (centro). La disociación de la proteína de unión al DNA y de los factores competidores con otros componentes (en este caso la proteína E1A de adenovirus) permite la interacción del factor de enlace con la proteína de unión al DNA y, por ello, la activación de la transcripción (inferior). Adaptado de Nevins (1991).

de leucina y el motivo hélice-lazo-hélice. El diseño estructural de los miembros de estas familias es muy similar (Tabla 5). Además de estas tres familias se han descrito distintos factores de unión aún no clasificados que son activos en la iniciación de la transcripción.

Dado que la clasificación de los factores de transcripción no sólo se refiere al motivo estructural por el que se unen al DNA, un determinado factor puede tener tanto un motivo estructural de unión al DNA (por ej., el dedo de zinc) como otro motivo para la dimerización (por ej., la cremallera de leucina).

Tabla 5. Proteínas de unión al DNA.

Clase	*Motivo estructural común y propiedades*	*Ejemplos*
Hélice-giro-hélice según los dominios de unión al DNA	3 regiones α-hélice separadas por pequeños giros. Las hélices carboxi-terminal hacen contacto con el DNA. La unión al DNA es estimulada por la dimerización.	Oct 1, Oct 2, Pit; productos de genes homeóticos, proteínas del locus Mat
Dedo de zinc según los dominios de unión al DNA	Organización de más de una estructura proteica corta en forma de lazo. Cisteínas e histidinas espaciadas a intervalos regulares a partir de la base de los lazos acomplejando un ion zinc cada una.	Receptores de esteroides, Sp 1
Hélice anfipática según los dominios de dimerización	Dominios en hélice anfipática son responsables de la dimerización formando una estructura de hélice enrollada. Una región cercana rica en aminoácidos básicos constituye el dominio de unión al DNA.	
a) Cremallera de leucinas	4 leucinas, separadas por 6 aminoácidos cada una, están en las superficies hidrofóbicas de dos hélices de proteína interdigitadas en forma de cremallera. Algunos factores de transcripción tienen una cremallera de leucina y un dedo de zinc o un homeo-dominio (motivo hélice-giro-hélice).	Fos, Jun, C/EBP
b) Hélice-lazo-hélice	2 regiones α-hélice, separadas por un lazo en cada molécula, constituyen la base para la dimerización.	MyoD, E 12

Muchos de estos factores tienen un dominio que les permite interaccionar con otras proteínas (por ej., la cremallera de leucina). Esto les permite formar homo o heterodímeros. En general, la dimerización parece incrementar la afinidad al DNA. Algunos factores de unión al DNA están relacionados con miembros de una familia (por ej., C/EBP) que está predestinada a formar heterodímeros. La formación de heterodímeros por la combinación de un conjunto limitado de proteínas puede producir una amplia colección de factores de transcripción con actividad diferencial (Fig. 6) (LAMB y MCKNIGHT, 1991).

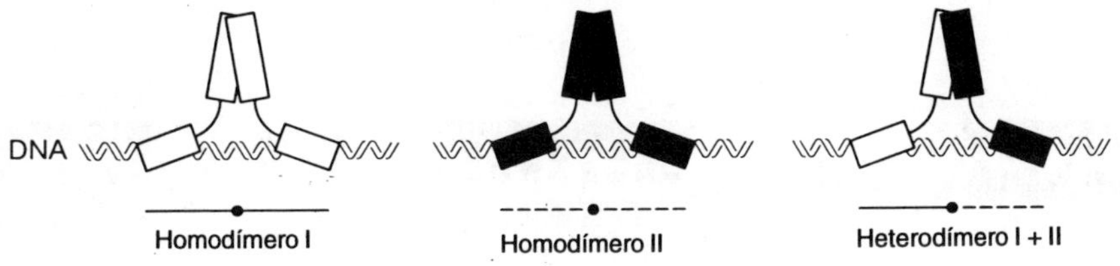

Figura 6. Especificidad de unión al DNA por heterodimerización. La unión de dímeros de proteínas que están conectados por cremalleras de leucina a diferentes secuencias de DNA es mostrada. Los dominios de unión al DNA de las proteínas cremallera (rectángulos blancos o negros) reconocen medios sitios específicos de elementos de DNA reguladores. Las proteínas cremallera homodiméricas (izquierda, centro) reconocen secuencias palindrómicas de DNA. Heterodímeros de estas proteínas cremallera se unen a un sitio de reconocimiento de un DNA híbrido (derecha). Adaptado de LAMB y MCKNIGHT (1991).

Todos los factores de unión al DNA que estimulan la transcripción presentan por lo menos dos regiones: el dominio de unión al DNA y el dominio de activación. Otros dominios incluyen puntos de regulación de las modificaciones post-transcripcionales y sitios de unión de efectores de alto o bajo peso molecular.

Muchos virus codifican factores transactivantes que son activos en el ciclo de replicación viral y en las actividades celulares (NEVINS, 1991).

Un cierto número de factores de unión al DNA han sido identificados como proto-oncogenes. En retrovirus se encuentran mutantes de estas proteínas que actúan como agentes oncogénicos (LATCHMAN, 1991).

La proteína TAT, codificada por el genoma del virus de la inmunodeficiencia humana de tipo I (HIV-I), es un factor de transcripción inusual. El producto de este gen se une al extremo 5' terminal de los transcritos producidos a partir del promotor del HIV-1 estimulando la transcripción. Aunque todavía se discute si la transactivación es debida a la estimulación de la iniciación de la transcripción o a la supresión de una terminación prematura, el TAT es el primer factor de iniciación de la transcripción con especificidad de promotor para el que se ha descrito que se une a una secuencia de RNA en lugar de DNA (ROSEN, 1991).

2.1.1.7 Metilación del DNA

En el DNA de animales superiores, cerca de un 70% de los residuos de citosina están metilados en la secuencia 5'-CpG-3' mientras que la mayoría de los otros residuos de citosina no. Durante el cultivo de células, las secuencias de DNA metiladas son heredadas conservativamente (Fig. 7). Dado que la m^{7}C muta fácilmente a T en los genomas de vertebrados, la secuencia CpG ocurre menos frecuentemente que lo estadísticamente esperado. Las excepciones son islas encontradas, mayoritariamente, alrededor de las áreas de promotores de genes transcritos por la RNA polimerasa II. Las regiones de DNA que

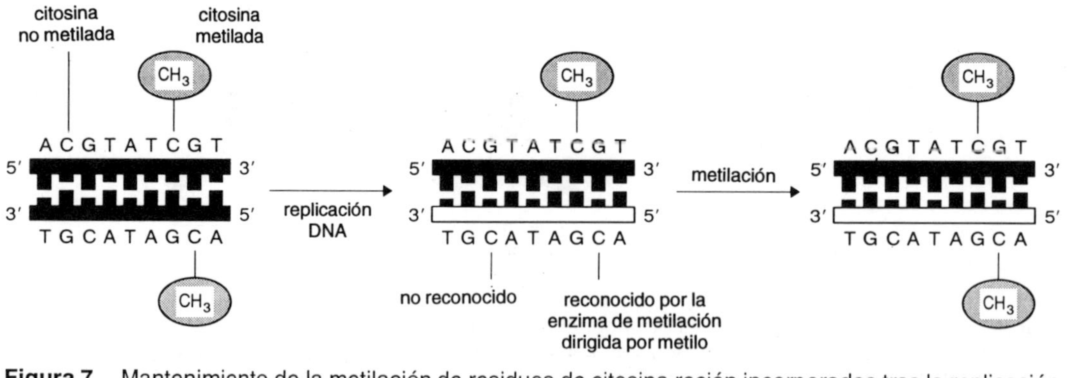

Figura 7. Mantenimiento de la metilación de residuos de citosina recién incorporados tras la replicación del DNA. La replicación del DNA genera dobles hebras híbridas de DNA, con una hebra parental (negra) y una hebra hija (blanca). Sólo serán reconocidas por la enzima de metilación aquellas citosinas que se correspondan con una citosina metilada en la hebra parental.

son activas en la transcripción, especialmente los genes mantenedores, carecen preferentemente de 5-metilcitidina. Existe una estrecha correlación entre la inactividad transcripcional y la metilación (RAZIN y CEDAR, 1991). Tras la metilación *in vitro* de la CpG y tras su introducción en las células, el DNA clonado no puede ser expresado en la misma magnitud. Se sabe poco acerca del mecanismo de cambio en los patrones de metilación de los genes.

2.1.2 Elementos cromosómicos

En la sección previa se han descrito genes eucariotas individuales (Fig. 1). Observando estos genes en su entorno cromosómico, pueden ser descritos como un ensamblaje de genes que se acomplejan con compuestos nucleares y que se hallan distribuidos en una estructura espacial altamente organizada. Aunque el número de cromosomas de una determinada especie animal es altamente constante, la estructura detallada del cromosoma varía durante el ciclo celular y como una función del desarrollo y la diferenciación. La estructura fina de la interacción DNA cromosómico-proteína, que varía de un tipo celular a otro, influye en la expresión de las unidades de transcripción en ella incluidas.

El DNA de las células animales está asociado con proteínas nucleares. Está empaquetado en octámeros de proteínas histónicas formando los llamados nucleosomas. La hélice de DNA tipo B (140 pares de bases) está enrollada en una vuelta y tres cuartos en forma de

a

b

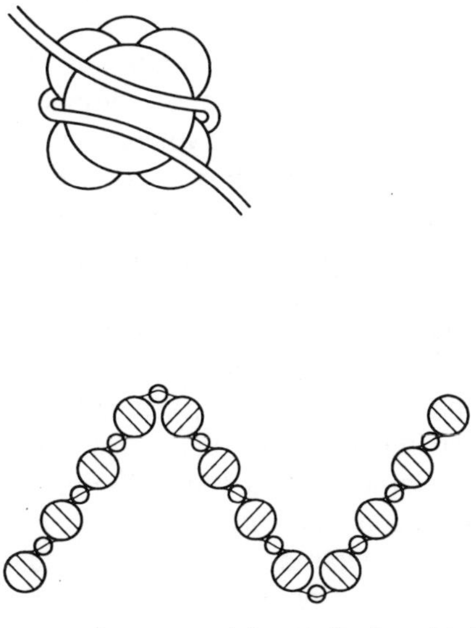

Figura 8. Empaquetado del DNA en nucleosomas. (a) muestra la estructura de un nucleosoma. Los círculos representan monómeros de H2A, H2B, H3 y H4, mientras que la cinta que los rodea representa la doble hélice de DNA.
(b) muestra el empaquetado de los nucleosomas. Los círculos grandes representan los nucleosomas con la doble hélice de DNA enrollada a su alrededor. Los círculos menores representan las moléculas H1 unidas a los enlaces flexibles de DNA.

una superhélice levógira alrededor de un nucleosoma (Fig. 8a). El DNA localizado entre los grupos proteicos es un nexo flexible (0-70 pares de bases). La asociación, por medio del nexo, con otra molécula histónica, H1, lleva a un empaquetamiento denso de DNA en solenoides. Los solenoides son estructuras regulares (fibras de 30 nm) altamente ordenadas (Fig. 8), que están formadas por lazos o dominios de 5 a 200 kbp de DNA.

Se sabe que las proteínas histónicas son post-traduccionalmente modificadas por fosforilación y acetilación. Estas modificaciones disminuyen la carga positiva del DNA y provocan un debilitamiento de la unión al DNA. Esto provoca cambios conformacionales de los nucleosomas, lo cual parece alterar el potencial transcripcional del DNA asociado, mediante cambios en el grado de torsión de la doble hélice en el interior de los lazos cromosómicos.

Ocurren interacciones entre los elementos cromosómicos básicos: los nucleosomas y los factores de unión al DNA. Normalmente, las regiones promotoras de genes transcritos activamente carecen de nucleosomas. En el caso de muchos promotores resulta evidente que la unión de factores de transcripción transactuantes lleva a la desaparición de los nucleosomas, quedando el gen adyacente activo y el punto hipersensible a la DNAsa I (Cordin-Gley *et al.*, 1987).

2.1.2.1 Dominios de cromatina

La activación transcripcional por las moléculas reguladoras (factores de transcripción) es dependiente del exceso de éstas con respecto a las secuencias diana de DNA. Cuando el DNA es compactado en forma de cromatina fuertemente enrollada, la estructura puede preservar a estas moléculas de la interacción con sus sitios de unión relacionados. Los genes activos están en una conformación menos compacta y, por ello, son más fácilmente digeridos por la DNAsa I que los genes inactivos (Gross y Garrard, 1988).

Un grupo de proteínas nucleares (proteínas andamio) está involucrado en la organización de la estructura de los grandes dominios cromosómicos. Estos dominios se caracterizan estructuralmente por la presencia de grandes lazos (5-200 kbp) que están anclados en el andamio de proteínas no histónicas (Gasser y Laemmli, 1987). Los puntos del DNA que interaccionan con las proteínas andamio nucleares (la matriz) son llamados regiones asociadas al andamio (SARs) (Fig. 9) o regiones asociadas a la matriz (MARs).

La topoisomerasa II, una enzima que es crítica en la replicación del DNA y en la transcripción del RNA ya que elimina la tensión torsional del DNA cortándolo y religándolo, está normalmente asociada al andamio nuclear. Sin embargo, las SARs no son necesariamente idénticas a los sitios de unión a la topoisomerasa II.

Parece que la posición de contacto constitutivo del DNA al andamio nuclear no está regulada por el desarrollo. Sin embargo, trabajos recientes revelan que las SARs organizan dominios cromosómicos específicos de forma que facilitan la transcripción y fijan orígenes individuales de replicación (Eissenberg y Elgin, 1991).

El aislamiento y la determinación de los elementos SAR del DNA reveló que dichos elementos promueven la actividad de los estimuladores y promotores. Como se esperaba, funcionan de una manera inespecífica del tipo celular y sólo cuando el DNA ha sido integra-

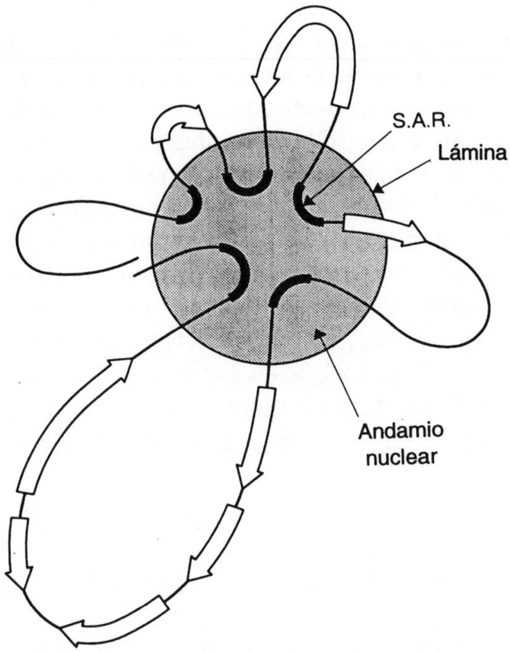

Figura 9. Unión del DNA con el andamio nuclear. El DNA cromosómico está unido al andamio nuclear en múltiples sitios (SAR) provocando la formación de lazos extendidos de DNA. Los genes en el DNA se muestran como flechas blancas. Adaptado de GASSER y LAEMMLI (1987).

Tabla 6. Elementos distales de DNA que influyen en la transcripción.

	Actividad durante la expresión transitoria	*Actividad tras la integración estable*	*Interacción con otros elementos promotores/ estimuladores*	*Especificidad según el tipo celular*	*Afinidad por el andamio nuclear*
Estimulador	+	+	±	+	–
LCR	–	+	+	+	–
SAR/MAR	–	+	±	–	+

do en el DNA cromosómico del hospedador (Tabla 6) (MIELKE *et al.,* 1990; KLEHR *et al.,* 1991). Las unidades de transcripción flanqueadas por secuencias SAR pueden ser estimuladas por la adición de butirato o propionato a las células. Estos agentes contrarrestan la desacetilación de las histonas y relajan el DNA (superhelicidad negativa), indicando que los elementos SAR pueden estabilizar los lazos extendidos de DNA con hebras de DNA abiertas (relajadas) (Tabla 6).

2.1.2.2 Regiones de control del locus

Una región de control de un locus (LCR) es otro tipo de elemento cromosómico que trabaja específicamente en el contexto cromosómico. El LCR adyacente al dominio de la β-globina confiere la expresión independiente de posición del gen de la β-globina de manera específica en las células eritroides. Como se indica en la Tabla 6, el LCR interactúa específicamente con una secuencia estimuladora en el promotor de la β-globina y de este modo activa la transcripción. Aunque esta propiedad sería típica de estimuladores específicos de tejido, la propiedad que diferencia a los estimuladores de los LCR es el hecho de que los LCR descubiertos recientemente sólo funcionan en un contexto cromosómico. Otro elemento LCR con propiedades similares ha sido identificado en la región flanqueante del gen CD2 de mamíferos, que es expresado específicamente en células T (Greaves *et al.*, 1989), y el gen de la lisozima de pollo, que es expresado en células mieloides (Stief *et al.*, 1989; Bonifer *et al.*, 1991). Estos descubrimientos indican que regiones con función similar pueden flanquear otros genes regulados con especificidad de tejido.

2.2 Procesado, transporte y degradación del RNA

La producción de mRNA funcionales a partir de los transcritos primarios (RNA nuclear heterólogo; hnRNA) implica cuatro pasos fundamentales: Encapuchado, cortado, poliadenilación y transporte al citoplasma. Dado que la eficiencia de estos procesos puede influir en la expresión génica, serán brevemente descritos. Nos gustaría mencionar que, durante el procesado, el RNA no está desnudo sino asociado con proteínas específicas que forman partículas que ayudan a llevar a cabo modificaciones post-transcripcionales y el transporte.

2.2.1 Encapuchado

Todos los RNAs transcritos en células normales por la RNA polimerasa II son encapuchados. El capuchón consiste en un nucleótido terminal, 7-metilguanilato (^{7}mG) en una unión 5' con el nucleótido inicial de la cadena de mRNA (Fig. 10). Es cotranscripcionalmente añadido al transcrito primario. El encapuchado es, por tanto, uno de los primeros pasos de la modificación del hnRNA. La enzima responsable de encapuchar y su sustrato están en el núcleo. La existencia del encapuchado influye positivamente en la traducción de los mRNAs celulares así como en la poliadenilación y el cortado.

2.2.2 Cortado *(Splicing)*

El paso más obvio en la conversión del transcrito primario a mRNA es el cortado, conocido por la eliminación de secuencias internas del RNA (intrones). Las secuencias restan-

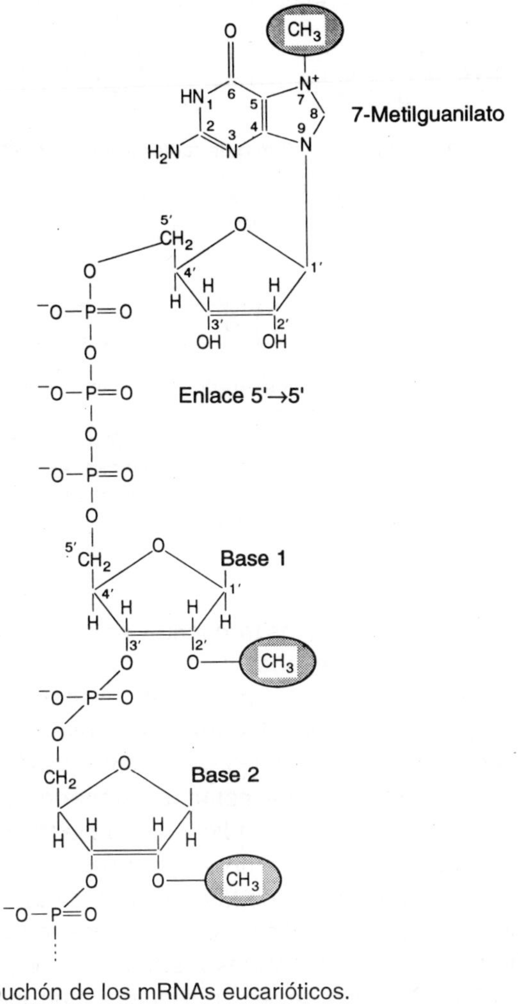

Figura 10. Estructura capuchón de los mRNAs eucarióticos.

tes (exones) son subsiguientemente ligadas. El cortado del transcrito primario comienza en el transcrito naciente y es completado después de, como máximo, 20 minutos tras la terminación de la transcripción. Las secuencias intrónicas inestables son rápidamente eliminadas por degradación en el núcleo. El proceso de cortado implica un corte en el límite 5' exón/intrón, seguido de una ligación del extremo 5' del intrón con un hidroxilo 2' de un residuo de adenilato (punto de ramificación) en un punto del intrón localizado corriente abajo. El siguiente paso es el corte de la unión intrón/3'exón y la subsiguiente ligación del exón 5' al exón 3'.

Los límites exón/intrón, así como el punto de ramificación, presentan secuencias moderadamente conservadas. Dos nucleótidos consenso se encuentran en los extremos 5' y 3' del intrón (Fig. 11) (SHARP, 1987). Las señales de cortado han sido altamente conservadas

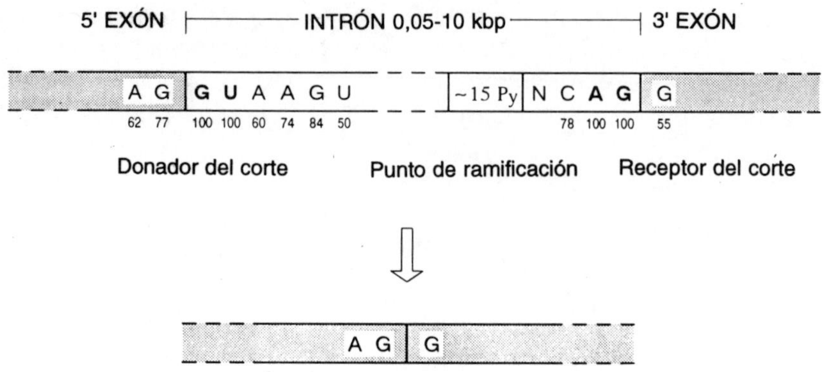

Figura 11. Elementos de secuencia conservados alrededor de las uniones intrón/exón en pre-mRNAs eucarióticos. El proceso de corte requiere secuencias consenso de nucleótidos en el donador del corte, el receptor del corte y el punto de ramificación. En los extremos 5' y 3' del intrón están conservadas al 100% las secuencias GU y AG, respectivamente. La frecuencia de aparición está indicada por los números que aparecen debajo de los nucleótidos. «15 Py» se refiere a 15 bases de pirimidina. Después de completarse la reacción de corte, las secuencias exónicas son unidas.

durante la evolución. En el reino animal, los transcritos primarios de especies heterólogas son correctamente reconocidos y procesados.

La mayoría de los genes de eucariotas superiores contienen intrones. Cuando se introducen dentro de células de mamífero, se observa que la expresión eficiente de diversos genes depende de la presencia de un intrón (Hamer y Leder, 1979; Buchman y Berg, 1988). De forma interesante, este hecho parece estar relacionado con el tipo de promotor/estimulador que dirige la expresión del gen, indicando que la transcripción y el cortado no son completamente independientes. Por ejemplo, un intrón es requerido para la expresión eficiente a partir del promotor/estimulador de la cadena pesada de una inmunoglobulina, pero el intrón no necesita ser específico. En contraste, no es requerido un intrón para una expresión eficiente a partir de otros promotores fuertes, incluyendo el hCMV o el HSP70 (Neuberger y Williams, 1988). Muchos genes no requieren intrones para la formación de mRNA cuando son introducidos en células de mamíferos. Esto se deduce de la observación de que algunos genes sin intrones son expresados eficientemente. El mecanismo por el que la eficiencia de expresión está influenciada por la presencia de intrones o por el propio proceso de corte todavía ha de ser elucidado.

Sorprendentemente, los requerimientos de la presencia de intrones son incluso más fuertes para constructos introducidos en ratones transgénicos. El constructo en el que el gen de la hormona de crecimiento de ratón es controlado por el promotor de la metalotioneína I de ratón requiere una secuencia intrónica para una expresión eficiente en ratones transgénicos, pero no en experimentos con cultivos de tejidos (Brinster *et al.,* 1988). Esta observación puede estar relacionada con la interdependencia de los promotores y los intrones, tal y como se describió anteriormente. Esto implica que la mayoría de los genes que han sido procesados durante el desarrollo llegan a ser dependientes del cortado del mRNA.

Las investigaciones relativas a la formación de mRNAs tardíos de adenovirus llevaron al descubrimiento de múltiples RNAs que pueden ser producidos a partir de un transcrito primario por corte diferencial. A partir de un transcrito tres RNAs diferentes son creados retirando un fragmento de RNA que comienza con el mismo sitio donador de corte en los tres casos, pero que usa tres sitios receptores diferentes de corte. Han sido descritos muchos ejemplos de procesado diferencial de RNAs de animales. El corte alternativo puede ser opcional en una célula o bien una función específica del tipo celular (MANIATIS, 1991). El corte diferencial puede conducir a proteínas que comparten una región N-terminal común, pero que difieren en su región C-terminal.

2.2.3 Poliadenilación

Después del corte de los transcritos primarios por una nucleasa, aproximadamente a 20 bp corriente abajo respecto a la secuencia AATAAA (ver Sección 2.1.1.1), la cola poli(A) es añadida al extremo 3' generado. El proceso es llamado poliadenilación y es ejecutado por la poli(A) polimerasa, usando ATP como sustrato (MUNROE y JACOBSEN, 1990).

Con la excepción de los mRNAs de histonas todos los mRNAs maduros conocidos están poliadenilados. Dado que sólo una porción de los hnRNAs están poliadenilados se sugiere que la poliadenilación podría ser una señal de procesado de los hnRNAs. La poliadenilación por sí misma parece no estar regulada. La longitud de la cola poli(A) sintetizada es normalmente de 250 residuos de adenosina.

La función de la cola poli(A) de los mRNAs no se entiende perfectamente, pero está definitivamente relacionada con la estabilidad y la capacidad para ser traducido del mRNA (MUNROE y JACOBSEN, 1990; JACKSON y STANDART, 1990). En el citoplasma el extremo poli(A) es sucesivamente acortado. Los extremos poli(A) con menos de 27 residuos de adenosina son inestables en el citoplasma.

2.2.4 Otros procesos post-transcripcionales

Todavía no está claro cómo está regulado el transporte del núcleo al citoplasma. El descubrimiento de la proteína REV del HIV-1, y su interacción con los elementos de RNA REV-sensitivos (RRE) en los mRNAs del HIV-1 ha demostrado que este nivel también puede ser influenciado. La proteína REV parece influenciar tanto el corte como el transporte al citoplasma de los transcritos HIV-1, lo cual resulta en una representación mayor en el citoplasma de mRNAs HIV-1 no cortados (ROSEN y PAVLAKIS, 1990).

2.2.5 Recambio *(Turnover)* del mRNA citoplásmico

En contraste al rRNA y al tRNA, que son sintetizados a un ritmo que permite doblar su cantidad en cada generación celular, el mRNA es sintetizado más rápido que lo que aparentemente se requiere para mantenerlo en una cantidad de estado estacionario. La razón es que la mayoría de las especies de mRNAs son constantemente degradadas.

La vida media de los mRNAs en células animales difiere enormemente. El recambio de numerosos productos de genes mantenedores es muy bajo, con una vida media de más de 24 horas. En contraste, los mRNAs para productos génicos que sólo se requieren para cortos períodos de tiempo, como las citoquininas, los factores de crecimiento y algunos proto-oncogenes (c-myc, c-fos), tienen una vida más corta con vidas medias de menos de 30 minutos. Asumiendo que la traducción de un mRNA específico es sólo una función de la concentración respectiva del mRNA en el citoplasma, es fácil entender que la producción de una proteína específica puede variar órdenes de magnitud en función del ritmo de recambio del mRNA.

Los mecanismos detallados del recambio del mRNA no son totalmente conocidos. Lo más probable es que distintos mecanismos operen en la degradación de diferentes especies de mRNA. Sin embargo, una observación parece ser cierta para todos los casos: un extremo poli(A) más largo de 30 pares de bases protege el mRNA de ser rápidamente degradado; por ejemplo, los mRNAs de histonas que carecen de cola poli(A) en su extremo 3' tienen una vida media muy corta. La degradación de la cola poli(A) depende de la información de secuencia dentro del mRNA, en particular en la región 3' no traducida (3' UTR). El factor de unión a la cola poli(A) (PABF) cubre 27 pares de bases de la región poli(A) y protege al mRNA del ataque nucleolítico (Bernstein y Ross, 1989). Cuando una cola poli(A) es más corta de 27 nucleótidos, el mRNA está en un estado completamente sensible al ataque nucleolítico.

Una de las condiciones de la secuencia que parece ser responsable de las cortas vidas medias de los mRNAs codificados por proto-oncogenes y factores de crecimiento celular es la repetición de la secuencia AUUUA en el 3' UTR (Tabla 7) (Shaw y Kamen, 1986). La existencia de estas secuencias en una cierta especie de mRNA ha sido relacionada con la degradación estimulada de la región poli(A) (Wilson y Treisman, 1988). Sin embargo, este mecanismo puede ser más complejo; por ejemplo, las secuencias AUUUA por sí solas no siempre son suficientes para la desestabilización del mRNA. Además, en algunos casos actúan en concierto con otras secuencias de RNA.

La degradación rápida de mRNAs de histonas y otros, incluyendo aquellos que tienen la región AUUUA en el 3' UTR, no ocurre en la ausencia de traducción. Esta asociación sugiere que el recambio normal del mRNA es debido a nucleasas asociadas al ribosoma (Bernstein

Tabla 7. Secuencias ricas en AT en los 3' UTRs de genes que codifican mRNAs de vida corta.

Hu GM-CSF	TAATATTTATATATTTATATTTTTAAAATATTTATTTATTTATTTATTTAA
Hu G-CSF	TATTTATCTCTCTATTTAATATTTATGCTATTTAA
Hu IL-2	TATTTATTTAAATATTTAAATTTTATATTTATT
Hu IFN-γ	TATTTATTAATATTTAACATTATTTATAT
Hu TNF	TTATTTATTATTTATTTATTATTTATTTATTTA
Hu c-*fos*	TTTTTAATTTATTTATTAAGATGGATTCTCAGATATTTATATTTTTATTT-TATTTTTT

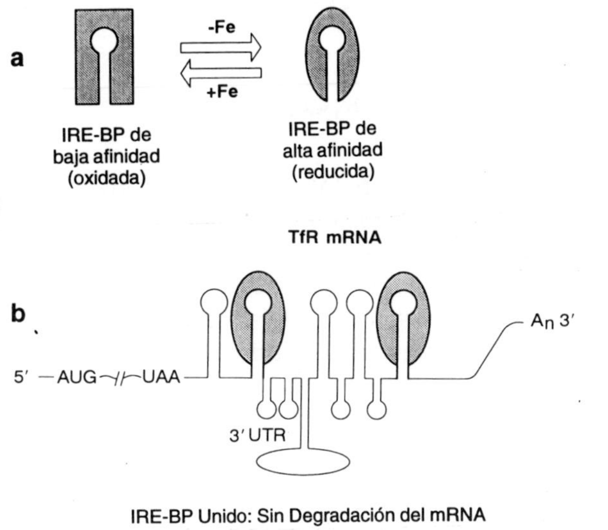

Figura 12. Regulación del ritmo de degradación del mRNA del receptor de la transferrina. (a) La proteína citoplásmica de unión al elemento de respuesta al hierro (IRE-BP) existe en dos conformaciones diferentes dependiendo de la concentración intracelular de hierro.
(b) Las estructuras tronco-lazo en el mRNA del receptor de la transferrina (IREs) se asocian con la forma de alta afinidad de la IRE-BP. A bajas concentraciones de hierro intracelular la unión de la IRE-BP al mRNA de la transferrina evita su degradación.

y Ross, 1989). Es más, en algunos casos, la señal que es responsable de la iniciación de la degradación del mRNA puede ser la cadena proteica naciente.

Las estructuras secundarias del mRNA también están involucradas en la regulación del ritmo de degradación. Un ejemplo interesante es el del mRNA del receptor de la transferrina (ver Sección 2.3.4.1). A altas concentraciones intracelulares de iones hierro, el mRNA del receptor de la transferrina es rápidamente destruido. La existencia de cinco estructuras tronco-lazo en el 3' UTR del mRNA del receptor de la transferrina (TfR) es responsable de su degradación (Fig. 12). Estas estructuras tronco-lazo son llamadas elementos de respuesta al hierro (IRE), cada uno de los cuales es capaz de unirse a una proteína llamada IRE-BP. La unión de la IRE-BP depende de la concentración intracelular de iones hierro. El exceso de hierro provoca una baja afinidad de la IRE-BP. El cambio de afinidad está basado en un cambio en el estado redox de la proteína (llamado interruptor sulfhidrilo), que es determinado por el estado del hierro en la célula. A altas concentraciones la IRE-BP no se une a la estructura tronco-lazo, permitiendo al mRNA respectivo ser degradado. A bajas concentraciones de hierro la IRE-BP se une a la secuencia IRE. Esto lleva al bloqueo de la degradación del mRNA TfR (Müllner *et al.,* 1989; Hentze, 1991).

La mediación del recambio del mRNA TfR por compuestos con actividad fisiológica no es el único ejemplo de la regulación del recambio específico del mRNA. La estabilización de mRNAs específicos puede también estar mediada por hormonas, tales como la prolactina, el estrógeno, los glucocorticoides y productos génicos intracelulares.

2.3 Control de la traducción

2.3.1 La maquinaria de la traducción

La maquinaria traduccional de eucariotas es compleja e involucra una gran variedad de factores. Una comparación con la maquinaria traduccional de procariotas aparece en la Tabla 8. Es evidente que los eucariotas han desarrollado mecanismos diferentes, pero relacionados, de regulación de la síntesis proteica.

La traducción ocurre en ribosomas 80S, que están constituidos por una subunidad 40S y otra 60S. El mecanismo de traducción puede ser dividido en tres fases: iniciación, elongación y terminación.

Iniciación: En la mayoría de los mRNAs eucariotas el codon AUG más cercano al extremo 5' es usado para la iniciación de la traducción. La elección del AUG iniciador parece ocurrir después de la unión de la subunidad 40S al capuchón del extremo 5' del mRNA (ver Fig. 10) y de la búsqueda que este complejo realiza a lo largo del mRNA. La iniciación involucra al mRNA, a un tRNA especial (Met-$tRNA_i$), GTP, ATP, un cierto número de factores de iniciación (eIFs) y las subunidades ribosomales.

Elongación: Requiere los aminoacil-tRNAs, GTP y diversos factores de elongación (EFs). El ciclo de la reacción implica la unión del aminoacil-tRNA al sitio A del ribosoma, la transpeptidación para formar un enlace entre el nuevo residuo aminoacil y el péptido del

Tabla 8. Componentes traduccionales procarióticos y eucarióticos.

Componente	*Procariotas*	*Eucariotas*
tRNA usado para iniciar la traducción	Formil-$tRNAMet_i$	$tRNAMet_i$
Codon de iniciación preferido	AUG, menos: GUG, UUG, CUG, incluso AUU	AUG rara vez CUG
Secuencias de selección del inicio y de búsqueda	Iniciación interna determinada por el contexto que rodea al codon de iniciación, Shine-Dalgarno	Dependiente de capuchón en el 90% de los AUG localizados más cerca del extremo 5' del mRNA, almohadilla de aterrizaje ribosómico
Factores de Iniciación	IF-1, IF-2, IF-3	Múltiples, llamados eIFs. A menudo compuestos de numerosas subunidades
Factores de Elongación	EF-Tu, EF-TS EF-G	EF1-alfa EF1-beta/gamma EF-2
Factores de Terminación	RF1, RF2, RF3	RF

sitio P del ribosoma y la translocación del peptidil-tRNA elongado al sitio P, acompañada por el movimiento de un codon del mRNA.

El proceso de *terminación* requiere GTP y el factor proteico RF que reconoce el codon específico de terminación. La unión del factor de terminación al sitio A resulta en la hidrólisis del peptidil-tRNA en el sitio P, en la liberación del polipéptido y en la disociación de las subunidades ribosomales.

Aunque todos los pasos son importantes para el éxito de la traducción, el mayor interés se ha centrado en la iniciación de la traducción, ya que este paso limita el ritmo del proceso. La eficiencia de la traducción de un mRNA es, por tanto, principalmente determinada por la fidelidad del paso de la iniciación. La concentración de factores proteicos en la célula en un determinado momento y la estructura del mRNA (primaria, secundaria e incluso terciaria) son los componentes que definen la eficiencia de la traducción de un gen dado. Por ello, se hará una discusión más profunda sobre las condiciones necesarias para una iniciación óptima de la traducción.

2.3.2 Iniciación de la traducción

2.3.2.1 Pasos en el proceso de iniciación

La fase de iniciación de la traducción puede ser dividida en distintos pasos (Fig. 13):

(1) disociación ribosómica,
(2) formación del complejo ternario eIF2+Met-tRNA$_i$+GTP,
(3) formación del complejo de preiniciación 43S,
(4) unión del mRNA al complejo de preiniciación,
(5) asociación de la subunidad 60S al complejo mRNA-40S para formar un complejo de iniciación 80S.

La forma dimérica del ribosoma no es capaz de iniciar la traducción y, por tanto, debe disociarse en las subunidades 60S y 40S. Las subunidades están en equilibrio con la forma asociada, aunque la forma 80S es claramente predominante. Las subunidades son estabilizadas por la unión de algunos factores de iniciación: el eIF3 y el eIF1A (anteriormente llamado eIF4C) contactan con la subunidad 40S, mientras que el factor eIF3A (anteriormente eIF6) se combina con la forma 60S. Aunque su papel inhibiendo la asociación (antiasociación) de las subunidades ribosómicas ha sido demostrado, para estos factores también se ha propuesto un papel activo en el proceso de disociación.

La formación del complejo ternario eIF2 + Met-tRNA$_i$ + GTP es un proceso muy específico. La especificidad de la interacción puede depender de distintos aspectos del tRNA iniciador especial. El eIF2 juega un papel crucial en la regulación de la traducción dado que se ha observado que su afinidad por mRNAs individuales determina la eficiencia con la que el mRNA es traducido (Kaempfer *et al.,* 1981). Está compuesto de tres subunidades, alfa, beta y gamma. El eIF2α puede ser fosforilado por distintos factores, lo cual impide su

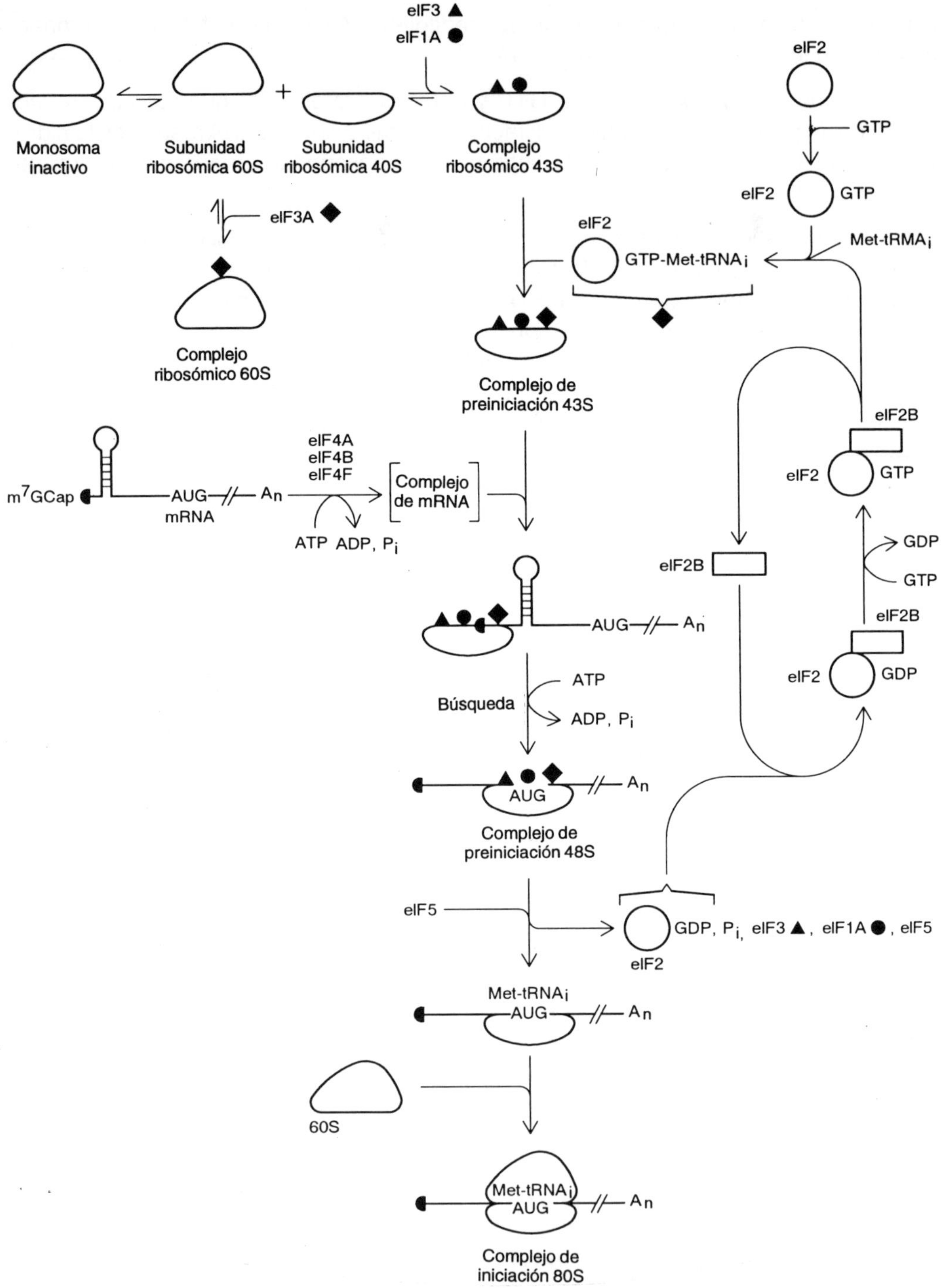

Figura 13. La iniciación de la traducción en células animales. Para la nueva nomenclatura y los nombres previos de los múltiples factores implicados en la iniciación de la síntesis de proteínas, ver Safer (1989). Una descripción detallada del proceso se da en el texto.

utilización. El complejo ternario se asocia con el complejo ribosomal 43S. Se ha observado que este complejo de preiniciación se une a la estructura del capuchón terminal del mRNA. La importancia del capuchón es subrayada por experimentos que muestran que la interacción de los componentes individuales es severamente desacoplada por análogos del capuchón. La mayoría de los mRNAs eucarióticos tienen estructura de capuchón terminal; sin embargo, diversos virus de animales son capaces de realizar su traducción en ausencia de capuchón.

Una buena accesibilidad del mRNA ha sido postulada como crucial en ambos casos. Un complejo, previamente llamado CBP, constituido por los factores eIF4F, A y B, ha sido identificado como el responsable de impedir la formación de estructuras secundarias que dificultan la traducción en un proceso dependiente de ATP.

Después de que el AUG iniciador ha sido determinado, los factores ayudantes son expulsados de la subunidad 40S por la acción del eIF5, en un proceso acompañado de la hidrólisis de GTP y de la unión con la subunidad 60S.

2.3.2.2 Selección del codon de iniciación

Usualmente, el codon AUG próximo al capuchón del mRNA es empleado para iniciar la traducción. Sin embargo, las excepciones acumuladas en los últimos años han llevado a la revisión de los dogmas iniciales.

Diversos modelos han sido propuestos para explicar la elección del iniciador AUG. El más común es el modelo de la búsqueda de la iniciación de la traducción postulado por MARILYN KOZAK. En una versión más actual (KOZAK, 1986c, 1989a), un complejo ribosomal 43S se une al capuchón y se mueve a lo largo de la región 5' no traducida (5' UTR) hasta que un AUG es encontrado en un contexto secuencial *favorable*. Esto es seguido por la formación de un complejo funcional 80S por asociación de la subunidad 60S. La idea de que un contexto favorable puede estar involucrado se extrae de la recopilación de secuencias alrededor del AUG de numerosos mRNAs de vertebrados. Dos posiciones alrededor del iniciador AUG parecen estar conservadas, la posición –3 que normalmente está ocupada por un residuo de purina, fundamentalmente A, y la posición +4 que casi siempre es un residuo de G. Experimentos modelo confirman la importancia de estas posiciones para una traducción eficiente, dado que mutaciones en –3 y +4 alteran severamente la eficiencia traduccional (ver Sección 2.3.3.2 y Tabla 9).

Aunque muchos puntos apoyan la búsqueda de los ribosomas la evidencia es sólo indirecta. Adicionalmente, el modelo no puede explicar una iniciación interna independiente del capuchón como la que han mostrado algunos picornavirus y RNAs celulares especiales, tales como el BiP, el antenapedia y el ultrabitorax de *Drosophila*. Estos hallazgos han llevado a postular el «modelo de la fusión» que contempla ambos tipos de iniciación de la traducción. El modelo está basado en la existencia de factores capaces de unirse al mRNA involucrados en la eliminación de estructuras secundarias que dificultan la traducción. En el modelo de la fusión, la búsqueda en la región líder es llevada a cabo por la fusión del eIF4 y el eIFB más que por la subunidad 40S. Dado que la afinidad del eIF4B libre por el AUG está documentada, se especula que este factor está involucrado en el proceso de recono-

Tabla 9. Dependencia de la eficiencia de la traducción de las secuencias que rodean el codón de iniciación.[a]

Posición					*Eficiencia*
–3	*–2*	*–1*		*+4*	*relativa*
T	T	T	ATG	T	0,2
G	T	T	ATG	T	0,7
A	T	T	ATG	T	2,2
A	T	T	ATG	G	5
A	C	C	ATG	G	6
A	C	C	ATG	T	5
T	C	C	ATG	T	5
C	C	C	ATG	T	2

[a] Según Kozak (1986c).

cimiento del sitio de iniciación. El mecanismo es facilitado por la capacidad del eIF4A para unirse independientemente al RNA monohebra (Sonenberg, 1988).

Han sido investigados un número limitado de sucesos de iniciación interna. Los pasos en este tipo de iniciación de la traducción incluyen la unión del eIF4A, B y F a las regiones de mRNA exentas de estructura secundaria, seguido de una búsqueda como la descrita anteriormente. Proteínas adicionales, que pueden cooperar en la elucidación de uno de los pasos específicos, han sido identificadas en células infectadas por picornavirus (p52, p57).

Se ha planteado que el eIF2 participa en la selección de los codones de iniciación AUG. La evidencia para esta propuesta viene de experimentos en los que el eIF2 se detectó unido específicamente al mRNA en un ensayo *in vitro* de unión en filtro y mostró afinidad por el codon de iniciación AUG del mRNA de Mengo y STNV (Kaempfer *et al.,* 1981; Perez-Bercoff y Kaempfer, 1982). Sin embargo, en la literatura no hay consenso acerca de la participación del eIF2 en la selección de AUG.

2.3.3 Factores que influyen en la eficiencia de la traducción

Deben ser considerados dos niveles de regulación de la iniciación de la traducción: regulaciones globales que influyen en el ritmo de la iniciación de todos o de muchos mRNAs y regulaciones selectivas que son debidas a aspectos de los mRNAs individuales. Los pasos de regulación involucran la concentración y la modificación de factores proteicos y las estructuras primaria y secundaria del mRNA.

2.3.3.1 Modificación de los factores de iniciación de la traducción

Las modificaciones de los factores de traducción pueden llevar a cambios en su actividad biológica y, por ello, pueden influir en la eficiencia de la traducción. Esto será demostrado por tres ejemplos.

La fosforilación de la subunidad alfa del eIF2 es un mecanismo global para la regulación a nivel de la iniciación. Las enzimas responsables de la fosforilación son una p68-quinasa (quinasa activada por RNA de doble cadena) o el HCI (inhibidor controlado por grupo hemo). La p68 es una proteína celular, expresada constitutivamente, que puede ser inducida por el IFN y activada por RNA de cadena doble. Esta reacción es parte de la respuesta celular a la infección vírica. El eIF2 fosforilado tiene una afinidad mucho mayor por el GDP que el factor no modificado. Como resultado, el GEP (eIF2B) no es capaz de reciclar el eIF2-GDP, de forma que se agota el eIF2 en el sistema, produciéndose una severa reducción de la eficiencia de la traducción.

La modificación del eIF2 puede ser prevenida por productos virales, como el RNA del adenovirus VAI y el virus de Epstein-Barr EBER1/2, o puede ser impedida por mecanismos que han sido acomodados por ciertos virus (Fig. 14). En experimentos de expresión transitoria, KAUFMAN y sus colaboradores observaron que la coexpresión del RNA VAI puede incrementar la expresión. Esta observación fue interpretada como una inhibición de la p68, inducida por el mRNA procedente de ácidos nucleicos transfectados (KAUFMAN y MURTHA, 1987).

Los poliovirus favorecen su propia síntesis induciendo la proteolisis de la p220, un componente del complejo de unión al capuchón (CBP). Aunque el papel de la p220 no es totalmente conocido, la reducción de la p220 se traduce en una reducción de la iniciación de la traducción dependiente del capuchón. La traducción del RNA viral permanece inalterada, ya que es iniciada por un mecanismo independiente del capuchón. Los efectos negativos sobre la traducción dependiente del capuchón son ejercidos mediante la competencia por las proteínas de unión al capuchón, específicamente con el análogo del capuchón m^7G.

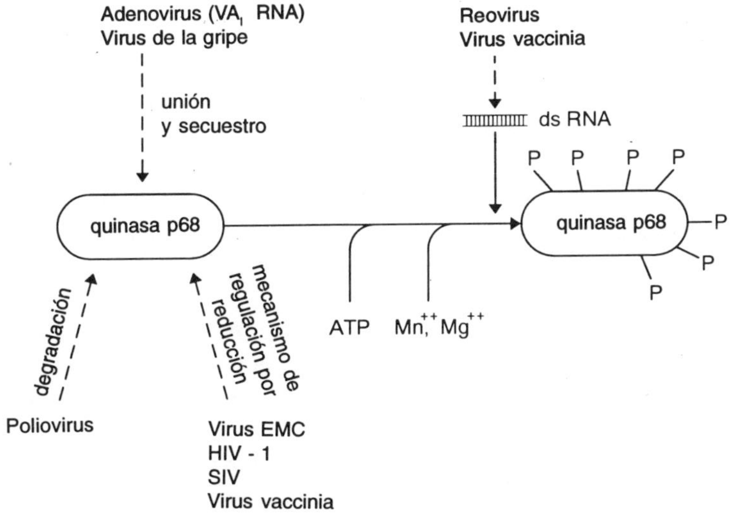

Figura 14. Mecanismos desarrollados por virus para evitar la inhibición de la traducción mediada por la quinasa p68.

El eIF4E es el único factor con afinidad por la estructura capuchón del mRNA en ausencia de ATP. Se cree que interacciona tempranamente con el mRNA. El eIF4E es uno de los factores de iniciación menos abundantes y, por tanto, la unión al capuchón sirve como el paso limitante en la iniciación de la traducción. En células HeLa y reticulocitos existe como una mezcla de las formas fosforilada y no fosforilada. Varios descubrimientos apuntan a una regulación global a nivel del reconocimiento del capuchón. El choque térmico de las células disminuye la iniciación de la síntesis proteica, lo cual es acompañado de una reducción en la fosforilación del eIF4E. El efecto puede ser revertido por la adición del complejo eIF4E. El eIF4E, que es una subunidad del eIF4F, fue identificado como un elemento que interviene en la regulación de la proliferación. En células de mamífero se ha observado que su nivel de fosforilación se correlaciona bien con la reducción de la síntesis proteica durante la mitosis o como resultado de la falta de suero. La activación del eIF4E por fosforilación es estimulada por agentes extracelulares como TNF, TPA o PDGF-BB (Bu y Hagedorn, 1991). La sobreexpresión del eIF4E en células NIH3T3 o RAT2, donde causa transformación oncogénica, resalta el papel del eIF4E en el control del crecimiento (Lazaris-Karatzas *et al.*, 1990).

2.3.3.2 Estructuras primaria y secundaria del mRNA

Las eficiencias de traducción son debidas a diferencias específicas del mRNA, que son determinadas por las estructuras primaria y secundaria de mRNAs individuales.

La estructura del capuchón se encuentra en la mayoría de mRNAs de eucariotas y, generalmente, parece ser necesaria para una traducción eficiente de tales mRNAs (recogido en Banerjee, 1980). Sin embargo, experimentos que comparan mRNAs con capuchón de procedencia natural con sus correspondientes sintéticos sin capuchón mostraron que los requerimientos de la estructura del capuchón varían en diferentes mRNAs individuales y según el sistema de prueba. Excluyendo el caso especial de la iniciación interna de la traducción, una estructura capuchón en el extremo 5' facilita la entrada del complejo de iniciación y, consecuentemente, promueve la traducción.

La accesibilidad del capuchón se correlaciona con la eficiencia de la iniciación. Las evidencias para tal afirmación proceden de la observación de varios mRNAs virales. Por ejemplo, la discriminación del RNA del virus del mosaico de la alfalfa (AlMV), ocurre a nivel de la unión al capuchón de los factores de traducción. La unión en ese punto y la traducción se correlacionan con la accesibilidad enzimática del capuchón.

Trabajos previos de M. Kozak mostraron que la secuencia primaria alrededor del AUG determina la fidelidad de la iniciación. Mutaciones en la posición –3 (frecuentemente una purina) o en +4 (normalmente una G) conviertiendo las purinas en pirimidinas tuvieron su efecto más pronunciado en la traducción del RNA de la preproinsulina en células COS (Tabla 9). Evidencias *in vivo* de una traducción dependiente del contexto han sido encontradas en el caso de la α-talasemia, donde una sustitución de A a C en la posición –3 del gen humano de la α-globina es la causa de una reducción severa de la eficiencia de la traducción, produciéndose una enfermedad. En una investigación adicional la secuencia GCCGCCACC**AUG**G fue propuesta como una secuencia óptima para la traducción en el sistema de la preproinsulina (Kozak, 1986b, 1987a). Convirtiendo el contexto que rodea el triplete AUG del gen a ser expresado en células animales a la secuencia óptima de Kozak debería, por tanto, incrementarse la expresión del gen transfectado. Sin embargo, no se han aportado datos extensivos que apoyen estas observaciones iniciales.

Los datos acerca de la influencia de la logitud del 5' UTR son escasos. Johansen *et al.* (1984) no encontraron efecto sobre la expresión de la galactoquinasa K al variar la longitud del 5' UTR de 40 a 100 bases (a condición de que el AUG de la GalK permaneciera como el primer AUG en la unidad de transcripción) (Johansen *et al.*, 1984). Bajo condiciones de estrés hipertónico, la longitud del 5' UTR sintético y sin estructura influye en la traducción (Kozak, 1988).

La estabilización de estructuras secundarias puede ser responsable del efecto de la concentración salina sobre la traducción y puede explicar las observaciones iniciales, acerca de que la iniciación de la traducción celular es más sensible al exceso de sales que ciertos sistemas virales.

El grado de estructura secundaria en el 5' UTR es importante para la traducción. La estructura secundaria en el 5' UTR puede impedir el paso de unión, la búsqueda y la selección del AUG. Por tanto, un extremo 5' no plegado debería llevar a cabo óptimamente estos pasos. Sin embargo, la mayoría de los 5' UTR de mRNAs contienen estructuras tronco-lazo de considerable estabilidad. Para permitir la unión y la búsqueda de los elementos de la traducción, los factores celulares, el eIF4A y el eIF4B, son capaces de fundir estructuras secundarias preexistentes hasta una cierta estabilidad. La posición de las horquillas parece ser crucial.

Las estructuras secundarias 5' proximales localizadas hasta 15 bp más allá del capuchón (creadas por hibridación de oligonucleótidos al mRNA) impiden la traducción, mientras que los híbridos localizados más corriente abajo no lo hacen. Esto fortalece la teoría de que el capuchón puede ser accesible (por ej., Godefroy-Colburn *et al.*, 1985). De forma similar, una horquilla 7 bases corriente abajo respecto al capuchón inhibe la traducción, mientras que la misma horquilla localizada 34 bases corriente abajo no lo hace (Pelletier y Sonenberg, 1985). Ambos resultados fueron explicados por una distorsión de un proceso propuesto de iniciación en dos pasos, consistente en una unión débil e independiente del eIF4E al capuchón, seguida por la formación dependiente de ATP de un complejo de iniciación estable sensible a la estructura secundaria entre el mRNA y los factores de iniciación, y que implica al eIF4A y al eIF4B.

La influencia de la estabilidad de las estructuras en horquilla corriente abajo respecto al capuchón y corriente arriba respecto al AUG también ha sido demostrada. Para determinar el poder de resolución de la maquinaria traduccional, Kozak introdujo estructuras tronco-lazo de estabilidad creciente en un extremo del RNA de la preproinsulina. Una estructura tronco-lazo, con una estabilidad de $\Delta G = -126$ J/mol presenta poco efecto, mientras que estructuras con una estabilidad de $\Delta G = -210$ J/mol en el extremo o cerca del AUG afectan severamente la traducción.

Curiosamente, estructuras secundarias fuertes en la región codificante de un gen no afectan la traducción. Significativamente, estructuras secundarias moderadas 12-15 bp corriente abajo respecto al iniciador AUG aumentan la iniciación con el AUG en un contexto débil, posiblemente provocando que el ribosoma pare sobre el AUG (Kozak, 1990).

El efecto de secuencias naturales 5' UTR sobre la expresión génica fue medido tras transfectar varias regiones codificantes que fueron fusionadas a 5' UTRs específicos. 5' UTRs favorables fueron encontrados en el gen de la β-globina de *Xenopus*, en el RNA del virus del mosaico del tabaco y en el gen RNA4 de la alfalfa (FALCONE y ANDREWS, 1991; GALLIE *et al.,* 1987, 1988; JOBLING y GEHRKE, 1987). Si los 5' UTRs eran fusionados al cuerpo de genes vigilantes, las eficiencias de la traducción *in vitro* de estos genes se incrementaban de 10 a 300 veces comparadas a las de los mRNAs con los extremos auténticos (FALCONE y ANDREWS, 1991), o hasta de 80 veces en experiencias *in vivo* (GALLIE *et al.,* 1987). La afinidad incrementada por un factor de iniciación limitante o un requerimiento disminuido de un factor limitante (por ej., para la actividad de relajación en el caso de estructuras secundarias débiles del 5' UTR) fueron propuestos como posibles razones para los altos niveles de traducción. Sin embargo, cuando el mecanismo de incremento fue investigado en el caso del extremo de la β-globina de *Xenopus*, el incremento en la expresión se debió a un aumento en la utilización de factores de iniciación de la traducción.

La influencia de los 3' UTRs en la iniciación de la traducción también fue investigada. Las regiones de complementariedad en el 3' UTR de un mRNA con el 5' UTR de la misma molécula de mRNA pueden llevar a la formación de estructuras secundarias inhibidoras, así como estimuladoras. Son ejemplos de tal interacción la zeína, del IFN-β, del mRNA del TMV y sistemas modelos (SPENA *et al.,* 1985; KRUYS *et al.,* 1987; GALLIE, 1991; KOZAK, 1989b). En el ejemplo de la zeína, la deleción del 3' UTR complementario que parecía interaccionar con el 5' UTR por repeticiones invertidas imperfectas, resultó en un considerable incremento de la traducción del mRNA específico, sin afectar a la estabilidad del mismo.

2.3.4 Sistemas regulados traduccionalmente

En la naturaleza, diversos sistemas eucarióticos presentan una expresión regulada al nivel de la traducción. El control traduccional, que es mediado por la región 5' no traducida, puede ser conferido a genes heterólogos. Algunos ejemplos se presentan en la Tabla 10.

Dos sistemas, el sistema de la ferritina controlado por hierro y la regulación de la síntesis proteica del picornavirus, serán descritos con más detalle.

Tabla 10. Sistemas controlados traduccionalmente en células animales.

mRNA	*Mediador*
Ferritina	Concentración de iones hierro
Choque térmico	Choque térmico
Picornavirus (Poliovirus, EMC)	Infección vía iniciación interna
mRNA embrionario materno	Fertilización
mRNA de reticulocitos	Hemina
mRNA en células infectadas por virus	RNA de doble cadena

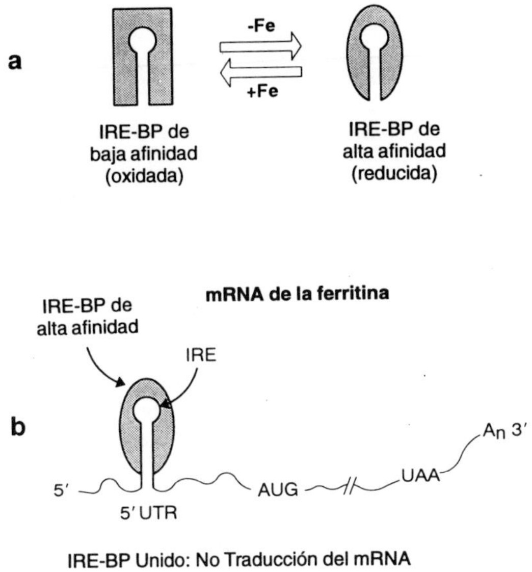

Figura 15. Regulación post-transcripcional de la síntesis de ferritina. (a) Dependiendo de la concentración de iones hierro, la proteína de unión al IRE (IRE-BP) exhibe afinidades diferentes al elemento de respuesta al hierro (IRE).
(b) Bajo condiciones de privación de hierro prevalece la forma de alta afinidad de la IRE-BP. Su unión al IRE inhibe la traducción del mRNA.

2.3.4.1 Regulación post-transcripcional de la síntesis del receptor ferritina/ transferrina

En eucariotas superiores dos proteínas, la ferritina y el receptor de la transferrina, median la toma del hierro y su detoxificación. La síntesis de ambas proteínas está coordinadamente regulada por la concentración intracelular de hierro. La síntesis de ferritina está traduccionalmente controlada (Fig. 15), mientras que en el caso de la transferrina la síntesis del receptor está regulada a nivel de la estabilidad del mRNA (Sección 2.2.5). Ambos sistemas involucran una proteína (IRE-BP) capaz de unirse a una región de estructura secundaria (IRE) que aparece una vez en el extremo 5' del mRNA de la ferritina y cinco veces en el extremo 3' del mRNA del receptor de la transferrina. La IRE-BP, una proteína de 90 kDa, existe en dos formas diferentes dependiendo de la concentración de hierro. Bajo condiciones de ausencia de hierro la forma de alta afinidad de la IRE-BP prevalece. El exceso de hierro tiene como resultado una IRE-BP de baja afinidad. El cambio de afinidad está basado en un cambio en el estado de reducción de la proteína (llamado interruptor sulfhidrilo) que está determinado por el nivel de hierro de la célula. La forma de alta afinidad se une al 5' IRE en el mRNA de la ferritina e impide su traducción, mientras que un exceso de hierro induce la traducción de la ferritina (revisado en KLAUSNER y HARFORD, 1989).

2.3.4.2 Iniciación de la traducción de picornavirus independiente del capuchón

Los picornavirus son virus de RNA de cadena positiva. El mRNA simple codifica para una larga poliproteína, que es después procesada a estructuras víricas y a proteínas no estructurales. Los picornavirus tienen regiones no traducidas inusualmente largas en el extremo 5', oscilando entre 600 y 1.300 bp. En estos extremos hasta 10 AUGs preceden al codon AUG empleado para la iniciación de la traducción. El mecanismo responsable de esta iniciación inusual de la traducción ha sido elucidado para algunos miembros de la familia de los picornavirus. Parece ser que, en general, la traducción es llevada a cabo por una iniciación interna independiente de capuchón. La entrada interna de los ribosomas es mediada por una región denominada almohadilla de aterrizaje del ribosoma (*ribosome landing pad*, RLP) o sitio de entrada interna del ribosoma (IRES) (Fig. 16). La delimitación de elementos *cis* en el extremo, que es necesaria para una iniciación interna eficiente, ha sido determinada (revisado en JACKSON, 1991; para poliovirus, SIMOES y SARNOW, 1991). De acuerdo con esta localización, los picornavirus pueden ser divididos en dos grupos con respecto al modo de selección del AUG. En el grupo de enterovirus (poliovirus) la iniciación interna es mediada por una región de 400 bp de estructura secundaria diferente a más de 100 bp hacia el 5' del auténtico codon AUG. La iniciación parece ocurrir después del aterrizaje ribosómico y la subsiguiente búsqueda. En contraste, en el grupo de los cardiovirus (por ej., virus de la encefalomiocarditis (EMC)) las regiones *cis* respectivas están localizadas adyacentes al iniciador AUG, y la iniciación ocurre sin una previa búsqueda de los ribosomas. Diversas proteínas con capacidad para unirse a los 5' UTRs de picornavirus han sido identificadas. Una proteína de 52 kDa, que se asocia con el extremo del poliovirus en la posición 560-620, fue aislada de extractos de células HeLa. Una proteína de 57 kDa mostró

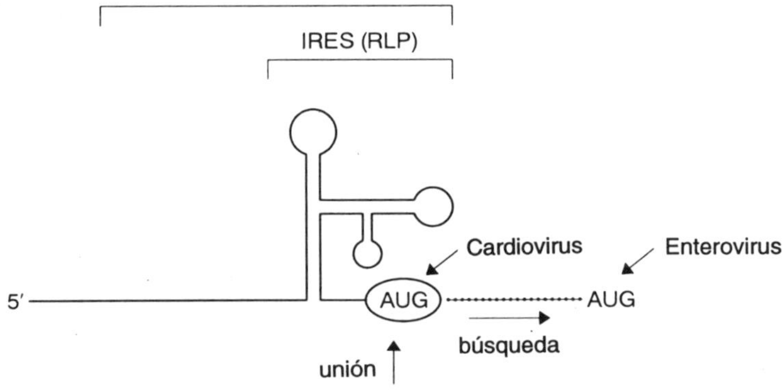

Figura 16. Iniciación interna de la traducción en picornavirus. Se representa el 5' UTR de picornavirus y la localización de los codones de iniciación de cardiovirus y enterovirus. Los numerosos AUGs que preceden el sitio real de la iniciación son omitidos por razones de simplicidad. El corchete superior indica la región del 5' UTR necesaria para una traducción eficiente. El corchete menor inferior delimita el sitio interno de entrada del ribosoma (IRES, algunas veces denominado almohadilla de aterrizaje ribosómico, RLP). Se indica el modelo de iniciación tras la entrada interna del ribosoma en cardiovirus y enterovirus (búsqueda y unión directa al AUG, respectivamente).

afinidad por una región en el extremo EMC. La función de estas proteínas todavía no está clara, pero no son idénticas a los factores de iniciación celulares conocidos.

Algunos picornavirus favorecen su propia síntesis induciendo la proteolisis de la subunidad de 220 bp del eIF4F, el complejo de unión al capuchón. Como consecuencia, la iniciación dependiente del capuchón de los mRNAs celulares es severamente obstaculizada, pero la traducción del picornavirus independiente del eIF4 puede tener lugar.

La iniciación independiente de capuchón ha sido observada en algunos RNAs celulares. La síntesis de proteína BiP (proteína de unión a la cadena pesada de las inmunoglobulinas) no es reducida después de la infección del poliovirus y, por tanto, una iniciación independiente de capuchón podría ser postulada (Macejak y Sarnow, 1991). Los genes antenapedia y ultrabitórax de *Drosophila* contienen 5' UTRs inusualmente largos. También se supone que median la traducción por una iniciación independiente de capuchón.

El potencial para la iniciación interna en los 5' UTRs de picornavirus es aprovechado en los vectores de expresión de eucariotas, los cuales portan unidades transcripcionales policistrónicas. Este avance apunta a una mejora en la expresión de proteínas homo y heterodiméricas (para más detalles consultar Sección 3.2.1.5).

2.3.5 Traducción a partir de unidades de transcripción policistrónicas. Iniciación interna y reiniciación acopladas

La traducción a partir de múltiples pautas abiertas de lectura (cistrones) de un mRNA es un mecanismo común de la síntesis proteica en bacterias. En células animales la mayoría de los mRNAs son monocistrónicos y codifican para la síntesis de una sola proteína. La utilización de unidades transcripcionales policistrónicas es excepcional. El estudio de estas excepciones ha dado base para evaluar los mecanismos de traducción y para la construcción de nuevos vectores de expresión eucarióticos. Las proteínas pueden ser sintetizadas a partir de pautas de lectura solapadas o no solapadas por mRNAs bifuncionales (Sección 2.3.6).

La fabricación de proteínas con pautas de lectura solapadas es realizada fundamentalmente por un mecanismo de búsqueda de baja eficiencia donde algunas subunidades 40S del ribosoma saltan el primer contexto débil del AUG e inician en el siguiente AUG corriente abajo (ejemplos en Kozak, 1986b). Sin embargo, un mecanismo interesante ha sido descrito en constructos artificiales con un cierto solapamiento de codones. Si el codon de paro del primer cistrón está contenido en el codon de iniciación del segundo cistrón, tal como en la secuencia AUGA, la iniciación de la segunda pauta abierta de lectura (ORF) puede ocurrir. Fue postulado un mecanismo especial de «traducción hacia atrás» (Peabody y Berg, 1986).

Algunos ejemplos de mRNAs bicistrónicos con pautas de lectura no solapadas son conocidos (revisados en Kozak, 1986b). A menudo, el primer ORF se termina prematuramente y contiene un minicistrón que codifica para un polipéptido corto de función desconocida. Diversos modelos han sido propuestos para explicar un mecanismo de traducción de estos mRNAs atípicos. La traducción del segundo ORF puede ocurrir por reiniciación de los ribosomas (Fig. 17), por iniciación interna acoplada, o por una iniciación interna como la

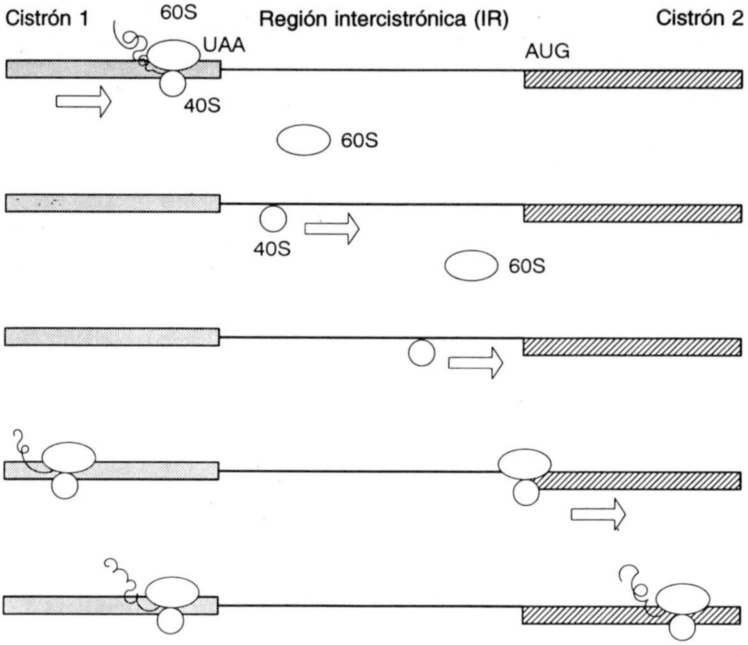

Figura 17. Reiniciación de la traducción en un mRNA bicistrónico. Después de la síntesis del primer cistrón (punteado), se supone que la subunidad 40S (círculo blanco) se mueve a lo largo de la región intercistrónica. La reiniciación puede ocurrir en un AUG posterior tras la asociación con una subunidad ribosómica grande (óvalo blanco). La frecuencia de reiniciación aumenta con la longitud de la región intercistrónica y se piensa que refleja el requerimiento de tiempo para la recarga de la subunidad 40S, por ejemplo, con el tRNA iniciador.

descrita para picornavirus. En el modelo de reiniciación el mismo ribosoma es responsable de la traducción permaneciendo asociado con la región intercistrónica, mientras que, en el mecanismo de la iniciación interna acoplada, la disociación de ribosomas tras la traducción del ORF corriente arriba puede permitir al mismo o a otro ribosoma iniciar la traducción en el ORF corriente abajo.

Los requerimientos para una iniciación eficiente en el segundo ORF han sido elucidados. La frecuencia de reiniciación depende de la longitud de la región intercistrónica. En un sistema modelo, compuesto de un minicistrón y el gen de una preproinsulina, Kozak determinó longitudes intercistrónicas óptimas de 80 a 150 bp (permitiendo una eficiencia de traducción superior al 50%). Sin embargo, investigaciones que confirmen las eficiencias de reiniciación cuando ORFs o genes más largos en 5' precedan al segundo ORF todavía no han sido publicadas. Kozak explicó la dependencia de la longitud del 5' UTR por un requerimiento de tiempo para recargar un ribosoma de búsqueda con los componentes necesarios para comenzar la iniciación en el segundo AUG (Kozak, 1987b). En otra investigación, se observó que un exceso de eIF4F y de eIF4B promueve la traducción del segundo ORF (Anthony y Merrick, 1991).

2.3.6 Salto de pauta del ribosoma y supresión de la terminación

El salto de pauta ribosomal es una estrategia alternativa para la expresión de dos o más genes codificados por un mRNA. En el salto de pauta ribosomal una pauta de lectura es cambiada en un sitio o sitios específicos dando como resultado una proteína de fusión procedente de genes solapados. El salto de pauta ribosomal ha sido observado en bacterias, levaduras y ciertos virus animales, tales como coronavirus o retrovirus. Dependiendo de las especies, la lectura es cambiada en la dirección 5' o 3' por el salto de un nucleótido (Tabla 11; para revisión ver, por ejemplo, JACKS, 1990). Algunos miembros de la familia de los retrovirus, incluyendo el MMTV o el HTLV-I, usan salto de pauta dos veces en lugar de una para sintetizar sus proteínas. La eficiencia de síntesis del producto con el salto de

Tabla 11. Cambio de pauta de lectura y terminación de la supresión en genes retroides de animales.

Representativos	*Solapamiento de genes*	*Tipo*	*Eficiencia*	*Bases en y alrededor de la secuencia de cambio de pauta*	*Tronco Lazo Implicado*	*Referencias*
IBV	F1-F2	Cambio de pauta −1	25-30%[a,b]	UAU UUA AACGGG[e] UUU UUA AACGGG	+	BRIERLEY *et al.* (1987)
MHV	1a-1b	Cambio de pauta −1	35-40%[a,c]	CUU UUA AACGGA	n.d.	BREDENBEEK *et al.* (1990) LEE *et al.* (1988)
HTLV-I	Gag-pro pro-pol	Cambio de pauta −1	n.d.	UCA AAA AACUAA CCU UUA AACCAG	n.d. +	NAM *et al.* (1988)
MMTV	gag-pro pro-pol	Cambio de pauta −1	25% 5%	UCA AAA AACUUG	−[d]	HIZI *et al.* (1987) JACKS *et al.* (1987)
HIV-1	gag-pol	Cambio de pauta −1	10% 3%	AAU UUU UU**A**GGG	−	JACKS *et al.* (1988b); REIL y HAUSER (1990)
RSV	gag-pol	Cambio de pauta −1	5%	ACA AAU UU**A**UAG	+	JACKS *et al.* (1988a) JACKS y VARMUS (1985)
Mouse IA	gag-pol	Cambio de pauta −1	n.d.	CUG GGU UUUCCU	n.d.	MIETZ *et al.* (1987)
MLV FeLV BAEV	gag-pol	Supresión de la terminación	5-10%[a]	Codon de terminación	±[f]	JONES *et al.* (1989); HONIGMAN *et al.* (1991)

[a] *in vitro.*
[b] *in vivo* en oocitos.
[c] *in vivo* en líneas de células animales.
[d] Probado en *E. coli.*
[e] Las señales de cambio están subrayadas, el cambio de pauta ocurre en la base señalada en negrilla.
[f] Son necesarias secuencias corriente arriba del UAG, aunque no existe consenso en torno a la implicación de una estructura tronco-lazo.
Genes retroides: son aquellos cuya replicación está relacionada con una transcripción reversa.

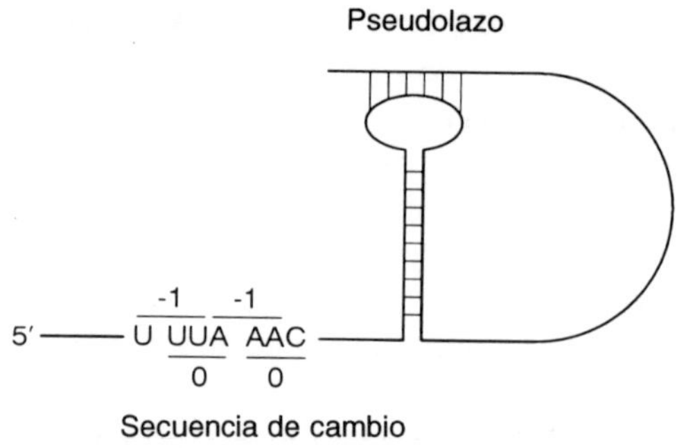

Figura 18. Requerimientos estructurales para el salto de pauta ribosómico. La región de salto de pauta del virus de la bronquitis infecciosa (IBV) es mostrada esquemáticamente como un ejemplo de salto de pauta. Comprende una secuencia de cambio de 7 bp y una estrucura terciaria denominada pseudonudo, que es fijado por dos regiones de complementariedad de secuencia (tronco). En la secuencia de cambio las diferentes pautas de lectura están subrayadas e indicadas por números.

pauta es del orden del 5-30% comparado con las proteínas sin salto de pauta. El análisis mutacional de la región solapada mostró que la señal de salto de pauta consiste en un heptanucleótido seguido de una estructura tronco-lazo corriente abajo. Para algunos miembros de la familia que presentan salto de pauta ha sido demostrado que la integridad de la estructura tronco-lazo y su distancia a la señal de salto de pauta son importantes para un salto eficiente. En algunos casos, el lazo contribuye a formar una compleja estructura terciaria (RNA pseudonudo) con una región localizada más lejos corriente abajo (Fig. 18). El mecanismo preciso de salto de pauta ribosomal no es conocido. Sin embargo, una buena explicación viene dada por el modelo del «deslizamiento simultáneo» (Jacks *et al.,* 1988a).

Diversos virus tipo C de mamíferos expresan sus enzimas de replicación/procesado (pro, pol) a través de la supresión del codon de terminación UAG. El codon específico está localizado al final de la pauta de lectura gag. La supresión es mediada por un tRNA para glutamina y la pauta de lectura es mantenida para los genes gag y pol. Análogamente al salto de pauta, corriente abajo respecto al codon de terminación se ha encontrado una región que presenta estructuras de tronco-lazo potenciales. El mecanismo exacto de supresión no es conocido, pero el nivel de tRNA supresor parece jugar un papel clave.

En ambos eventos, el salto de pauta y la supresión de la terminación, la intervención de una «pausa» ribosomal es discutida. Bajo este punto de vista, el tronco-lazo hace que el ribosoma se ralentice o pare cerca o en el punto de salto de pauta, incrementándose el tiempo para cometer «errores» tales como un deslizamiento de tRNA. Sin embargo, este modelo ha de ser confirmado. La supresión de la terminación y el salto de pauta ribosomal cobraron interés farmacéutico dado que podrían desarrollarse medicamentos que interfieran en estos procesos (por ej., el avarol y la paramomicina para la supresión de la traducción) y así inhibir la replicación vírica.

2.4 Eventos co- y post-traduccionales

2.4.1 Plegamiento y ensamblaje de las proteínas

Las proteínas no están plegadas cuando son sintetizadas en el retículo endoplásmico o en el citosol. El proceso de plegado comienza inmediatamente y finaliza en minutos. El proceso de plegado implica tres pasos diferentes que pueden ser distinguidos por RMN, dicroísmo circular y tinción de exclusión hidrofóbica. En el primer paso, son formadas regiones de estructuras secundarias locales. Esto es seguido por un colapso hasta un estado de glóbulo fundido, en el que existe una fase de estructura terciaria laxa. Finalmente, la formación de la estructura terciaria final de la proteína nativa tiene lugar. Los dos primeros pasos son rápidos, mientras que el otro necesita algunos minutos (descrito en PTITSYN, 1991). La información necesaria para completar la estructura tridimensional está completamente codificada en la secuencia de aminoácidos. Sin embargo, el plegamiento hasta la estructura final y la estabilización de formas intermediarias es asistida por un conjunto de proteínas. El plegamiento de proteínas que son sintetizadas en el ER (retículo endoplásmico) necesita diversos ayudantes ubicados en el retículo endoplásmico incluyendo la BiP (proteína de unión a la cadena pesada de la Ig), que es idéntica a la grp78 (proteína regulada por glucosa), la disulfuro isomerasa y la prolina *cis-trans*-isomerasa. Todas ellas aceleran el plegamiento. Por el contrario, se evita el plegamiento de las proteínas sintetizadas en el citosol por las llamadas proteínas guía *(chaperones),* como la proteína de choque térmico 70 (hsp70) que mantiene a las proteínas en un estado competente para la traslocación, permitiendo su protrusión a través de las membranas. En el caso de enzimas con múltiples subunidades, el plegamiento es seguido del ensamblaje de nuevas subunidades en una estructura cuaternaria. El ensamblaje puede ocurrir en el ER, pero también puede tener lugar en otros compartimentos celulares. El plegamiento correcto y el ensamblaje completo de subunidades (en el ER) para algunas proteínas es un prerrequisito para poder ser transportadas (por ej., GETHING *et al.,* 1986; GETHING y SAMBROOK, 1992). Las proteínas mal plegadas o ensambladas por causa de mutaciones o por falta de glicosilación, son retenidas como agregados en el ER, donde suelen asociarse fuertemente con la BiP. Una sobreexpresión de proteínas recombinantes puede traducirse en un retardo parcial de la secreción. Esto fue evitado en un experimento bloqueando la expresión de BiP con RNA antisentido (DORNER *et al.,* 1988). El destino de las proteínas mal plegadas es la degradación en el ER o bien el transporte a compartimentos para la degradación.

Las subunidades correctamente plegadas, pero no ensambladas, deben permanecer en el ER hasta que se unan a sus acompañantes para ser ensambladas (una forma de retención para el transporte que no implica necesariamente la BiP). Aunque la unión de la BiP a las cadenas pesadas de las IgG ha sido demostrada, esto no es necesariamente obligatorio para otras proteínas con múltiples subunidades (HAAS y WABL, 1983; BOLE *et al.,* 1986). Además, aunque la oligomerización puede empezar si una de las subunidades está en estado naciente de síntesis, tal y como se ha demostrado para el ensamblaje de las IgG (BERGMAN y KÜHL, 1979), el ensamblaje post-traduccional a través de colisiones fortuitas es más usual.

2.4.2 Distribución y transporte de las proteínas

Las células animales representan complejas factorías con un enorme número de compartimentos en los que las funciones están especializadas. La distribución y el transporte de proteínas en estos compartimentos debe ser dirigido de algún modo. El transporte proteico y la distribución son funciones de la estructura proteica y son llevados a cabo en colaboración con factores celulares. La información necesaria para el transporte de una proteína está en su estructura (secuencia de aminoácidos, modificaciones post-trasduccionales y estructura tridimensional).

Las secuencias que determinan la localización proteica pueden subdividirse en cuatro grupos (Blobel, 1980). Primero, las secuencias señal dirigen el transporte unidireccional dentro o a través de membranas. En segundo lugar, las secuencias de paro de la transferencia bloquean la traslocación completa a través de membranas, lo cual es necesario para el anclaje transmembrana de la proteína. Tercero, las secuencias de inserción en membrana median la inserción de secuencias dentro de la membrana sin que haya traslocación. Finalmente, las señales de distribución dirigen el transporte de las proteínas a su destino final.

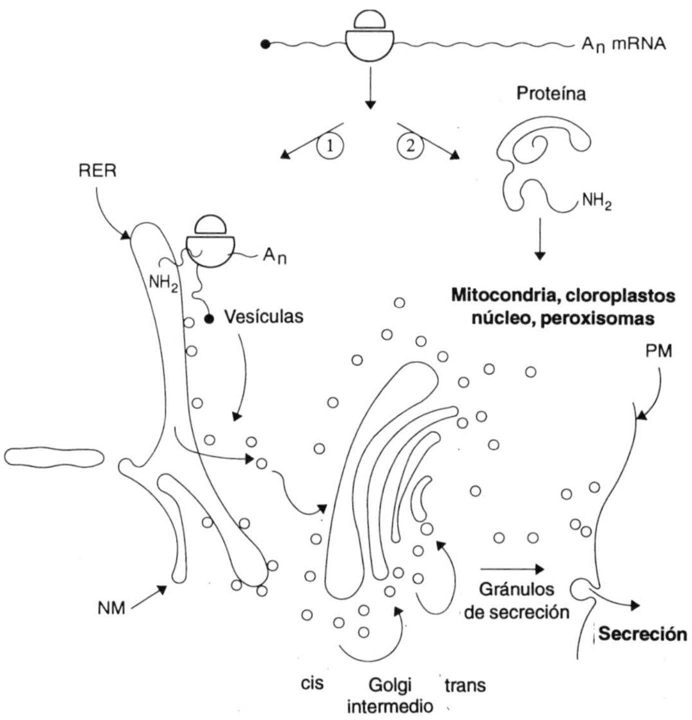

Figura 19. Transporte de proteínas en células eucarióticas. Las dos rutas de transporte están indicadas por números como se describe en el texto. Abreviaturas: NM, membrana nuclear; PM, membrana plasmática; RER, retículo endoplásmico rugoso.

Las proteínas recién sintetizadas son conducidas hasta su destino final por dos rutas diferentes (Fig. 19). La ruta 1 es la ruta secretora e incluye la síntesis de la cadena peptídica creciente en el ER y un transporte unidireccional en vesículas hacia orgánulos intermedios y el aparato de Golgi. Desde allí, las proteínas son conducidas dentro de vesículas secretoras o vesículas con destino lisosomal. La ruta 2 contempla la síntesis de proteínas en ribosomas

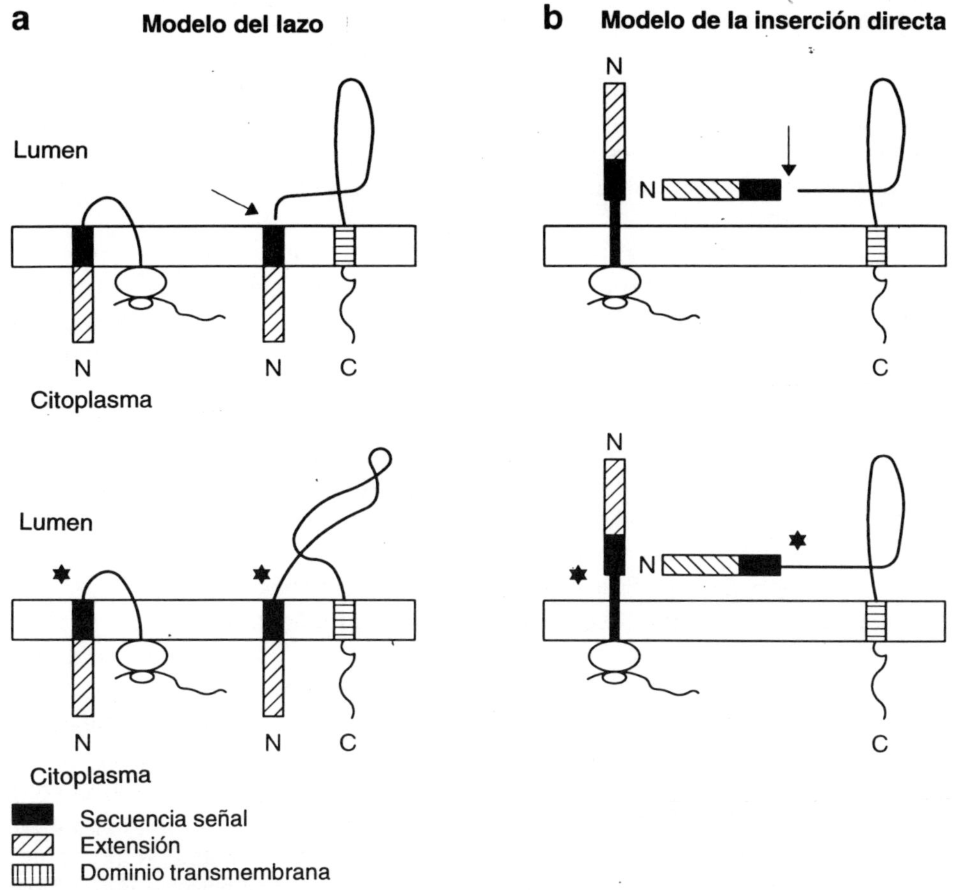

Figura 20. Evidencia de una inserción en lazo de la secuencia señal en la membrana del retículo endoplásmico (ER). Dibujo esquemático mostrando la orientación y la localización predichas de la secuencia señal de acuerdo con el modelo del lazo (a). (Engelman y Steitz, 1981) y el modelo de la inserción directa (b). Para detectar la secuencia señal, Shaw *et al.* (1988) prolongaron la secuencia señal de la proteína transmembrana VSV-G por una secuencia peptídica neutra en el extremo amino-terminal usando un vector para la transcripción *in vitro* del RNA. Los experimentos de traducción *in vitro* en presencia de microsomas de páncreas de perro sugirieron una inserción en lazo de la secuencia señal en estas membranas, dado que sólo se encontró una orientación citoplasmática para el péptido amino-terminal. La flecha indica el corte por una proteasa celular. Los resultados fueron confirmados en un segundo experimento en el que se introdujo una mutación en la señal de corte que evitó la separación de la secuencia señal y la extensión.

libres en el citoplasma y el transporte a orgánulos como la mitocondria o los peroxisomas y al núcleo.

El proceso de traslocación por la ruta 1 está bien investigado y ha sido revisado con anterioridad (por ej., Walter y Lingappa, 1986). Brevemente, un factor denominado partícula de reconocimiento de señal (SRP), que está formado por RNA 7S y seis proteínas, se une a la secuencia señal del péptido creciente cuando ésta sobresale hacia el citoplasma impidiendo más síntesis de la proteína hasta que el complejo ribosoma-SRP se ha unido a la proteína anclada (receptor del SRP) en la membrana del ER. A continuación, la inserción de la secuencia señal presumiblemente ocurre adoptando una estructura de horquilla helicoidal en el amino terminal dirigida hacia el citosol (Fig. 20) (Engelman y Steitz, 1981; Shaw *et al.*, 1988). Cuando vuelve a comenzar la síntesis proteica se permite el movimiento del péptido creciente hacia el lumen del ER. Una proteasa que reside en la membrana corta entonces la secuencia señal.

Las secuencias señal que pueden ser cortadas para la traslocación en el ER están normalmente ubicadas en el extremo amino terminal de la proteína. Sin embargo, secuencias señal funcionales internas, que no pueden ser cortadas, y que se mantienen como parte de la proteína tras su traslocación, también han sido descritas. Entre los ejemplos se encuentran la ovoalbúmina, la opsina bovina, las proteínas matriciales de coronavirus y la neuraminidasa del virus de la gripe.

La comparación de numerosos péptidos señal de eucariotas no desveló una homología obvia en la secuencia de aminoácidos, pero reveló que prevalece una estructura básica común (Von Heijne, 1983, 1984, 1985, 1986b). Los péptidos señal abarcan de 13 a 30 aminoácidos. Usualmente, tienen una carga neta positiva en el extremo amino terminal, un grupo de, por lo menos, 9 aminoácidos hidrofóbicos y una región de corte por la peptidasa señal, que se caracteriza por presentar residuos de pequeño tamaño en las posiciones –1 y –3 (con respecto al sitio de corte). Las secuencias señal son funcionalmente independientes ya que trabajan en contextos diferentes, por ejemplo unidas al cuerpo de una proteína heteróloga. Sin embargo, el corte puede ser impedido en casos especiales.

Es posible desviar proteínas, que están normalmente localizadas en el citoplasma, hacia la ruta secretora mediante la adición de una secuencia señal adecuada. Sin embargo, las secuencias señal difieren en su capacidad para la traslocación. El péptido terminal tPA parece ser muy eficiente en la traslocación (Burke *et al.*, 1986). Hasta el momento, no se han publicado comparaciones extensivas *in vivo* que puntualicen esta cuestión. Sin embargo, la medida de la capacidad de inserción de diferentes péptidos terminales por métodos físicos hizo posible realizar una estima en el caso de péptidos señal bacterianos (Bruch *et al.*, 1989). Sorprendentemente, la sustitución de la región central a nivel del DNA mediante fragmentos aleatorios de cDNA humano produjo péptidos señal híbridos que dirigían una proteína vigilante hacia el interior del ER en un 20% de los casos (Kaiser *et al.*, 1987; Kaiser y Botstein, 1990). Los péptidos terminales funcionales híbridos a menudo contenían una región central hidrofóbica.

Además de la secuencia señal para la traslocación al ER, las proteínas integrales de membrana contienen habitualmente un dominio de anclaje a la membrana integrado por residuos hidrofóbicos, que señalan una parada de la transferencia y que llevan a la permanencia de la proteína en la membrana. Las proteínas integrales de membrana pueden tener uno o más dominios transmembrana con extremos N y C terminales orientados de manera igual o diferente (para la nomenclatura topológica ver GAROFF, 1985). La topología de las proteínas integrales de membrana está determinada por la facilidad de corte de la secuencia señal y por la localización de las señales de paro de la transferencia. Un ejemplo bien investigado dentro de las proteínas integrales de membrana es el de la hemaglutinina del virus de la gripe, que tiene un péptido señal N terminal y un dominio transmembrana cerca del extremo C terminal. Esta configuración determina que el N terminal mire hacia el lumen del ER (que en un estado posterior llega a ser el exterior de la célula) y el C terminal hacia el citoplasma (que permanece dentro de la célula). Otra proteína del virus de la gripe, la neuraminidasa, tiene una secuencia señal no cortada y un anclaje a la membrana cerca del C terminal, lo cual lleva a una configuración inversa en la membrana.

Diversas proteínas eucarióticas atraviesan la membrana múltiples veces (la opsina, los transportadores de iones, las permeasas de aminoácidos, ciertos receptores de señales). La topología de tales proteínas se explica por la utilización alternante de secuencias señal y señales de parada de la transferencia; por ejemplo, la opsina bovina, que atraviesa siete veces la membrana, tiene cuatro secuencias señal, cada una seguida de una región de anclaje a la membrana que sirve como señal de parada de la transferencia (FRIEDLANDER y BLOBEL, 1985). Debido a la independencia del contexto de la región de anclaje, las proteínas secretoras pueden ser genéticamente construidas como proteínas de la membrana plasmática añadiéndoles una región de anclaje a la membrana. Y viceversa, las proteínas de anclaje a la membrana pueden ser construidas como formas secretadas. Un ejemplo de proteína de membrana que ha sido artificialmente convertida en una proteína secretora es la proteína soluble CD4, que es empleada en su forma transmembrana como un receptor para la entrada del virus HIV. La proteína soluble inhibe la infección del HIV.

La molécula de IgM es una proteína que, de forma natural, aparece en las formas secretada y de membrana. La síntesis de ambas formas está regulada con el desarrollo. El corte alternativo determina si se utiliza o no un exón que codifique para la región de anclaje a la membrana.

Aunque las traslocaciones son sucesos cotraduccionales, cada vez hay más evidencias en levaduras y en mamíferos de que una inserción post-traduccional en el ER es posible, tal y como se ha observado en el caso de algunas proteínas bacterianas de membrana.

Las secuencias señal para las proteínas de la ruta 2 difieren de las de la ruta 1. La secuencia señal para la membrana mitocondrial externa, normalmente, tiene un alto número de residuos de aminoácidos básicos e hidroxilados y forma alfa-hélices anfifílicas (VON HEIJNE, 1986a). La traslocación de proteínas por la ruta 2 es post-traduccional y se ha observado que es necesario el desplegamiento de la proteína para transportarla hasta el interior de la membrana mitocondrial externa (EILERS y SCHATZ, 1986). Para el orden jerárquico de las señales que dirigen las proteínas hacia el interior de otros compartimentos mitocondriales, consultar una revisión reciente (por ej., HARTL y NEUPERT, 1990).

2.4.2.1 Señales de distribución

La secreción constitutiva es la «ruta por defecto» de la ruta secretora y no requiere señales de clasificación específicas para la traslocación a través del ER, excepto el péptido

Tabla 12. Recopilación de señales de distribución para eucariotas superiores.

Destino	*Señal*	*Ejemplo*	*Literatura*
Secreción constitutiva	Flujo por defecto, sin señal	Interferones, antitrombina III	Revisado por Burgess y Kelly (1987)
Vesículas de almacenamiento para la secreción regulada	No conocida	Hormona del crecimiento humana	Revisado por Burgess y Kelly (1987)
ER	KDEL$_{COOH}$ KKXX$_{COOH}$ o KXKXX$_{COOH}$	BiP Proteína 19K de adenovirus HMGCoA	Pelham (1986) Jackson *et al.* (1989)
Golgi	Contenido en una región transmembrana específica	Proteína de la matriz de coronavirus	Mayer *et al.* (1988) Machamer y Rose (1987)
Lisosomas	Man-6-fosfato	Hidrolasas lisosómicas	Reitman y Kornberg (1981)
Transporte polarizado:	Posiblemente anclaje GPI no conocido	Thyl y muchas otras proteínas ancladas en GPI	Revisado en Lisanti y Rodríguez-Boulan (1990)
apical		Proteína VSV G	
basolateral		Influenza HA	
Núcleo	KRPRP PKK^{128a}KRKV VSRK^{192}RPRP PPKK^{282}ARED RRNRRRRW GRKK R	Adenovirus E1A Antígeno tardío T SV40 Polioma Mayor T Polioma Mayor T Rev Tat	Lyons *et al.* (1987) Kalderon *et al.* (1984) Richardson (1986) Malim *et al.* (1989) Cochrane *et al.* (1990)
	KR PAA TKKAGQA KKKKL	Nucleoplasmina *(Xenopus)*	Dingwall y Laskey (1991)
	KRKTEEESPLKD KDAKKS	N1 *(Xenopus)*	Dingwall y Laskey (1991)
	KR ALPNNTSSS PQ KKK	P53 (humano)	Dingwall y Laskey (1991)
Peroxisomas	SKL-COOH	Luciferasa acil coenzima A oxidasa	Keller *at al.* (1987) Miyazawa *et al.* (1989)
Mitocondria	Péptido líder para la traslocación en la membrana mitocondrial	CoXIV (Subunidad IV de la citocromo C oxidasa)	Hurt *et al.* (1984)

[a] El número indica la posición del aminoácido más esencial.

señal. La evidencia más fuerte de un flujo por defecto proviene de un aciltripéptido permeable a la membrana, Asn-Tyr-Thr, que contiene un sitio de reconocimiento de N-glicosilación. Este péptido entró en el ER y fue glicosilado y secretado en 10 minutos (WIELAND *et al.*, 1987). Este dato y otros experimentos sugieren que el movimiento de proteínas a través de la ruta secretora es no selectivo y unidireccional. Sólo las desviaciones de esta ruta o las retenciones en algún compartimento específico están mediadas por señal. El transporte a través de la ruta secretora ha sido investigado profundamente, dado que puede ser fácilmente seguido por los cambios secuenciales de los patrones de oligosacáridos de las proteínas transportadas. Una recopilación de señales de distribución para la ruta 1 y la ruta 2 se presenta en la Tabla 12.

En contraste con la secreción constitutiva, la secreción regulada se observa en un conjunto de células especializadas. En éstas, la proteínas destinadas a la secreción regulada son liberadas en densos gránulos de secreción bajo un estímulo específico. El mecanismo de secreción en gránulos secretores no es conocido, pero tales proteínas secretoras son almacenadas en un compartimento de Golgi tardío, donde se postula que hay un receptor específico para mediar el transporte (revisado en BURGESS y KELLY, 1987). La expresión de genes para proteínas secretadas constitutivamente, cuando son clonados en células secretoras especializadas (por ej., células de la pituitaria AtT20, GH4) que presentan secreción regulada, tiene como resultado una secreción constitutiva de la proteína respectiva. Sin embargo, las proteínas destinadas a una secreción regulada siguen la ruta constitutiva en fibroblastos normales. Los mecanismos que expliquen este fenómeno todavía no han sido bien elucidados. Curiosamente, las vesículas de transporte destinadas a los lisosomas y a los gránulos secretores difieren de las vesículas para la secreción constitutiva en su composición de proteínas de la cubierta.

De todas las señales de distribución conocidas, la señal para el transporte lisosomal fue la primera en conocerse. En el Golgi, las proteínas lisosomales adquieren un residuo de manosa-6-fosfato que proviene de añadir una GlcNac bloqueada a un glicano ramificado a partir de un cuerpo de manosa, seguido de la subsiguiente eliminación de la fracción GlcNac. El transporte es mediado por un receptor localizado en un compartimento temprano del Golgi.

El transporte polarizado fue investigado, en primer lugar, en casos de infección vírica, ya que se había descrito que los virus difieren en su capacidad de brotar a partir de las membranas de células polarizadas. Se observó la salida del virus de la gripe de las membranas basolaterales de dichas células, mientras que el VSV usó el lado apical. El brote está determinado por la localización de las proteínas de la cubierta del virus de la gripe, las cuales presentan un tipo de transporte opuesto. A pesar de las intensivas investigaciones, el mecanismo de transporte polarizado no es bien conocido. Se ha propuesto que una ruta es la ruta inespecífica o por defecto mientras que la otra es la mediada por señal. Recientemente, se ha observado que el anclaje a GPI de proteínas de membrana es una señal para el transporte apical (recogido en LISANTI y RODRÍGUEZ-BOULAN, 1990; ver ejemplo en BROWN y ROSE, 1992).

Dado que la secreción constitutiva es la ruta por defecto, el mantenimiento de proteínas en compartimentos específicos debe ocurrir por señales específicas de retención. Dos de tales señales han sido identificadas para la retención en el retículo endoplásmico, cada una residiendo en el extermo carboxi terminal de proteínas o bien solubles o bien transmembrana del ER. La primera señal fue detectada cuando se determinó que ciertas proteínas solubles del ER, tales como la grp78, la disulfuro isomerasa, la calreticulina y la grp94, comparten una secuencia KDEL carboxi terminal común (MUNRO y PELHAM, 1986). La deleción de esta señal provocó una secreción lenta de las proteínas respectivas, mientras que la adición de KDEL al carboxi terminal de proteínas destinadas a la secreción o al transporte en lisosomas provocó una retención de las mismas (MUNRO y PELHAM, 1986; PELHAM, 1988).

Las proteínas KDEL son abundantes en el ER, y se ha cuestionado si la unión por un receptor transmembrana del ER podría explicar el mecanismo de retención. Se postuló entonces un compartimento de salvamento post-ER, el cual ha sido encontrado en túbulos y vesículas agrupados en torno al Golgi. Las proteínas KDEL que se escapan son recicladas desde este compartimento hasta el ER, presumiblemente en un proceso de unión mediado por un receptor dependiente de un catión bivalente. El receptor de KDEL, una proteína de 72kDa, ha sido localizado en el compartimento de salvamento por la tecnología del anitidiotipo (VAUX *et al.,* 1990).

La segunda señal de retención del ER fue identificada comparando proteínas de membrana del ER y la expresión de constructos híbridos. Dos residuos de lisina, situados a 3 y 4 ó 5 aminoácidos de distancia del extremo carboxiterminal, fueron determinados como suficientes para la localización en el ER de estas proteínas. Entre los ejemplos de este tipo de señal está la proteína 19K de adenovirus y la HMG-CoA (JACKSON *et al.,* 1990). El mecanismo de retención de proteínas transmembrana no está claro. El ensamblaje oligomérico y la fijación a estructuras submembrana del ER o a la matriz están siendo discutidos.

Las señales para la permanencia en el Golgi no se conocen bien. Las pistas iniciales provienen de las investigaciones de los coronavirus IBV y MHV, que brotan dentro de los compartimentos pre-Golgi y Golgi temprano. El brote está determinado por la localización intracelular de sus proteínas matriz, proteínas que atraviesan tres veces la membrana. El transporte al interior del *cis*-Golgi es dirigido por el primer dominio que atraviesa la membrana (MACHAMER y ROSE, 1987; MACHAMER *et al.,* 1990; MAYER *et al.,* 1988). En el caso de la galoctosil transferasa, una proteína de membrana *trans*-Golgi, se observó que especialmente dos residuos, cisteína e histidina, eran requeridos en el dominio que atraviesa la membrana para la localización de la proteína en el Golgi (AOKI *et al.,* 1992).

La señales de distribución para las proteínas destinadas al núcleo no son homogéneas. Un tipo normalmente implica 5-10 aminoácidos y sólo tiene un grupo de residuos básicos en común. Los ejemplos representativos incluyen la señal de localización nuclear (NLS) de las proteínas T mayor del SV40 y E1A de adenovirus. Estos tipos de NLS aparecen una vez o dos (por ej., la proteína T mayor del poliomavirus) por proteína (recogido en GARCÍA-BUSTOS *et al.,* 1991). El otro tipo de NLS incluye un motivo bipartito de residuos básicos y fue detectado en proteínas nucleares N1 de *Xenopus* y en la nucleoplasmina (ROBBINS *et al.,* 1991). Actualmente, el motivo ha sido identificado en muchas otras proteínas nucleares (DINGWALL y LASKEY, 1991). El NLS bipartito está constituido por dos residuos de aminoácidos, seguidos de una región espaciadora de aproximadamente 10 aminoácidos al azar y, a continuación, un grupo de aminoácidos en los que tres de los cinco siguientes deben ser básicos.

Las señales de localización nuclear no están en sitios específicos dentro de la proteína. La traslocación al interior del núcleo no implica una traslocación a través de la membrana, ya que ocurre unidireccionalmente a través de los poros nucleares. Uno o más receptores que residen en el poro nuclear reconocen las proteínas con destino nuclear. Entonces, la internalización es mediada por un transportador que es parte de los constituyentes del poro nuclear (complejo del poro nuclear). La posibilidad de retención específica en el núcleo no pudo ser verificada. La señal de distribución nuclear no es procesada, hecho que permite relocalizar a las proteínas nucleares en estos compartimentos tras la pérdida de las estructuras nucleares en la mitosis.

La elucidación de señales proteicas de transporte no sólo satisface un interés de investigación básica de los biólogos celulares, sino que tiene un importante impacto en la biotecnología de células animales. El conocimiento de las señales de transporte permite la adaptación de la producción proteica a compartimentos celulares específicos donde se exhiben funciones específicas. Un ejemplo es el anclaje del receptor CD4 del HIV en el ER por inserción de la señal de retención de la proteína 19K de adenovirus. La retención resultante del CD4 en el ER lleva a la captura de las proteínas de la cubierta del HIV con lo que se desacopla el ciclo de replicación del HIV. La retención de moléculas de la superficie celular fue descubierta durante el estudio de la replicación de adenovirus. La proteína 19K retiene antígenos MHC de clase I y debilita la respuesta inmune natural, permitiendo la propagación del adenovirus. Una aplicación similar implica la fijación intracelular de anticuerpos específicos con el objetivo de retener sus antígenos dentro de compartimentos celulares. Quedan muchas preguntas, como por ejemplo, ¿qué determina el ritmo de la secreción constitutiva, para la que el valor $t_{1/2}$ varíe de 30 minutos a 3 horas?

2.4.3 Modificaciones co- y post-traduccionales

Las modificaciones covalentes de aminoácidos durante o después de la traducción son numerosas. Sin embargo, la influencia de estas modificaciones en las propiedades de una proteína no siempre es evidente, y algunos aspectos permanecen oscuros. Las modificaciones pueden alterar una proteína cambiando, por ejemplo, su estructura terciaria, su carga o su hidrofobicidad. No hay reglas generales que gobiernen los efectos de una cierta modificación en una determinada proteína. En la Tabla 13 se recogen algunas modificaciones de proteínas y sus efectos. Los efectos no son, a menudo, más que una estimación que resulta de evaluar los datos obtenidos.

La modificación más importante en células de mamífero concierne a la glicosilación, la cual será descrita con más detalle. Los aspectos de otras modificaciones como acilación, sulfatación, γ-carboxilación, etc., están recogidos en la Tabla 14.

La acilación es la unión de residuos de ácidos grasos a ciertos aminoácidos de la proteína. Hay distintas clases de proteínas aciladas distinguibles por la naturaleza del ácido graso incorporado y de su unión acilo a la proteína. El palmitato (C16) es unido por enlace tioéster predominantemente a un residuo de cisteína, mientras que el miristato (C14) se une exclusivamente por un enlace amida a una glicina N-terminal (Tabla 14). Ambas formas pueden ser distinguidas, tras marcar con ácidos grasos tritiados, por la diferencia de sensibilidad de la unión a un álcali o a la hidroxilamina.

Tabla 13. Algunas modificaciones co- y post-transcripcionales de proteínas y su relevancia biológica.

Modificación	*Función/Implicación*
N-Glicosilación	Estructura proteica Actividad biológica Transporte hacia el exterior del ER Aclaramiento (sangre) Antigenicidad Solubilidad
O-Glicosilación	Conformación proteica Estabilidad Aclaramiento Solubilidad
Fosforilación de manosa	Señal para el transporte al interior de los lisosomas
Procesado proteolítico	Actividad biológica Ensamblaje proteico
Acilación	Asociación a membrana Ensamblaje vírico Interacción proteína-proteína
Adición de GPI	Anclaje a membrana Transporte en células polarizadas
Sulfatación	
γ-Carboxilación	Unión a calcio Actividad biológica
β-Hidroxilación	Actividad biológica

En relación con la función biológica, la acilación con ácidos grasos es considerada responsable de proporcionar a la proteína un punto de anclaje lipofílico para el anclaje en membranas o para la asociación con otras proteínas en membranas. Sin embargo, la aparición de proteínas aciladas solubles y, por ejemplo, el requerimiento de miristilación de la $p60^{src}$ para inducir la transformación (KAMPS *et al.,* 1985) indicaron la posibilidad de otra función para esta modificación. Esta consideración viene de la evidencia de que ciertos virus, como picornavirus o retrovirus, requieren la acilación de proteínas específicas para el ensamblaje vírico el cual, a su vez, puede ser inhibido específicamente por análogos de los ácidos grasos sin efectos dañinos en la célula (BRYANT *et al.,* 1989; HEUCKEROTH y GORDON, 1989).

Diversas proteínas implicadas en la hemostasis, como los factores II, VIII, IX y la proteína C, exhiben un conjunto de modificaciones post-traduccionales incluyendo la γ-carboxilación, la β-hidroxilación y el procesado proteolítico. En general, la deficiencia en una de estas modificaciones afecta severamente la actividad biológica de estas proteínas. Los residuos de glutamato son γ-carboxilados por una carboxilasa microsomal dependiente de vitamina K. La enzima responsable de la β-hibroxilación, que modifica los residuos de aspartato y de asparagina, todavía no ha sido identificada. Las células del hígado, el riñón y del hueso albergan proteínas que contienen γ-carboxiglutamato (gla) y en el riñón se

Tabla 14. Localización subcelular de modificaciones post-traduccionales.

Reacción de modificación	*Orgánulo*	*Tipo (modificación→diana)*	*Literatura*
Glicosilación con unión N:	ER		Revisado en
Adición del precursor del dolicol	Er		HIRSCHBERG
Recorte de glucosa	ER		y SNIDER (1987)
Eliminación de una manosa	ER	Asn-X-Ser(Thr)	
Recorte de manosa	Golgi	↑	
Transferencia terminal	Golgi	GlcNAc	
de azúcar		↕	
(GlcNAc, gal, sialil, fucosil)		R	
Glicosilación con unión O	Golgi, elementos transitorios	R-Gal-Nac → O-Ser/Thr GlcNac → O-Ser/Thr	Revisado en HART *et al.* (1988)
Adición de señal de manosa -6-fosfato para las enzimas lisosómicas	Golgi	Fosfato → Man	REITMAN y KRONBERG (1981)
Procesado proteolítico	Golgi, PM, gránulos	Las proteínas son cortadas hasta subunidades funcionales en sitios específicos	Revisado en NEURATH (1989)
Acilación por ácidos grasos	ER post-traduccional, Golgi cotraduccional, PM	Palmitoil (C16) → Cys Miristoil (C14) → Gly	Revisado en MCKINNEY (1990)
Adición GPI	ER	Glicofosfatidil inositol	
Sulfatación		Sulfato → O-tirosina	BAEUERLE y HUTTNER (1987)
β-Hidroxilación		Hidroxil → Asn, Asp	STENFLO *et al.* (1989)
γ-Carboxilación	Microsomas	Carboxil → Glu	SUTTIE (1985)

encuentran proteínas modificadas con β-hidroxiaspartato. La distribución limitada de las enzimas responsables de estas modificaciones ha sido importante en la elección de linajes de células animales para la síntesis de las arriba mencionadas proteínas de la sangre. Se ha visto que tras la transferencia génica de los genes respectivos, ciertos fibroblastos como las células CHO de hámster, las C127 de ratón y las L de ratón, no fueron capaces de producir suficiente cantidad de las formas funcionalmente activas de las proteínas dependientes de vitamina K. En contraste, dos líneas celulares de hígado, la 293 humana y la BHK de hámster, realizaron las modificaciones de forma correcta y abundantemente.

De todas las modificaciones co- y post-traduccionales, la glicosilación de proteínas es la que ha captado más atención. La glicosilación implica la modificación de residuos únicos con estructuras de carbohidrato. Dos tipos de glicosilación se pueden distinguir con respecto a la molécula de carbohidrato, el momento de la adición, la unión a la proteína y los aminoácidos diana.

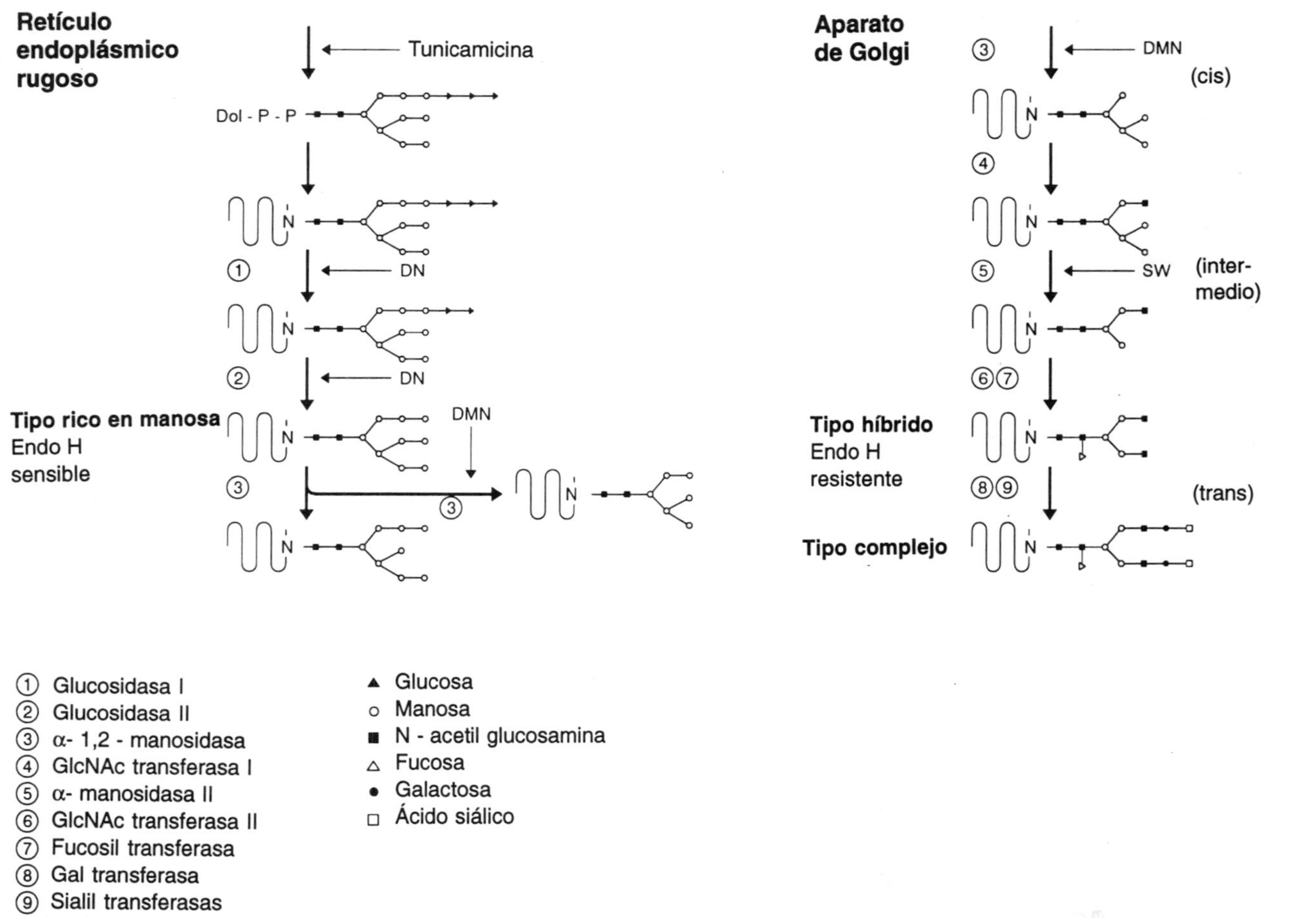

Figura 21. Procesado de oligosacáridos con unión N. Se muestra el orden de adquisición de glicoestructuras con unión N en el retículo endoplásmico y en el aparato de Golgi. Las enzimas involucradas están numeradas. Los inhibidores enzimáticos que interfieren con ciertos pasos en la ruta de procesado están representados. Anteriormente, éstos habían sido usados para estudiar el proceso de glicosilación en células animales. Se indican el punto en el que surge la estructura Endo H resistente y la compartimentalización del aparato de Golgi (cis, medio, trans). Abreviaturas: DN, deoxinoijirimicina; DMN, deoximanoijirimicina; SW, Swainsonina.

La N-glicosilación de proteínas implica la transferencia cotraduccional en bloque de un precursor dolicol-carbohidrato a una asparagina vía enlace N a la GlcNAc. El residuo de asparagina está ubicado en el motivo discreto de reconocimiento Asn-X-Ser(Thr), que puede ser fácilmente accesible para la unión de la molécula de azúcar. Durante el transporte de la proteína del ER al Golgi, son llevados a cabo numerosos pasos de procesado, implicando la adición y la eliminación de ciertos residuos en la cadena de carbohidrato. El procesado implica la eliminación de glucosa, el recortado de las estructuras precursoras en el ER ricas en manosa y la adición de azúcares al cuerpo de la estructura. El proceso de corte es llevado a cabo por dos enzimas que residen en sectores individuales del ER y el Golgi. La investigación de los pasos de glicosilación ha sido simplificada, ya que se conocen un gran número de inhibidores de las enzimas modificadoras (Fig. 21) y se dispone de glicosidasas específicas. Aunque los N-glicanos difieren considerablemente en su estructura final, todos presentan un cuerpo común constituido de $Man_3GlcNAc_2$.

En contraste con la adición de N-glicanos, la O-glicosilación de proteínas es posttraduccional, llevada a cabo secuencialmente a lo largo del ER tardío (elementos de transición) y Golgi. A menudo, los O-glicanos se encuentran en grupos acoplados vía uniones O de GalNAc al grupo hidroxilo de serinas o treoninas adyacentes. Es interesante el hecho que, a menudo, existen prolinas en la vecindad del carboxilo terminal de esas serinas o treoninas O-glicosiladas (Conradt *et al.*, 1990). Los azúcares unidos por enlace O-glicosídico pueden ser distinguidos de los N-glicosídicos por su sensibilidad a álcalis o a la O-glicanasa. Los O-glicanos difieren en sus estructuras glicosídicas terminales y el único residuo compartido por todos en tal estructura es la GalNAc. Recientemente, un nuevo tipo de O-glicosilación ha sido identificado en ciertas proteínas citosólicas y nucleares y consiste en una GlcNAc única unida por enlace O-glicosídico a una serina o a una treonina (Hart *et al.*, 1988).

La diversidad de secuencia en ambos tipos de azúcares resulta de la adición de repeticiones de Gal-β(1,4)-GlucNAc-β(1,3) al cuerpo de la estructura inicial y a la decoración de estas unidades con una variedad de azúcares terminales, de los que el ácido neuramínico es el más importante.

La variación en las moléculas de azúcar de una glicoproteína es claramente dependiente del tipo celular y regulada por el desarrollo, y la heterogeneidad resulta de la expresión diferencial de varios genes de glicosil transferasa en un tipo celular determinado. Los datos de la glicosilación potencial de un número limitado de proteínas de diferentes líneas celulares investigadas se recogen en Conradt *et al.,* 1990.

Las influencias de los carbohidratos en la función de una glicoproteína son numerosas. Sin embargo, no es fácil extraer reglas generales, y el papel de la fracción glicosilada de una glicoproteína debería ser considerado caso por caso. Para proteínas farmacológicas recombinantes, que son administradas por vía sanguínea, es importante asegurarse que un ácido siálico constituye el azúcar terminal de la estructura del glicano. El ácido siálico tiene una función de enmascaramiento, dado que previene el aclaramiento de la circulación por receptores de asialo- y asialogalacto-proteínas. Esto favorece la producción de tales proteínas en células de mamífero, que llevan a cabo eficientemente la sialización, y excluye los sistemas de producción en células de insectos o en levaduras, dado que los carbohidratos sin ácido siálico terminal unidos a las proteínas generadas en estos sistemas sufrirían un rápido aclaramiento *in vivo.*

La glicosilación estabiliza la conformación de una proteína y, en el caso de la N-glicosilación cotraduccional, facilita el plegamiento de la proteína recién sintetizada. Esto es demostrado por el hecho que la inhibición de la N-glicosilación por la tunicamicina provoca la asociación de proteínas recién sintetizadas con BiP, lo cual es indicativo de un mal plegamiento.

La glicosilación puede afectar a la actividad biológica de una proteína. Este hecho ha despertado gran interés porque las células difieren en su capacidad de glicosilar una proteína y ello tiene como resultado una frustrante microheterogeneidad de las moléculas de azúcar de una proteína. Sin embargo, la influencia en la bioactividad no es distinguible y, en muchos casos, no hay ningún efecto. De cualquier modo los cambios en la solubilidad o en la antigenicidad pueden producirse incluso por pequeños cambios en las moléculas de carbohidrato, por lo que no deberían ser subestimados.

El papel de los carbohidratos unidos por enlace O-glicosílico en la función de las proteínas es todavía supuesto. Sin embargo, los azúcares unidos por enlace O pueden contribuir en la estabilidad proteica. La expresión de un receptor LDL, por ejemplo, en una línea celular CHO mutante deficiente en la enzima glucosa 4-epimerasa, la cual provoca que la O-glicosilación sea dependiente de la adición de N-GalNAc, da lugar a receptores LDL que son correctamente transportados a la membrana plasmática, pero que son rápidamente degradados (KINGSLEY, 1986). Los azúcares con unión O proveen de carga y capacidad de unión al agua. Las proteínas celulares de membrana altamente O-glicosiladas, tales como las mucinas, la leucosialina o los receptores de LDL, parecen existir como estructuras extendidas rígidas mediadas por azúcares, que brotan de la superficie celular y pueden llevar a cabo una función de señales de reconocimiento.

La adaptación de los carbohidratos es un objetivo deseable de la ingeniería genética de las células animales. Ciertos progresos fueron hechos cuando los genes de cuatro enzimas modificadoras de azúcares llegaron a estar disponibles. Esto permitió a los geneticistas equipar células especiales, que son de gran valor con propósitos de producción, con enzimas modificadoras normalmente no presentes en estas células (por ej., la enzima para la modificación de la NeuAc-2,6-Gal en células CHO; LEE *et al.*, 1989). Para minimizar la microheterogeneidad, numerosos mutantes de la glicosilación en células CHO han sido generados, exhibiendo defectos en uno o más pasos de la biosíntesis de carbohidratos (STANLEY, 1989). La expresión de eritropoietina (EPO) en el mutante CHO Lec 3.2.8.1 puede servir como ejemplo. La EPO es una glicoproteína con tres unidades de lactosamina unidas por enlace N y un azúcar unido por enlace O que son esenciales para la bioactividad. La EPO derivada del Lec 3.2.8.1 lleva unidades de Man5GlcNAc2 unidas a los tres sitios de N-glicosilación y una GalNAc al sitio único de O-glicosilación, eliminándose de este modo la heterogeneidad observada en las células CHO salvajes. Debido a la molécula de N-glicano, la purificación por ConA-Sefarosa es fácilmente desarrollada (STANLEY, 1991).

2.5 Recambio proteico

La concentración global de una proteína en una célula es una función de su ritmo de síntesis y degradación. En la célula animal se han descrito diversas rutas de degradación.

Tabla 15. Recopilación de aminoácidos aminoterminales que confieren estabilidad/inestabilidad a las proteínas en células de mamífero.

Regla del N-terminal[a]	
Aminoácido que desestabiliza[b]	*Aminoácido que estabiliza*
Arg	Gly
His	Val
Phe	Met
Leu	Pro
Trp	
Tyr	
Ala	
Ser	
Thr	

[a] Tal y como se obtuvo apartir de experimentos de degradación de proteínas de fusión ubiquitina-x-β-Gal en lisados de reticulocito de conejo.

[b] Sólo se muestran residuos desestabilizantes primarios. Para más detalles, ver GONDA *et al.* (1989).

Entre ellas, la ruta dependiente de la ubiquitina ha sido intensamente investigada. Los pasos en la degradación mediada por ubiquitina son el marcaje de proteínas por unión enzimática covalente de moléculas de ubiquitina en los residuos de lisina de la proteína y la degradación de la proteína marcada por una proteasa formada por múltiples subunidades, de forma concomitante a la liberación de ubiquitina. Otras rutas degradativas implican proteasas dependientes de calcio o proteasas lisosomales. La degradación también es llevada a cabo por proteasas presentes en el ER y en el Golgi. La degradación lisosomal de proteínas ocurre tras la lisis celular o con el recambio de proteínas unidas a membrana o extracelulares que entran vía endocitosis mediada por receptor, y también es el mecanismo propuesto para la degradación de proteínas que no son digeridas de una forma dependiente de ATP y/o de ubiquitina.

A nivel proteico, se han identificado diversas señales que determinan la estabilidad de una proteína en la célula. En los últimos años se han acumulado evidencias acerca de que la degradación de proteínas está influenciada por la naturaleza de los aminoácidos N-terminales. En una serie de experimentos con mutantes de β-galactosidasas modificadas con ubiquitina en el N-terminal, se encontró que ciertos residuos de aminoácidos en el extremo amino presentaban una función desestabilizadora en levaduras y en eucariotas superiores (Tabla 15) (BACHMAIR *et al.,* 1986; BACHMAIR y VARSHAVSKY, 1989; GONDA *et al.,* 1989). En cierto número de casos, la acumulación de los aminoácidos prolina, ácido glutámico, serina y treonina, cuando están flanqueados por residuos básicos (secuencias PEST), está correlacionada con una vida corta de la proteína (ROGERS *et al.,* 1986; GHODA *et al.,* 1989). En otras proteínas han sido encontrados motivos formados por cinco residuos que ayudan en la transferencia de proteínas al lisosoma (DICE, 1987). Curiosamente, las modificaciones N terminales de la proteína como la acilación N terminal deben, por otro lado, incrementar la estabilidad.

3. Manipulación de células animales

3.1 Métodos de transferencia génica, selección y amplificación génica

3.1.1 Células y líneas celulares

La elección de células hospedadoras depende mucho del propósito que se quiera estudiar o de las cuestiones que necesiten ser contestadas (ver Tabla 1). La siguiente discusión describirá los razonamientos para la elección de células hospedadoras que permitan una alta expresión de productos de genes heterólogos con parámetros bioquímicos y biológicos definidos.

Teóricamente, cualquier célula que es mantenida en cultivo de tejidos puede ser manipulada para expresar genes foráneos. Sin embargo, dependiendo del tipo de células seleccionadas, las eficiencias de transferencia génica, de expresión y la estabilidad variarán considerablemente.

La *expresión transitoria* es un método que permite obtener rápidamente altas concentraciones del producto expresado. Los sistemas de expresión transitoria son convenientes para controlar la integridad de la expresión de un constructo y algunas propiedades del producto derivado. Dado que sólo pequeñas cantidades son requeridas, la expresión transitoria permite analizar la naturaleza del producto génico. La expresión transitoria en células COS es comúnmente usada para obtener resultados rápidos (Sección 3.2.2.2). Sin embargo, vectores con propiedades específicas son requeridos para obtener una expresión óptima. Otras líneas de células hospedadoras, que permiten una expresión transitoria muy eficiente, pero que no requieren aspectos específicos en cuanto al vector plasmídico de expresión, son la humana 293 y la de hámster BHK-21 (Tabla 16). En ambas, una eficiente transferencia y expresión, pero no la replicación episómica, son responsables de una alta expresión del DNA exógeno.

Si se necesita más producto génico o se requiere una producción continua se realiza la selección de células *establemente transfectadas* con altos niveles de producción. Para una expresión a altos niveles de un gen foráneo (mucho mayor de 1μg/10^6 células/24 h), sólo un número limitado de líneas celulares está actualmente disponible. La producción a gran escala económica tiene más requerimientos y reduce el número de líneas celulares utilizables. A este respecto, las células de mamífero, tales como CHO, C127, de mieloma y BHK-21, han sido usadas con éxito. Alternativamente, células de insectos infectadas con baculovirus pueden ser usadas para una producción a gran escala. Sin embargo, este sistema actualmente no está disponible para una producción continua. La Tabla 17 da una visión global de las propiedades de un sistema ideal de células hospedadoras para usos biotecnológicos.

Tabla 16. Líneas celulares hospedadoras.

Línea celular	*Tejido de especie*[a]	*Adherencia*	*Método de transfección*	*Rasgos específicos*	*Prerrequisitos para una alta expresión*	*Producción a largo plazo*	*Referencias*
CHO dhfr⁻	Hámster	+	Coprecipitación con fosfato cálcico	dhfr⁻	Amplificación génica	+	URLAUB y CHASIN (1980), KAUFMAN y SHARP (1982)
BHK-21	Hámster	+	Coprecipitación con fosfato cálcico	Expresión eficiente, tanto estable como transitoria	No se requiere amplificación génica	+	WIRTH *et al.* (1988)
C127	Ratón	+	Coprecipitación con fosfato cálcico	Es posible la replicación de vectores BPV	Vectores de replicación episomales basados en el BPV	+	LOWY *et al.* (1980a), SARVER *et al.* (1981)
Mieloma, por ej., SP2/0, 3558L, P3-X63-Ag8.653	Ratón	–	Lipofección, fusión de protoplastos, electroporación		Son favorables los promotores/estimuladores de Ig	+	OI *et al.* (1983)
293	Humano	+	Coprecipitación con fosfato cálcico	Expresión constituitva del gen Ela de Adenovirus; expresión transitoria extremadamente alta; alta expresión en transfectantes estables	Promotores que sean eficientemente transactivados por Ela	+	GRAHAM *et al.* (1977), WALLS *et al.* (1989)
MEL	Ratón, eritroleucemia	–	Electroporación		Sólo tras la diferenciación y la combinación de los DCRs de la β-globina con promotores apropiados	+	COLLIS *et al.* (1990)
COS	Mono	+	Coprecipitación con fosfato cálcico, DEAE-dextrano	Expresión constitutiva del SV40 TAG. Sólo es eficiente la expresión transitoria	Plásmidos circulares que contienen el ori de replicación del SV40	–	GLUZMAN (1981)
Sf9	*Spodoptera frugiperda*	+	Coprecipitación con fosfato cálcico, infección		Son favorales los promotores P10 o de la polihedrina de *Baculovirus* (normalmente usados en células infectadas por *Baculovirus*)	–	SMITH *et al.* (1983), LUCKOW y SUMMERS (1988)
Schneider 2	*Drosophila*	+	Coprecipitación con fosfato cálcico		Promotores fuertes de *Drosophila*	+	SCHNEIDER (1969), CULP *et al.* (1991)

[a] Si no se señala, la línea celular es de origen epitelial o fibroblástico.

Tabla 17. Propiedades de líneas celulares hospedadoras para la producción de proteínas recombinantes.

Propiedad	*Ejemplos*
Expresión eficiente de genes foráneos	Procesado transcripcional y post-transcripcional Síntesis de proteínas Secreción
Modificaciones post-traduccionales	Por ejemplo, plegado proteico glicosilación, fosforilación
Estabilidad de la expresión del transgén	Genotípica (estabilidad cromosómica) Fenotípica (metilación CpG)
Ausencia de agentes accidentales	Virus Micoplasmas
Requerimientos de cultivo	Suero, factores de crecimiento Proteínas estabilizantes
Propiedades de la fermentación	Crecimiento hasta altas densidades celulares Resistencia a fuerzas de cizalladura Procesos de aireación
Producción bajo condiciones de fermentación	Alta producción a alta densidad celular Crecimiento celular reducido Requerimientos limitados o nulos de proteína externa (suero/factores de crecimiento)
Crecimiento celular	Crecimiento rápido a baja densidad celular Crecimiento reducido o nulo a alta densidad celular

En principio, el establecimiento de un sistema único de células hospedadoras para la producción de proteínas es deseable. Sin embargo, el hecho que los diferentes tipos celulares den lugar a proteínas específicamente modificadas a partir del mismo gen anula esta idea. Aunque los diferentes aspectos exhibidos por las líneas celulares se concentran en las modificaciones post-traduccionales detalladas, estas modificaciones podrían ser importantes para la aplicación de la proteína correspondiente (WASLEY *et al.,* 1991). En algunos casos, diferentes líneas celulares pueden ser probadas con el objetivo de encontrar un hospedador que desarrolle el procesado post-traduccional correcto de la proteína producida. En este contexto, debería ser mencionado que el número de líneas celulares de mamíferos actualmente utilizadas probablemente no es suficiente para cubrir los requerimientos futuros en la producción de proteínas farmacológicas.

Para solucionar este problema, un gran número de líneas celulares son investigadas para encontrar aquellas que cumplan todos los requerimientos presentados en la Tabla 17. Las mejoras de las propiedades de líneas celulares establecidas pueden ser alcanzadas por fusión celular o por ingeniería genética. Nuevas propiedades pueden ser transmitidas por la transferencia de genes que son requeridos para el crecimiento de células en ausencia de suero o de proteínas, para las modificaciones post-traduccionales específicas o para la activación de la expresión génica por factores adicionales. Un paso hacia este propósito ha sido construir por bioingeniería células que lleguen a ser independientes de ciertos factores de crecimiento (WATTS y MACDONALD, 1991). Las modificaciones genéticas de rutas bioquímicas que son responsables de las modificaciones post-traduccionales pueden ser incluidas en esta aproximación (Sección 2.4.3).

3.1.2 Métodos de transferencia génica no virales

Se han desarrollado distintos métodos de transferencia de DNA y otras macromoléculas al interior de células de mamíferos. Aparte de los métodos de transferencia víricos, que serán explicados en la Sección 3.2.3, los métodos disponibles están basados en diferentes principios:

(1) El DNA es transferido como un precipitado o en complejos cargados (precipitación por fosfato cálcico, transfección por DEAE-dextrano).
(2) La información genética es transferida a las células diana tras la unión a, o el empaquetamiento en, vesículas membranosas o lipídicas, que son capaces de fusionarse con la membrana plasmática de la célula receptora (fusión de protoplastos, lipofección, transferencia de eritrocitos fantasmas).

Tabla 18. Métodos de transferencia no víricos.

Métodos	*Notas*	*Referencias*
Coprecipitación con fosfato cálcico	Para células adherentes; son introducidas grandes cantidades de DNA por célula. Es el método más frecuentemente usado.	GRAHAM y VAN DER EB (1973), WIGLER *et al.* (1977), CHEN y OKAYAMA (1987)
DEAE-dextrano	Principalmente para células en suspensión; son introducidas grandes cantidades de DNA.	MCCUTCHAN y PAGANO (1968), SOMPAYRAC y DANNA (1981)
Lipofección	Método eficiente; también son introducidos RNA y proteínas; la toxicidad de los lípidos es limitante.	PAPAHADJOPOULOS *et al.* (1975), WONG *et al.* (1980), FELGNER *et al.* (1987)
Electroporación	Pequeñas cantidades de DNA o integrados de copia simple son transferidos establemente a células individuales; ventajoso para células linfoides.	NEUMANN *et al.* (1982), CHU *et al.* (1987)
Fusión de protoplastos	Frecuentemente usado para células linfoides. La introducción de todos los compuestos del protoplasto puede ser desfavorable.	SCHAFFNER (1980), RASSOUL-ZADEGAN *et al.* (1982)
Fusión con eritrocitos fantasmas	Pueden ser introducidos ácidos nucleicos y proteínas	WIBERG *et al.* (1986)
Producción de poros con láser	Alta eficiencia. Aparato complejo y caro.	KURATA *et al.* (1986), TAO *et al.* (1987)
Microinyección	Equipamiento complejo y caro. Una cantidad limitada de células puede ser inyectada, pero con una eficiencia del 100%; es posible dirigir al citoplasma o al núcleo.	GRAESSMANN y GRAESSMANN (1976), CAPECCHI (1980)

(3) La transferencia de ácidos nucleicos se consigue por apertura física de las células (microinyección, poración por láser, electroporación).

Diferentes factores determinan el método que es óptimo para cada caso individual: el vector, el tipo de células a ser transfectadas, el número de muestras, la duración de la expresión (transitoria frente a estable), el tipo de análisis de la transferencia génica y el número de moléculas de DNA que se espera que permanezcan en las células diana.

Una lista de los métodos utilizables se presenta en la Tabla 18. Dado que los métodos detallados y sus aplicaciones para ciertos tipos celulares son descritos en muchos protocolos (Sambrook *et al.*, 1989; Kriegler, 1990; Kaufman, 1990), la siguiente discusión se centrará en los principales aspectos de estos métodos con el objetivo de facilitar la elección.

El *método de transfección por fosfato cálcico* es el más comúnmente usado para las expresiones transitoria y estable. El DNA es introducido como un coprecipitado con fosfato cálcico. Estos precipitados entran en la célula por un proceso fagocítico. Muchos tipos celulares, especialmente las células adherentes, son transfectados eficientemente por este método. Dado que grandes cantidades de DNA de diferente longitud son captadas por las células diana, DNA cromosómico o mezclas de diferentes tipos de DNA plasmídico clonado (cotransfección) han sido usados con éxito (Wigler *et al.*, 1978). Frecuentemente, DNA cromosómico de alto peso molecular es usado como DNA *carrier* (transportador) para incrementar la eficiencia de la transfección. Dentro del núcleo, el DNA se ensambla en formas de alto peso molecular incluyendo recombinaciones homólogas que, a menudo, dan como resultado tándems del plásmido transferido (Folger *et al.*, 1982). Estos *transgenomas* consistentes en DNA plasmídico y DNA *carrier* se pueden integrar en el DNA cromosómico de la célula hospedadora. La cantidad de DNA integrado en transformantes estables varía considerablemente (1-10.000 kb/célula) (Kucherlapati y Skoultchi, 1984). Diversos factores determinan la eficiencia del método de transfección del fosfato cálcico: forma del DNA (el DNA circular es más activo que el lineal), la forma del precipitado que depende de la longitud y de la concentración del DNA, la temperatura y el pH durante la transfección (Chen y Okayama, 1987). El tratamiento de choque químico de las células (DMSO, glicerol, polietilenglicol, sacarosa) incrementa la eficiencia de transfección (Frost y Williams, 1978).

El *método de transfección DEAE-dextrano* es más simple de realizar que la técnica de precipitación del fosfato cálcico. El DEAE-dextrano es el método de elección para transferir un gran número de muestras de DNA. El método es muy eficiente para la expresión transitoria, pero también puede ser utilizado para la transferencia génica estable (Hauser, no publicado). Sin embargo, un mayor grado de mutación del DNA transferido es observado en comparación con otros métodos (Calos *et al.*, 1983). Aunque el mecanismo de captación de DNA no es totalmente comprendido, el hecho que el tratamiento de las células transfectadas con cloroquina incremente la eficiencia de las transfecciones por DEAE-dextrano es indicativo de que los lisosomas están involucrados en este proceso. Alternativamente, la aplicación de choque químico como en la transfección por fosfato cálcico, incrementa la eficiencia de transfección. El método del DEAE-dextrano es principalmente usado para células no adherentes, pero es preferido a la precipitación por fosfato cálcico en casos especiales (por ej., para la expresión transitoria en monocapas adherentes de células COS).

La *fusión de protoplastos* es usada menos frecuentemente, pero tiene ventajas y desventajas específicas. Dado que el método implica la fusión directa de protoplastos de *E. coli* con células de mamífero, no requiere el aislamiento del DNA plasmídico y, por tanto, es conveniente para un control rápido de la expresión de constructos o de mutantes de reciente creación en experimentos de expresión transitoria. En segundo lugar, una serie de células no adherentes pueden ser eficientemente transfectadas por este método. El método no está restringido a un tipo celular específico. La fusión de protoplastos no es conveniente para determinaciones cuantitativas, para la cotransferencia de diferentes DNAs, o si un gran número de muestras de DNA deben ser transfectadas. Otra desventaja es que toda la muestra de protoplastos de *E. coli* es introducida dentro de las células de mamíferos y ello puede producir efectos secundarios o adversos.

En la *electroporación* las células son expuestas a campos eléctricos de alto voltaje y de corta duración. Este tratamiento crea poros transitorios en la membrana celular que permiten el paso del DNA al interior de la célula. Una parte de la muestra de DNA es, obviamente, transportada al núcleo e integrada en los cromosomas del hospedador. Una eficiente transfección transitoria, así como estable, puede ser obtenida por el método de la electroporación. Casi todos los tipos celulares pueden ser electroporados satisfactoriamente, incluso aquellos que son resistentes a otros métodos de transfección. Un cierto número de parámetros incluyendo la geometría de los electrodos, el campo eléctrico, la duración y la forma del pulso, la composición del tampón, la concentración celular y la concentración y forma del DNA (lineal frente a circular) afectan a la eficiencia de la transferencia génica; por ejemplo, la cantidad de DNA integrado establemente por célula puede ser determinada ajustando apropiadamente estos parámetros (MIELKE *et al.,* 1990). Adicionalmente, la aplicación de condiciones apropiadas permite la cotransferencia de diferentes genes.

La utilización de lípidos catiónicos sintéticos ha mejorado enormemente la eficiencia de la *lipofección*. Usualmente, las vesículas lipídicas unilamelares (liposomas) rellenas de DNA son añadidas a las células, provocándose el contacto y la fusión de vesículas cargadas positivamente con las membranas celulares, que están cargadas negativamente. Una vez más, el mecanismo de entrada del DNA en el núcleo no se conoce. El método depende enormemente del tipo y la composición de los lípidos usados en la preparación de los liposomas, variando también mucho según el tipo celular. Esto, probablemente, refleja la dependencia de la lipofección de la composición de la membrana. Nuevos métodos en los que los liposomas forman un complejo con el DNA, en lugar de atraparlo en el interior, permiten una transfección eficiente, tanto estable como transitoria (FELGNER *et al.,* 1987; BEHR *et al.,* 1989). Las mayores desventajas de este método son la toxicidad de los lípidos y la dependencia del tipo celular.

El método más efectivo de insertar DNA extraño en compartimentos definidos de la célula es la *microinyección*. Las eficiencias obtenidas de hasta un 100% quieren decir que todas las células en las que se ha inyectado el DNA expresan los genes foráneos. Sin embargo, el método requiere un equipamiento caro y un considerable entrenamiento. Además de la eficiencia, la mayor ventaja es que cantidades definidas de DNA pueden ser introducidas dentro del núcleo. Una aplicación importante de la microinyección es la manipulación de células embrionarias, un prerrequisito para la producción de animales transgénicos. Además, los efectos de la transferencia del DNA en células individuales en cultivo pueden ser seguidos microscópicamente. El número de células que pueden ser microinyectadas es un factor limitante. Esta es la mayor desventaja del método. Nuevos aparatos automáticos permiten la inyección de más de 1.000 células por hora (PEPPERKOK *et al.*, 1988).

El resto de métodos que se mencionan en la Tabla 18 no juegan un importante papel en la transferencia génica habitual, pero pueden ser ventajosos para tipos celulares específicos o para ciertas aplicaciones.

3.1.3 Marcadores para la selección

En la mayoría de los métodos de transferencia génica el ritmo de obtención de transformantes estables es menor que 10^{-3}. Para identificar las células que han tomado el DNA transferido debe ser usado un método de selección. Los sistemas seleccionables suelen estar basados en la cointegración del gen de interés con un gen marcador seleccionable cuya expresión lleva a un nuevo fenotipo del transformante. A continuación, se realiza la selección de este fenotipo.

Los marcadores se distinguen por diferentes principios de selección. Frecuentemente, se usan sustancias tóxicas contra las que confiere resistencia la expresión del gen marcador, permitiendo a los transformantes sobrevivir bajo condiciones que matan al resto de células (Tabla 19). El primer ejemplo dentro de esta categoría implica la complementación de un defecto en una ruta salvaje de células de mamífero. Tal defecto se encuentra en células mutantes que son timidín quinasa negativas (TK^-). Mientras las células crecen en presencia de aminopterina, la síntesis de timidina es bloqueada y las células TK^- no pueden crecer. La expresión del gen de la timidín quinasa transferido (por ej., del virus del Herpes simplex) es capaz de devolver la viabilidad de las células, en el supuesto que las células sean suplementadas con timidina e hipoxantina. Otros ejemplos de sistemas de selección que están basados en la complementación utilizan células que son adenosín fosforribosiltransferasa (APRT) o dihidrofolato reductasa (DHFR) negativas (URLAUB y CHASIN, 1980; LOWY *et al.*, 1980b). Con el uso de estos marcadores seleccionables salvajes, la aplicación de estos sistemas está restringida a líneas celulares deficientes en TK, DHFR o APRT.

Con el desarrollo de marcadores dominantes seleccionables, este problema ha sido resuelto. Los marcadores dominantes seleccionables hacen a las células resistentes a sustancias normalmente no encontradas en la célula. Tales marcadores incluyen genes procarióticos como las aminoglicósido fosfotransferasas del transposón Tn5 de *E. coli* (COLBÈRE-GARAPIN *et al.*, 1981; BLOCHLINGER y DIGGELMANN, 1984). Las drogas tóxicas respectivas, por ejemplo, G418 e higromicina B, son inactivadas por fosforilación. El número de marcadores dominantes seleccionables disponibles crece constantemente (Tabla 19). Otro grupo de genes dominantes seleccionables está basado en la expresión de genes procarióticos involucrados en la biosíntesis de aminoácidos. La expresión de estos genes permite el crecimiento en medios que carecen de ciertos aminoácidos (por ej., HARTMANN y MULLIGAN, 1988).

Tabla 19. Marcadores para la selección y la amplificación génica.

Gen	*Droga selectiva*	*Amplificación*	*Referencias*
Timidín quinasa (TK)	Hipoxantina, aminopterina, timidina (HAT)	±	COLBÈRE-GARAPIN *et al.* (1981); ROBERTS y AXEL (1982)
Xantina-guanina fosforribosil transferasa (XGPRT)	Xantina, ácido micofenólico	–	MULLIGAN y BERG (1980)
Dihidrofolato reductasa (DHFR)	Metotrexato	+	ALT *et al.* (1978); SUBRAMANI *et al.* (1981)
Adenosín fosforribosil transferasa (APRT)	Adenina, aminopterina, timidina (HAT)	–	LOWY *et al.* (1980b); ROBERTS y AXEL (1982)
Hipoxantina-guanina fosforribosil transferasa timidina (HGPRT)	Hipoxantina, aminopterina, (HAT)	±	ROBERTS y AXEL (1982)
Mutante HGPRT o mutante timidín quinasa			
Neomicina fosfotransferasa	G418	–	COLBÈRE-GARAPIN *et al.* (1981)
Higromicina fosfotransferasa	Higromicina	–	BLOCHINGER y DIGGELMANN (1984); BERNARD *et al.* (1985)
Puromicina acetiltransferasa	Puromicina	–	VARA *et al.* (1986); DE LA LUNA *et al.* (1988)
Resistencia a bleomicina	Bleomicina	–	GENILLOUD *et al.* (1984)
Triptófano sintetasa	Medio TRP⁻, indol	–	HARTMANN y MULLIGAN (1988)
Histidina aldehidrogenasa	Medio HIS⁻, histidinol	–	HARTMANN y MULLIGAN (1988)
Glutamina sintetasa	Sulfoximín metionina	+	YOUNG y RINGOLD (1983)
Metalotioneína I	Cadmio	+	BEACH y PALMITER (1981)
Carbamoilfosfato sintetasa, aspartato transcarbamilasa (CAD)	N-fosfonoacetil-L-aspartato (PALA)	+	WAHL *et al.* (1979)
UMP sintetasa	Pirazofurina	+	SUTTLE (1985)
Ornitina descarboxilasa	Difluorometil ornitina	+	CHIANG y MCCONLONGUE (1988)
Adenosina desaminasa	Xyl-A-o adenosina y 2'-deoxicoformicina	+	YEUNG *et al.* (1983)
Adenilato desaminasa	Adenina, azaserina y coformicina	+	DEBATISSE *et al.* (1988)
UMP sintetasa	6-Azauridina, pirazofurano	+	KANALAS y SUTTLE (1984)
IMP 5'-deshidrogenasa	Ácido micofenólico	+	HUBERMAN *et al.* (1981)
Timidilato sintetasa	5-Fluorodeoxiuridina	+	ROSSANA *et al.* (1982)
Glicoproteína P 170	Múltiples drogas como colchicina, puromicina, vincristina, citocalasina B	+	RIORDAN *et al.* (1985)
Asparagina sintetasa	Beta-aspartilhidroxamato o Albizziin	+	ANDRULIS *et al.* (1983)
Arginosuccinato sintetasa	Canavanina	+	SU *et al.* (1981)
HMG-CoA reductasa	Compactina	+	LUSKEY *et al.* (1984), REYNOLDS *et al.* (1984)
Na^+, K^+ -ATPasa	Ouabaína	+	PAUW *et al.* (1986)

Una segunda categoría de marcadores seleccionables está basada en la transformación morfológica de los transfectantes. Las células que expresan DNA que codifica oncogenes, a menudo, cambian sus propiedades de crecimiento, produciéndose crecimiento en multicapa de las colonias celulares (foci). Estas estructuras pueden ser vistas al microscopio y aisladas mecánicamente. Los vectores del papilomavirus bovino (BPV) exhiben este tipo de sistema de selección (LOWY *et al.,* 1980a; SARVER *et al.,* 1981).

Una serie de otras propiedades celulares que pueden ser inducidas por transferencia génica han sido usadas satisfactoriamente como marcadores seleccionables. La expresión de moléculas de superficie permite la separación de células por clasificación celular activada por fluorescencia (FACS) o por inmunoselección en placa (*panning*) (KAVATHAS y HERZENBERG, 1983; SEED y ARUFFO, 1987). Por otro lado, los genes que codifican proteínas secretadas que pueden ser detectadas por sus propiedades enzimáticas o por anticuerpos específicos en ensayos en placa pueden servir como marcadores seleccionables (WIRTH *et al.,* 1990). Un excelente ejemplo de tal tipo de marcador es la fosfatasa alcalina secretada (SEAP). Esta enzima primero difunde, y a continuación se adhiere en papel de nitrocelulosa, después de lo cual es fácilmente identificada por reacción colorimétrica, acoplándola a la descomposición de un sustrato apropiado (WIRTH *et al.,* no publicado). En principio, las proteínas expresadas internamente podrían ser usadas como marcadores seleccionables. Lisados de colonias podrían ser controlados por ensayos inmunológicos o enzimáticos para la presencia de estos constructos génicos. Sin embargo, esta aproximación requiere la aplicación de métodos de réplica que, normalmente, son difíciles de llevar a cabo con células animales. Por ello, este método sólo puede ser aplicado en casos muy específicos.

Los marcadores seleccionables son o bien incluidos en el vector recombinante o bien cotransferidos. La cotransferencia ofrece la posibilidad de ajustar la cantidad de DNA a expresar. Con este método se puede regular la expresión relativa de ambos genes por dosificación génica. Esto es importante ya que la sobreexpresión de algunos marcadores seleccionables es perjudicial para la célula. La expresión diferencial del gen de interés y el marcador seleccionable en el mismo plásmido también puede ser realizada usando promotores de diferente fuerza, o por la expresión de marcadores seleccionables como un segundo cistrón a partir de un transcrito que contiene el gen de interés como primer cistrón (vectores de expresión bicistrónicos). Esta última estrategia será discutida en la Sección 3.1.4. Aunque se está usando un gran número de este tipo de vectores, debe ser mencionado que la integración del gen de resistencia a neomicina en vectores de expresión no es recomendable, ya que dicho gen ejerce un efecto negativo sobre los promotores cercanos (silenciamiento). Esto puede llevar a una expresión reducida del gen de interés (ARTELT *et al.,* 1991).

3.1.4 Procedimientos de búsqueda *(Screening)*

Los clones de células resultantes de la transfección estable con plásmidos de expresión presentan marcadas diferencias en los niveles de expresión del gen introducido. Hay dos razones fundamentales para estas diferencias: (1) Los plásmidos de expresión son mantenidos en cada célula con un diferente número de copias. (2) Se asume que están distribuidos aleatorimente a lo largo del genoma del hospedador, significando que la integración se ha producido en sitios más o menos activos transcripcionalmente. Buenos candidatos para una subsiguiente producción a gran escala son los clones que exhiben expresión estable y a alto nivel del gen foráneo. Para aislar tal candidato es necesario buscar altos niveles de expresión entre un gran número de clones (normalmente mucho mayor que 100). Trabajar con un solo clon caracterizado es preferible. Las mezclas de clones no son homogéneas con respecto a la calidad del producto o a las propiedades de crecimiento de los clones celulares individuales. Específicamente, las células no productoras pueden crecer más que los clones productores a alto nivel, si el producto tiene un efecto adverso sobre el crecimiento celular. En un bajo porcentaje de células, pueden ocurrir reagrupaciones en la región codificante de la proteína provocando la expresión de una proteína alterada.

Actualmente, hay diversos métodos de búsqueda disponibles. Básicamente difieren en el requerimiento de tiempo. Los métodos de búsqueda directa que miden una propiedad inmunológica, bioquímica o biológica son usados preferentemente, ya que dan los resultados más exactos. Sin embargo, el tedioso método de picar colonias, resembrar y ensayar es extremadamente lento y poco atractivo de realizar. El *inmunoensayo en filtro* ha llegado a ser un método simple alternativo al anterior. Pérmite un control rápido de un gran número de transformantes (McCraken y Brown, 1984; Wirth *et al.,* 1989; Walls y Grinnell, 1990). El procedimiento está basado en la secreción de la proteína de interés y requiere anticuerpos dirigidos contra la misma. Los clones celulares son cubiertos con un filtro con capacidad de unión a la proteína y la proteína secretada difunde hacia él. La proteína en el filtro es detectada por anticuerpos y reacción colorimétrica, de igual manera que en la realización de Western *blot.* La intensidad de los puntos de color se corresponde con el nivel de expresión del clon.

A menudo, la carencia de un procedimiento sencillo de detección para una proteína favorece el uso de *métodos de búsqueda indirecta* que implican la coexpresión estequiométrica de un producto génico para el que la búsqueda es realizada fácilmente. Una aplicación directa es la búsqueda de la sobreexpresión del marcador seleccionable cotransferido con altas concentraciones de la droga selectiva. En la mayoría de los casos, el DNA marcador seleccionable es cotransfectado ligado al DNA del plásmido de expresión como concatámeros, integrándose posteriormente en el cromosoma de la célula hospedadora. La selección de altos niveles de expresión del marcador seleccionable identifica clones con un alto nivel de expresión del gen de interés.

Para evitar la selección de células resistentes inespecíficas, que son inducidas por la concentración creciente de droga selectiva, Wirth *et al.,* introdujeron un segundo marcador seleccionable que es simultáneamente seleccionado a concentraciones basales de la droga correspondiente. Este *método de selección combinada o procedimiento de selección doble* permite acceder a mezclas de clones en tres semanas, expresando por encima de 100 veces la cantidad que se había alcanzado por selección simple (Wirth *et al.,* 1988; Page y Sydenham, 1991). En lugar de genes seleccionables, otros genes marcadores de búsqueda podrían ser cotransferidos. Tales marcadores de búsqueda están representados por genes que codifican productos que pueden ser cuantificados de forma simple. Los ejemplos incluyen proteínas secretadas detectables en ensayos en filtro, tales como la forma secretada de la fosfatasa alcalina de placenta (SEAP) y la hormona de crecimiento humana, o la luciferasa de luciérnaga detectada en un ensayo luminométrico *in situ* sobre clones celulares (WIRTH *et al.*, 1991a) y marcadores de la superficie celular seleccionables por FACS (KAVATHAS y HERZENBERG, 1983; BECKERS *et al.*, 1988; WIRTH *et al.*, 1990).

La unión física de marcadores seleccionables y de marcadores de chequeo, incluyéndolos en un mismo plásmido, es preferida por algunos investigadores. Aunque este método permite la transferencia equimolar de ambos genes, algunas desventajas han de ser consideradas. (1) La expresión 1:1 puede ser una desventaja, dado que los niveles altos de expresión pueden ser dañinos para la célula. En contraste, la cotransferencia permite regular la expresión del gen y del marcador simplemente ajustando la relación de DNAs transfectados. (2) La unión física del marcador de búsqueda puede tener efectos negativos en la expresión del gen de interés. Este es el caso del gen de la resistencia a neomicina que ejerce un efecto silenciador en diversos promotores vecinos (ARTELT *et al.*, 1991). (3) Un paso adicional en la clonación de DNA es necesario, dado que muchos plásmidos de expresión eucarióticos no contienen un marcador seleccionable que funcione en células animales.

En el procedimiento recogido arriba, el gen de interés y el marcador de búsqueda están unidos a nivel de DNA, pero son traducidos a partir de dos mRNAs diferentes. Un nivel de expresión más igualado se alcanza si los genes están localizados en un mismo mRNA. Tales vectores son conocidos como *vectores de expresión bicistrónicos.* Los vectores de expresión que portan estas unidades de transcripción bicistrónica han sido usados para investigar altos niveles de expresión de un gen foráneo. En estos constructos el gen foráneo está contenido en el primer cistrón, mientras que el gen marcador seleccionable o de búsqueda representa el segundo cistrón. El control de altos niveles de expresión del segundo cistrón también identifica clones que expresan altos niveles del primer cistrón (Fig. 22) (KAUFMAN *et al.*, 1987; BOEL *et al.*, 1987; WIRTH *et al.*, 1990; 1991a). Una reiniciación insuficiente de la traducción podría ser responsable del bajo nivel de traducción del segun-

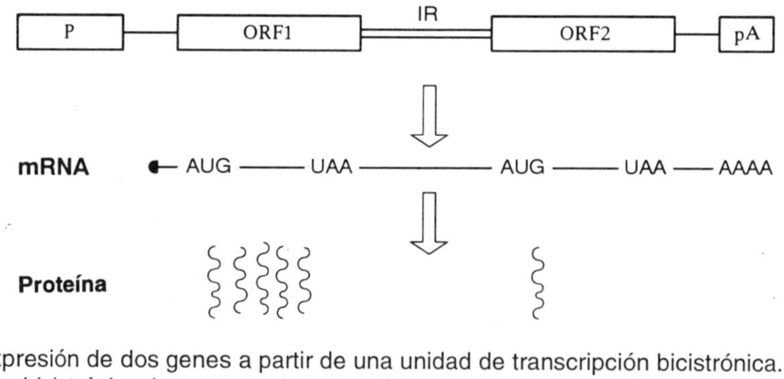

Figura 22. Expresión de dos genes a partir de una unidad de transcripción bicistrónica. Se muestra un constructo génico bicistrónico de un vector de expresión. Los dos cistrones (ORF1, ORF2) están flanqueados por un promotor eucariótico (P) y una señal de poliadenilación (pA). La transcripción y el procesado dan lugar a un único RNA encapuchado y poliadenilado que contiene ambos cistrones. Debido a la reducida eficiencia de traducción del segundo cistrón, se sintetiza menos proteína ORF2. Dado que la coexpresión ocurre en relaciones molares definidas, la expresión del segundo cistrón puede ser usada para monitorizar el nivel de expresión del primer cistrón (búsqueda indirecta).

do cistrón, que es, por tanto, infraexpresado. Los niveles de expresión para el segundo cistrón son normalmente de 10 a 200 veces más bajos que los obtenidos en la expresión de una unidad monocistrónica. Debido al bajo nivel de expresión del segundo cistrón, una fuerte presión selectiva favorece reorganizaciones no deseadas de la unidad de transcripción (Adam *et al.,* 1991; Kaufman *et al.,* 1991). Por tanto, es recomendado el uso de un marcador de búsqueda en lugar de un marcador seleccionable (Wirth *et al.,* 1990, 1991a).

3.1.5 Amplificación génica

3.1.5.1 Definición y ejemplos en la naturaleza

La amplificación génica puede ser definida como un incremento en la cantidad relativa de DNA en una línea celular dada debido a la multiplicación de porciones del genoma. El fenómeno de la amplificación génica está muy extendido y ocurre, de manera natural, en muchas especies. Los ejemplos de tal amplificación incluyen el rDNA de *Tetrahymena* y oocitos de anfibio, o los genes del corion en *Drosophila.* Con este tipo de amplificación génica el incremento en el número de copias está progresivamente programado, dando lugar a una sobreacumulación del producto génico deseado. Sin embargo, amplificaciones anormales no son raras y son observadas con algunos oncogenes en ciertos tipos de cáncer y en células resistentes a varias clases de drogas antiproliferativas o tóxicas. La amplificación génica se considera un fenómeno espontáneo en células de mamífero, ocurriendo con una frecuencia de 10^{-4} a 10^{-6}. Unas pocas regiones de punto caliente genómicas, que confieren amplificación génica a genes heterólogos y unidos han sido identificadas y clonadas (Debatisse *et al.,* 1988).

3.1.5.2 Aplicación de la amplificación génica para la sobreexpresión de DNA transfectado

El gen de la dihidrofolato reductasa es un ejemplo bien investigado de un marcador de amplificación, que es usado para la detección de estos fenómenos. La sobreexpresión de este gen puede ser seleccionada por el metotrexato, una droga antifolato que inactiva competitivamente el incremento de la cantidad de la proteína DHFR. Algunos otros genes marcadores de amplificación y las correspondientes drogas están recogidos en la Tabla 20. Algunos de ellos, tales como el gen salvaje DHFR, son recomendados para su uso combinándolos con una línea celular defectiva en el gen respectivo. Otros son dominantemente activos y no están restringidos a una línea celular específica. En un procedimiento de selección normal de un gen marcador de la amplificación, primero se seleccionan las líneas celulares que han integrado el plásmido de expresión respectivo y, por tanto, exhiben un fenotipo resistente a la droga. A continuación, la selección de clones que tienen altamente amplificado el DNA introducido es realizada por un incremento paulatino en la concentración de la droga selectiva.

Tabla 20. Marcadores de amplificación comunes y su selección.

Marcador	*Tipo celular*	*1. Selección para incorporación del DNA*	*2. Selección para la coamplificación*[a]	*Referencias*
Adenosina desaminasa (ADA)	CHO DUKX B11 ($DHFR^-$)	α^- MEM, HT, Xyl-A	1. más αCF o Xyl A	YEUNG *et al.* (1983) KAUFMAN *et al.* (1986)
Complejo CAD (síntesis de uridina *de novo*)	Mutante CHO urdA	Ham's F12	1. más PALA	DE SAINT VINCENT *et al.* (1981)
Asparagina sintetasa (AS)	CHO N3 (AS^-) Cualquiera	α^- MEM, asparagina menos	1. más β-AH 1. más Albizziin	CARTER *et al.* (1984); CARTIER y STANNERS (1990)
Dihidrofolato reductasa (DHFR)	CHO DUKX B 11 ($DHFR^-$)	α^- MEM	1. más MTX	KAUFMAN y SHARP (1982)
Mutante (DHFR)	Cualquiera	α^- MEM, MTX	1. más MTX	SIMONSEN y LEVINSON (1983)
Glutamina sintetasa	Cualquiera	MEM Glasgow sin glutamina más glutamato	1. más MSX	BEBBINGTON y HENTSCHEL (1987)
Resistencia a múltiples drogas	Cualquiera	Medio más colchicina	Medio más colchicina	KANE *et al.* (1989)
Ornitina descarboxilasa (ODC)	CHO C55.7 (ODC^-)	DMEM menos putrescina más DFMO	DMEM menos putrescina más DFMO	CHIANG y MCCONLOGUE (1988)

[a] Concentraciones crecientes del agente selectivo Xyl-A, (9-β-D-xilanofuranoxil); PALA, N-fosfano-acetil-L-aspartato; MTX, metotrexato; DCF, desoxicoformicina; β-AH, β-aspartil-hidroxamato; DFMO, difluorometilornitina; MSX, sulfoximín metionina.

Junto con la multiplicación de un gen específico, largas regiones del DNA vecino son coamplificadas. Por tanto, el DNA que ha sido cointroducido con un marcador de amplificación también es multiplicado. Este principio ha sido muy usado para aislar líneas celulares que sobreexpresen genes que fueron cointroducidos en plásmidos de expresión. La coamplificación no es dependiente de si el marcador de amplificación está contenido en el plásmido de expresión o de si es cotransfectado en un constructo de expresión separado (KAUFMAN *et al.,* 1985).

3.1.5.3 Mecanismos de amplificación génica

Las bases moleculares de la amplificación génica no están todavía bien investigadas. Los eventos iniciales han sido el foco de interés. En varios casos las duplicaciones génicas palindrómicas, con nuevas uniones invertidas en las regiones intergénicas, han sido observadas como intermediarias en la amplificación (Fig. 23) (por ej., FORD y FRIED, 1986; RUIZ y WAHL, 1988). Los dobles cromosomas diminutos (DM) y las regiones cromosómicas extendidas (ECR) son observadas en líneas celulares amplificadas. Los DMs son fragmentos

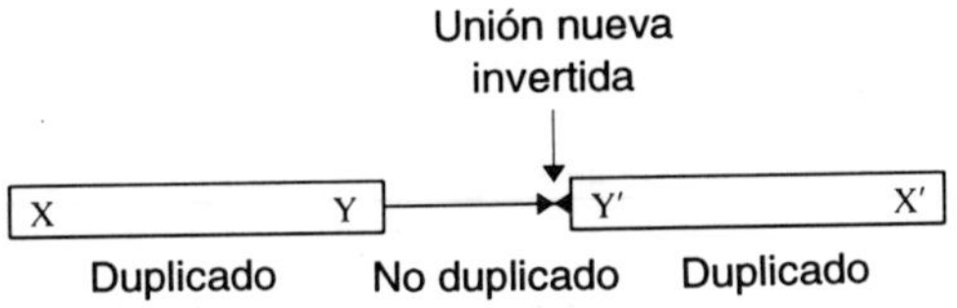

Figura 23. Estructura del DNA amplificado. Dibujo esquemático de una estructura que es encontrada como formaciones repetidas en algunas líneas celulares amplificadas. Se muestran los brazos largos palindrómicos (barras abiertas) y la unión nueva invertida. X, Y y X', Y' representan una monohebra de DNA de 5' a 3' y su complementaria, respectivamente. La aparición de formaciones repetidas de tales estructuras puede ser explicada por un modelo de doble círculo rodante extracromosómico (PASSANANTI *et al.*, 1987), tal y como se sugirió para la sobrerreplicación de los círculos de 2 μ de levaduras.

extracromosómicos de DNA apareados de más de 1.000 kb que son formados bajo selección para la amplificación en algunos linajes celulares, pero no en todos. Se ha propuesto que su reintegración en el genoma contribuye al fenotipo de amplificación (Fig. 24; CARROLL *et al.*, 1988; RUIZ y WAHL, 1988). Los ECRs o regiones cromosómicas amplificadas son detectadas frecuentemente, y su contribución al fenotipo estable de amplificación está en investigación.

Varios modelos han sido planteados para explicar estos diferentes hallazgos, por ejemplo el modelo de «capas de cebolla» y el modelo de intercambio entre cromátidas hermanas (Fig. 24). En el primer modelo, la sobrerreplicación de un locus en un único ciclo celular es responsable de la aparición de copias extra. En contraste, de acuerdo con el segundo modelo, la replicación es normal, pero una segregación desigual durante la mitosis es el evento causal. Para una descripción más detallada, se recomienda la siguiente revisión: STARK *et al.* (1990).

3.1.5.4 Parámetros que afectan a la amplificación génica

Aunque en la naturaleza ocurre de forma espontánea y no inducida, se conocen diversos agentes que incrementan las frecuencias de amplificación. Además, ciertos virus como el EBV, el tratamiento de células con agentes que dañan el DNA o agentes que interfieren con la síntesis de DNA pueden estimular los eventos de amplificación. Los ejemplos incluyen la exposición a rayos UV o a radiación ionizante, o bien el tratamiento de las células con hidroxiurea y carcinógenos.

3.1.5.5 Estabilidad de los genomas amplificados

Los genomas amplificados en líneas celulares seleccionadas exhiben diferentes grados de estabilidad dependiendo de la localización específica de las copias multiplicadas y del mantenimiento de la presión selectiva. La pérdida de regiones amplificadas en ausencia de selección es, a menudo, observada si estas regiones están incluidas en DMs

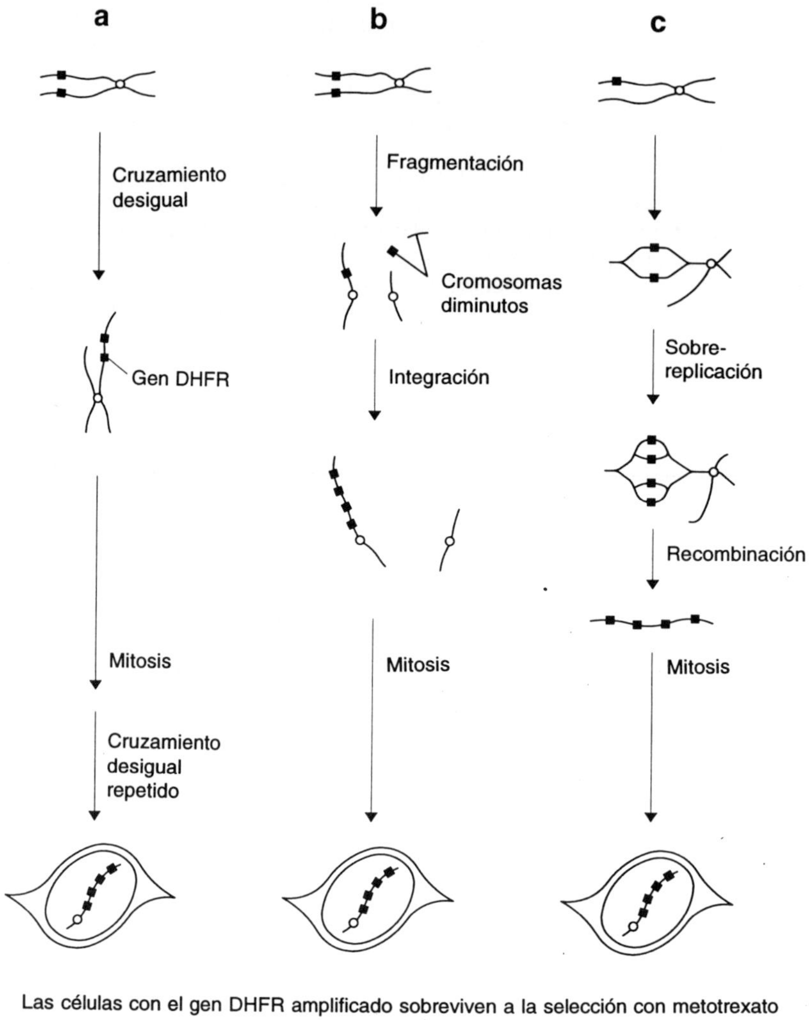

Figura 24. Algunos de los mecanismos que conducen a la amplificación génica. Se muestran algunos eventos que conducen a la amplificación génica de un gen DHFR y su selección con metotrexato. Cuadro lleno: gen DHFR; línea: cromosoma.
(a) Intercambio de cromátida hermana por cruzamiento desigual. (b) Aparición de dobles extracromosómicos diminutos que son capaces de reintegrarse en el cromosoma. (c) Modelo de capas de cebolla: iniciación múltiple en un locus en un único ciclo celular y recombinación subsiguiente de la región sobrerreplicada.

extracromosómicos. La localización cromosómica parece ser un prerrequisito para un mantenimiento estable del DNA amplificado. Recientemente, distintos autores han descrito la pérdida de DNA amplificado localizado en el cromosoma en ausencia de presión selectiva (WEIDLE *et al.,* 1988; PALLAVACINI *et al.,* 1990; SAITO *et al.,* 1989). Estos datos avalan la idea de la existencia de diferentes tipos de amplificaciones estables e inestables. En una investigación, los fenotipos estables están representados a menudo por una estructura amplificada simple, que aparece una vez por cromosoma y que constituye el 10% del DNA cromosómico (PALLAVACINI *et al.,* 1990).

3.1.6 Recombinación génica dirigida *(Gene Targeting)*

3.1.6.1 Recombinación homóloga y no homóloga en células de mamífero

El modo de integración de DNA exógeno añadido en el DNA cromosómico de las células hospedadoras animales se ha investigado mucho. Generalmente, el DNA transfectado puede integrarse por dos mecanismos, recombinación homóloga o no homóloga (ilegítima). La recombinación ilegítima no depende de regiones de homología entre las moléculas de DNA, y el mecanismo es todavía desconocido. La recombinación homóloga involucra regiones de homología entre el DNA del huésped y el DNA exógeno. Se han propuesto modelos de recombinación homóloga para levaduras y células animales (SZOSTAK *et al.,* 1983; LIN *et al.,* 1984). La integración dirigida dentro de ciertos loci de los cromosomas de mamífero (*gene targeting*) ha sido abordada, fundamentalmente, vía recombinación homóloga (SEDIVY y JOYNER, 1992).

3.1.6.2 Selección y búsqueda de recombinantes homólogos

La tasa de recombinación génica dirigida ha sido determinada a menudo como inferior al 1/1.000. Por tanto, el uso de la recombinación dirigida para la manipulación del genoma de la célula dependió del desarrollo de métodos eficientes para el enriquecimento y la búsqueda de los eventos satisfactorios de recombinación. Hoy en día, diversas técnicas han sido elaboradas permitiendo una rápida identificación de los recombinantes homólogos (Fig. 25).

Un método es la selección positiva/negativa (PNS) que ha sido elaborada por MANSOUR *et al.* (1988) (Fig. 25a). Están implicados dos marcadores seleccionables. El primer marcador, que es seleccionado positivamente (por ej., el gen de resistencia a neomicina) está flanqueado por dos regiones de homología con la región diana e indica tanto los eventos de recombinación aleatoria como los de dirigida. El segundo marcador, que se encuentra fuera de las regiones de homología, puede ser seleccionado negativamente (por ej., el gen HSV-TK). La integración dirigida implica un intercambio de DNA en y entre las regiones de homología de los DNAs exógeno y endógeno (recombinación por reemplazamiento) y tiene como resultado la pérdida de este marcador. La pérdida del gen HSV-TK convierte a las células en resistentes frente a drogas exógenas como el Ganciclovir (relacionado con el Aciclovir) o la FIAU (un derivado yodouracílico), que son metabolizadas por el producto del gen vírico TK hasta productos tóxicos para la célula de mamífero. En los eventos de integración al azar el marcador negativo es retenido y las células que exhiben este genotipo mueren tras la adición de la droga. En general, la selección PNS no depende de la presen-

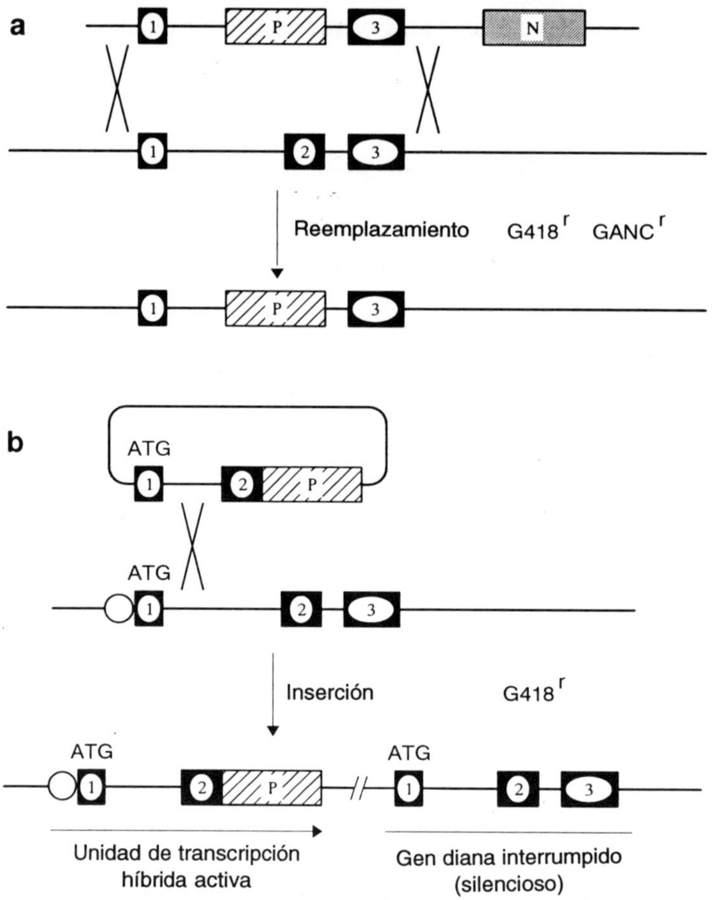

Figura 25. Recombinación génica dirigida mediante recombinación homóloga en células animales.
(a) Disrupción de un gen que contiene tres exones (cajas negras 1, 2, 3) mediante integración por reemplazamiento. La línea superior representa el vector usado para la recombinación dirigida. La recombinación doble recíproca en el DNA cromosómico (línea central) da como resultado la estructura mostrada en la línea inferior. Estas estructuras de integración dirigida son encontradas tras la selección positiva-negativa (selección PNS). El intercambio doble recíproco es acompañado de pérdida del gen N pero no del gen P. En la aproximación original, MANSOUR *et al.* (1988) usaron una unidad de transcripción de neomicina como un marcador positivo (P) seleccionable y la unidad de transcripción HSV-TK como un marcador negativo (N) seleccionable. La integración dirigida es evidenciada por un fenotipo resistente al Ganciclovir (GANC) y al G418.
(b) Disrupción mediante inactivación por inserción. Se indica una aproximación por *selección positiva condicional.* Tras la integración dirigida, el marcador positivo seleccionable (P), que permanecía silencioso, es transcrito (por ej., el gen de resistencia a neomicina).
(c) Introducción dirigida de mutaciones en genes cromosómicos por un mecanismo de recombinación de dos pasos (inserción/escisión). Los genes P y N están localizados fuera de la región de homología. En el primer paso, la inserción del vector crea una duplicación de secuencias genómicas, lo cual crea un fenotipo G418 resistente y FIAU sensible (si son usados los genes de la neomicina y el HSV-TK). La recombinación intracromosómica subsiguiente dentro de la duplicación lleva a la pérdida de la duplicación, indicada por un fenotipo FIAU resistente y G418 sensible.
N, gen seleccionable negativo; P, gen seleccionable positivo.

cia de elementos transcripcionales en el sitio de integración. Sin embargo, puede fallar si las regiones circundantes del cromosoma presentan un efecto silenciador sobre la expresión de los marcadores.

Otro método está basado en una selección positiva condicional, lo cual significa que sólo cuando se produce una recombinación homóloga del DNA substrato y del DNA marcador se producirá la expresión del marcador (Fig. 25b). Tal procedimiento fue utilizado satisfactoriamente por JASIN y BERG (1988), quienes transfectaron un producto que contenía una región de transcripción del SV40 sin estimulador ni promotor y el gen Ecogpt como marcador seleccionable. La homología de la región del SV40 acortada con una región de control de transcripción completa y endógena del SV40 fue suficiente para dirigir el constructo transfectado a este locus en casi el 50% de los transformantes. Los clones falsos positivos surgen por recombinación ilegítima en loci que contienen secuencias promotora y estimuladora. Han sido propuestos refinamientos y modificaciones de esta técnica (por ej.,

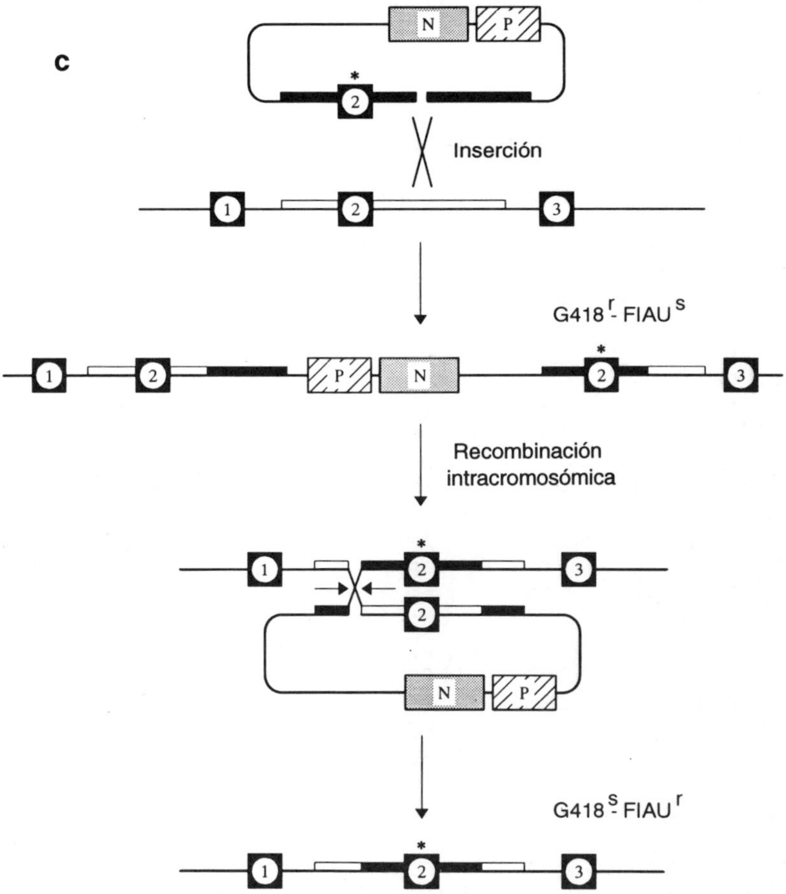

Figura 25.c

ITZHAKI y PORTER, 1991; WOOD *et al.*, 1991). En general, la selección positiva condicional está restringida a regiones diana activamente transcritas.

Los eventos de recombinación dirigida pueden ser confirmados directamente por la pérdida de función (por ej., si la región codificante de un gen es afectada) o por la ganancia de una función. Usualmente, las recombinaciones dirigidas son detectadas por Southern *blot* o por aplicaciones de la PCR (KIM y SMITHIES, 1988).

3.1.6.3 Parámetros que afectan a la recombinación génica dirigida

Se conocen diversos parámetros que afectan la eficiencia de la recombinación génica dirigida. (1) El método de transferencia génica es importante. La microinyección da los mejores resultados, seguida de la electroporación, que es mejor que la precipitación por fosfato cálcico. (2) La longitud de la región homóloga está relacionada con la eficiencia de la recombinación homóloga (THOMAS y CAPECCHI, 1987). Se necesitan al menos 200 bp de homología para alcanzar bajos niveles de recombinantes dirigidos. Incrementando la longi-

Tabla 21. Recombinación genética dirigida en células de mamífero.

Diana	*Células*	*Selección*	*Búsqueda*	*Tipo de HR* [c]	*Referencia*
HPRT int-2	ES	PNS	SB	R	MANSOUR *et al.* (1988)
en-2	ES	PNS	SB	R	JOYNER *et al.* (1989)
APRT	CHO	PNS	SB	R	AZDAIR *et al.* (1989)
DHFR	CHO C400[b]	PNS	SB	R	ZHENG y WILSON (1990)
c-fyn	ES	PNS[a]	SB	R	YAGI *et al.* (1990)
IGF-II	ES	PNS	SB	R	DECHIARA *et al.* (1990)
Insulina	3T3-L1	PNS	SB	R	ACCILI y TAYLOR (1991)
Ig μ	preB	PNS	SB	R	KITAMURA *et al.* (1991)
Hox 1,1	ES	–	PCR	R	ZIMMER y GRUSS (1989)
IFN-ind. Gen 6-16	HT1080	–	hGH	I	ITZHAKI y PORTER (1991)
IG μ	J558L	–	AB	I	FELL *et al.* (1989)
Ig μ	J558L	–	AB	I	SMITH y KALOGERAKIS (1990)
Ig μ	Hibridoma	CPS	AB	I	WOOD *et al.* (1991)
SV40 temprano	COS1	CPS	SB	I	JASIN y BERG (1988)
c-abl		CPS	SB	I	SCHWARTZBERG *et al.* (1989)
N-myc	ES pre b	CPS	SB	I	CHARRON *et al.* (1990)
CD4	JM	CPS	SB	I	JASIN *et al.* (1990)
Creatina quinasa M	ES	CPS	SB	I/R	VAN DEURSEN *et al.* (1991)
HPRT Hox 2,6	ES	PNS	SB	I/REV	HASTY *et al.* (1991)

[a] La expresión de un gen de toxina fue usada como selección negativa.
[b] Línea celular CHO con aproximadamente 400 copias del gen DHFR.
[c] Recombinación homóloga.

tud de la región homóloga se incrementa la relación de recombinaciones dirigidas. (3) La longitud de la región no homóloga (por ej., entre las dos regiones de homología en el método PNS) no tiene influencia. (4) Un corte en la región de homología normalmente presenta un efecto positivo (KUCHERLAPATI, 1984). (5) Ni la concentración del DNA exógeno ni el número de copias del locus diana influyen en el número de recombinantes homólogos obtenidos (ZHENG y WILSON, 1990). (6) La accesibilidad del locus diana (por ej., cromatina abierta) puede ejercer ciertos efectos sobre la recombinación y se cree que es responsable de la variación de eficiencia en la recombinación génica dirigida, fenómeno que ha sido observado con diferentes genes diana.

3.1.6.4 Aplicaciones

Los procedimientos de recombinación génica dirigida han sido usados ampliamente para elucidar la función de varios genes *in vivo* (Tabla 21). Este tema también ha sido abordado inactivando el gen de interés en una célula madre embriónica por recombinación homóloga (ablación génica) e introduciendo la célula en blastocitos de ratón. El animal heterocigótico desarrollado portando la mutación en el mejor de los casos en la línea germinal, es cruzado para producir el homocigótico deseado con una mutación nula. Si es viable, la progenie puede ser sometida a nuevas investigaciones. Con la exactitud de la recombinación y la baja frecuencia de mutaciones durante el proceso, se prevee una corrección somática de los defectos genéticos usando este método. Por otro lado, las mutaciones nulas en una cierta línea celular pueden ser conseguidas por una inactivación consecutiva del gen respectivo en cada alelo. Los métodos de recombinación génica dirigida también permiten una transferencia directa de vectores de expresión a regiones de transcripción activas, tales como los ambientes SAR o los puntos calientes de amplificación del genoma.

3.2 Vectores de expresión animal

Los vectores de expresión animal son usados para introducir y expresar genes clonados en células animales. Estos vectores normalmente contienen los elementos procarióticos que permiten la replicación y selección en *Escherichia coli,* además de permitir el aislamiento de DNA puro. También contienen elementos para mediar la iniciación de la transcripción y la terminación (poliadenilación) en las células del hospedador. Además de estos componentes básicos, los vectores de expresión animal pueden contener otros elementos que modulen la eficiencia de la transcripción, los procesos post-transcripcionales, la replicación, la integración específica y la amplificación génica o las funciones de ayuda para la liberación del vector en el interior de las células diana. La siguiente sección revisará los elementos que pueden modificar la función del vector. Los sistemas de expresión génica en animales actualmente usados, los vectores y los hospedadores serán tratados en las Secciones 3.2.2 y 3.2.3.

3.2.1 Elementos de control para la construcción de vectores de expresión

El control de la expresión génica tiene lugar, fundamentalmente, a nivel de la transcripción, dado que éste es un prerrequisito para los subsiguientes eventos post-transcripcionales. Sin embargo, los eventos post-transcripcionales pueden influir del mismo modo en la intensidad de la expresión, como se observa en la expresión diferencial de muchos genes. En consecuencia, un sistema vector/hospedador definido y un método determinado de manipulación para expresar genes recombinantes individuales no implican, necesariamente, idénticos niveles de expresión.

Dado que todos los pasos de expresión génica hasta la transcripción y los eventuales pasos de cortado son independientes de la región que codifica proteínas, la expresión puede ser ajustada por la construcción del vector, el método de transferencia génica y la selección. En contraste, el control de la expresión en los niveles subsiguientes está, mayoritariamente, dictado por el gen individual. En los albores de la tecnología de la expresión génica eucariótica el énfasis recayó sobre los elementos implicados en la regulación de la transcripción. El control de la traducción en eucariotas no había sido considerado. Sin embargo, ahora que se sabe que ciertos aspectos del mRNA transcrito, tales como las regiones 5' y 3' no traducidas o el contexto que rodea al AUG iniciador de un gen dado, pueden influir en la eficiencia de la expresión, se está prestando más atención en la determinación de las señales más favorables para el control traduccional en constructos de expresión. Los principios que son responsables del control post-transcripcional y las consecuencias para la expresión génica han sido presentados en las Secciones 2.2 y 2.3. A menudo, los mecanismos que gobiernan este tipo de regulación no son conocidos o son extremadamente complejos. Debería tenerse en mente que a nivel del RNA no sólo las secuencias lineales, sino también las estructuras secundaria y terciaria juegan un importante papel funcional. En muchos casos, no es posible manipular la expresión génica a nivel post-transcripcional. Además, como las secuencias codificadoras están involucradas en muchos eventos post-transcripcionales, las manipulaciones en la secuencia de ácidos nucleicos deben realizarse sin cambiar la secuencia de aminoácidos del producto génico.

Muchos pasos que controlan la expresión génica son parcial o completamente específicos de tejido. Por tanto, los parámetros de expresión, incluyendo los eventos transcripcionales y post-transcripcionales, que pueden exhibirse en una línea celular particular no tienen porqué ser esperados en otra línea celular, incluso si la línea célular procede de la misma especie y del mismo tejido.

3.2.1.1 Transcripción génica general y específica de tejido

La mayoría de los vectores de expresión usan combinaciones fuertes promotor/estimulador para dirigir la transcripción. Una serie de promotores han sido descritos como causantes de un fuerte efecto en diversos tipos celulares (Tabla 22). Los más fuertes de estos vectores son de origen vírico. Una combinación de elementos de dos o más promotores ha llevado a la construcción de promotores híbridos con mayor actividad o con un

Tabla 22. Promotores universales fuertes de mamífero.

Promotor	*Referencias*
SV40, temprano	MOREAU *et al.* (1981), NEUHAUS *et al.* (1984)
Virus del sarcoma de Rous (RSV), LTR	GORMAN *et al.* (1982)
Temprano de citomegalovirus humano (hCMV)	BOSHART *et al.* (1985)
Virus del sarcoma mieloproliferativo (MPSV)	ARTELT *et al.* (1988), BOWTELL *et al.* (1988)
Combinado: SV40 temprano/Ad MLP	WOOD *et al.* (1984), BERG *et al.* (1988)
Combinado: MPSV/hCMV	WIRTH *et al.* (1991b)
Combinado: Py/TK	THOMAS y CAPECCHI (1987)

espectro más amplio de especificidad celular y de especie, por ejemplo, la fusión del estimulador del virus del polioma o del SV40 al promotor del TK de HSV tiene como resultado un promotor muy fuerte para muchos tipos celulares, incluyendo células madre embrionarias no diferenciadas (Tabla 22).

En contraste con los elementos más generales de control de la transcripción que pueden ser necesarios, la expresión en un tipo celular especializado podría ser requerida. En la Tabla 23 se recogen algunos promotores o estimuladores altamente específicos de tejido. El más prominente es el estimulador de la cadena pesada de las inmunoglobulinas que dirige altos niveles de expresión sólo en células linfoides tipo B.

La poliadenilación y las señales para la terminación de la transcripción son elementos importantes para todos los vectores de expresión. Normalmente, los cDNAs poseen un elemento AATAAA localizado corriente arriba respecto a la cola poli(A). La secuencia T/G, que es importante para una poliadenilación eficiente (Secciones 2.1.1.1 y 2.2.3), no está normalmente contenida en la secuencia de cDNA porque el procesado del mRNA precursor ocurre entre la secuencia AATAAA- y la secuencia T/G. Por tanto, a menudo, los mRNAs derivados de los vectores de expresión son incompletos o no poliadenilados en el sitio correcto. En estos casos, otro sitio de poliadenilación y secuencias que influyen en la ter-

Tabla 23. Ejemplos de elementos de transcripción específicos de tejido.

Gen	*Tejido*	*Referencias*
Promotor/estimulador de la IgH	B-linfoide	PICARD y SCHAFFNER (1984)
DCR de la β-globina	Células eritroideas	BLOM VAN ASSENDELFT *et al.* (1989)
Estimulador de la elastasa	Células pancreáticas	ORNITZ *et al.* (1987)
Transtiretina	Hepatocitos, células del plexo coroideo	COSTA *et al.* (1989)
α-1-antitripsina	Hepatocitos	XANTHOPOULOS *et al.* (1989)

minación más corriente abajo deben ser suplementadas por el vector de expresión. Tales fragmentos de DNA están incluidos en la mayoría de los vectores de expresión. Esto tiene como resultado la presencia de transcritos con diferentes extremos 3', ya que tanto las señales poli(A) de la secuencia de cDNA insertado como las del vector de expresión son usadas. Las consecuencias de esta alteración no son predecibles. Sin embargo, parece que ciertas secuencias de poliadenilación/terminación son ventajosas para el uso en vectores de expresión (Van Heuvel *et al.,* 1986).

Los fragmentos de diferentes genes que median la terminación de la transcripción no funcionan necesariamente de una forma muy eficiente en entornos heterólogos. La terminación promiscua conduce a la formación de mRNAs con diferentes extremos 3'. La transcripción más allá de los elementos de terminación tiene como resultado una serie de dificultades, incluyendo interferencias transcripcionales en los promotores corriente arriba, la inestabilidad del mRNA de tamaño excesivo e híbridos con RNA antisentido.

3.2.1.2 Expresión génica regulada

En ciertas circunstancias, por ejemplo, para la producción de una proteína tóxica, se requiere la expresión condicional. El gen de interés puede ser introducido establemente dentro de las células del hospedador sin ningún efecto negativo del producto génico. Después de la inducción de la expresión de genes específicos el producto puede ser producido durante un cierto intervalo. En la Tabla 24 se presentan algunos sistemas de expresión inducibles. Además de promotores o estimuladores inducibles, los sistemas están basados en la estimulación de la expresión cambiando la estructura cromosómica, la transactivación de otros promotores silenciosos, la diferenciación de las células a un nuevo fenotipo y el uso de elementos de control post-transcripcional como el elemento de respuesta al hierro de los genes de la ferritina humana y del receptor de la transferrina (Secciones 2.2.5 y 2.3.4).

Las regiones responsables de la transcripción inducida han sido identificadas a partir de varios promotores. Funcionan como elementos estimuladores. Cuando se selecciona un vector inducible para un determinado gen, es importante asegurarse de que los estímulos de inducción no interfieren con las propiedades en estudio. También es importante conocer la cantidad de inducción que es necesaria, incluyendo el nivel de expresión basal y el máximo nivel de expresión que se puede alcanzar. Usando múltiples copias de los elementos de respuesta inducibles en combinación con elementos promotores básicos apropiados, se obtuvo una mejora en el nivel de inducción de algunos promotores inducibles de forma natural (Tabla 24).

Para la producción industrial de proteínas inducibles en fermentadores, la disponibilidad de un sistema de expresión en el que la inducción esté acoplada a la regulación negativa del crecimiento celular sería muy útil. Desafortunadamente, todavía no se dispone de sistemas como éste. El uso de regiones de control dominantes del locus de la β-globina en células de la eritroleucemia de ratón en diferenciación podría ser un primer paso en esta dirección (Sección 2.1.2.2) (Collis *et al.,* 1990).

Tabla 24. Sistemas de expresión inducible.

Inducción	*Basada en*	*Restricciones*	*Referencias*
Metales pesados	MT-1 de ratón	–	SEARLE *et al.* (1985)
Glucocorticoides	MMTV LTR	Requerida la expresión de receptor	ISRAEL y KAUFMAN (1989)
Estrógeno	ERE en *Xenopus* 1. vitelogenina A2	Requerida la expresión de receptor	KLEIN-HITPASS *et al.* (1986)
Choque térmico	HSP70	–	WURM *et al.* (1986), BENDIG (1987)
Virus, dsRNA	Interferones tipo I	–	KUHL *et al.* (1987)
Suero	c-fos	–	TREISMAN *et al.* (1985)
Butirato, propionato	Elementos SAR	–	KLEHR *et al.* (1992)
Transactivación[a]	1. HIV-1 LTR + TAT 2. Promotor del HBV y muchos otros	–	SODROSKI *et al.* (1985), RUBEN *et al.* (1989)
Interferones tipo I	Mx	–	LLEONART *et al.* (1990)
Diferenciación eritroidea	DCR de la β-globina	Sólo en células de la eritroleucemia murina (MEL)	COLLIS *et al.* (1990)
Control post-transcripcional: respuesta al hierro	1. Ferritina 2. Receptor de la transferrina (TfR)	–	KLAUSNER y HARFORD (1989)

[a] El transactivador es introducido por transferencia génica o de proteínas.

3.2.1.3 Sistemas de expresión génica procarióticos y sintéticos

El uso de elementos procarióticos es una forma atractiva de maximizar la expresión génica y de crear sistemas de expresión inducibles en células animales. Se ha observado que un sistema de control bacteriano puede funcionar en células eucarióticas. Primero, las secuencias de DNA que se unen a las proteínas represoras de *Escherichia coli* fueron insertadas en promotores funcionales de células animales (HU y DAVIDSON, 1987). Con otro constructo, la misma célula fue manipulada para producir el represor respectivo. La expresión pudo ser inducida por inactivación del represor (Fig. 26).

La polimerasa derivada del bacteriófago T7 transcribe activamente los promotores del T7 cuando es expresada en muchos tipos celulares diferentes. Este sistema puede ser utilizado para conducir la expresión independientemente de las RNA polimerasas celulares. El gen de interés es introducido en un constructo que está bajo el control del promotor del T7. La polimerasa podría ser expresada de forma inducible o constitutiva en la célula hospedadora. El promotor T7 procariótico está actualmente siendo usado en dos sistemas:

(1) Un sistema de expresión fue establecido en forma de un sistema dirigido por el virus vaccinia que inicia la transcripción citoplásmica (Sección 3.2.3.2). Este sistema da lugar a una expresión muy eficiente aunque transitoria. Con el objetivo de producir un sistema inducible, la polimerasa del T7 puede ser producida por infección con un virus vaccinia recombinante (FUERST *et al.,* 1987).

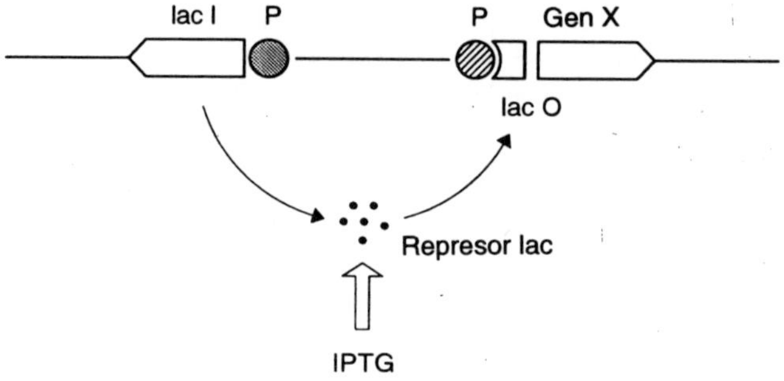

Figura 26. Expresión génica inducible usando elementos de control procarióticos y eucarióticos. La yuxtaposición del operador lac elimina la actividad de un promotor eucariótico en presencia del represor funcional lac. El gen lac I es expresado constitutivamente debido a la fusión a un promotor eucariótico funcional. La inactivación de la proteína represora lac, mediante la adición de IPTG al medio, activa el promotor híbrido y lleva a la expresión del gen X.

(2) Otro sistema de expresión fue desarrollado por LIEBER *et al.* (1989), quienes diseñaron una secuencia diana nuclear dentro de la pauta de lectura de la polimerasa del T7. Esta polimerasa es transportada al núcleo de las células de mamífero y es completamente funcional. El gen de interés está bajo el control del promotor T7 en plásmidos normales de expresión. Este sistema permite una expresión constitutiva o inducible en células transfectadas establemente por métodos apropiados.

En algunos casos los sistemas de expresión inducibles o constitutivos requieren la presencia de altos niveles de factores transactuantes, por ejemplo, las proteínas receptoras de glucocorticoide o estrógeno. Las células que no poseen estas propiedades pueden ser compensadas transfectando el constructo de expresión correspondiente de forma separada. Como los genes para otros transestimuladores están aislados, pueden ser usados para manipular líneas celulares que carecen de estos factores y producir así promotores dependientes altamente activos. Una caracterización de aspectos estructurales de factores de transcripción permitirá construir nuevos transestimuladores potentes que gobiernen la actividad de promotores específicos. Este aspecto fue abordado con éxito por fusión de los genes de diferentes factores de transcripción a aquellos que codifican los dominios de unión a la hormona de los receptores de esteroides, consiguiendo de este modo que la actividad de estos factores de transcripción fuera inducible por hormonas (EILERS *et al.*, 1989).

Una aproximación independiente, pero complementaria, resulta de la creación de promotores sintéticos que están basados en elementos conocidos de promotores naturales. Esto requiere el análisis funcional detallado de los promotores naturales. Los promotores pueden exhibir una alta regulación específica de la expresión o especificidad por un nuevo tipo celular. Un ejemplo concierne a la construcción de un promotor estrictamente inducible por metales por multimerización de un elemento de respuesta a metales a partir de un promotor de la metalotioneína (MCNEALL *et al.*, 1989).

3.2.1.4 *Intrones en los vectores de expresión*

Dado que el corte es un prerrequisito para la producción de un mRNA citoplásmico estable en algunos genes recombinantes (ver la Sección 2.2.2), la mayoría de los vectores para la expresión de cDNA contienen intrones. Aunque la dependencia de los intrones para la formación eficiente de mRNA no es normalmente conocida, todavía se recomienda el uso de vectores que contienen intrones.

Sin embargo, el uso de intrones también puede dar lugar a artefactos resultantes de un corte aberrante. El pequeño intrón t del SV40 es uno de los intrones más comúnmente usados en los vectores de expresión. Este intrón es uno de los intrones más cortos para producir un complejo en lazo. Durante la expresión a partir de vectores en los que el pequeño intrón t del SV40 está presente en el 3' UTR, son preferentemente usados los puntos de corte 5' de los genes del cDNA precedente. El corte a partir de estos sitios junto con el sitio de corte 3' del intrón t del SV40 tiene como resultado la aparición de deleciones en la región codificante de la proteína (HUANG y GORMAN, 1990). Los sitios 5' de corte en el cDNA pueden existir como una consecuencia del corte de intrones previos. Debido a la conservación de nucleótidos exónicos en las secuencias del donador y del receptor del corte, la probabilidad de restaurar los sitios de corte 5' en un cDNA es una entre cada cinco cortes y uniones. Es más, secuencias de corte normalmente inactivas (sitios de corte crípticos) son encontradas en muchos genes. Éstas pueden ser utilizadas junto con intrones del vector. La coloca-

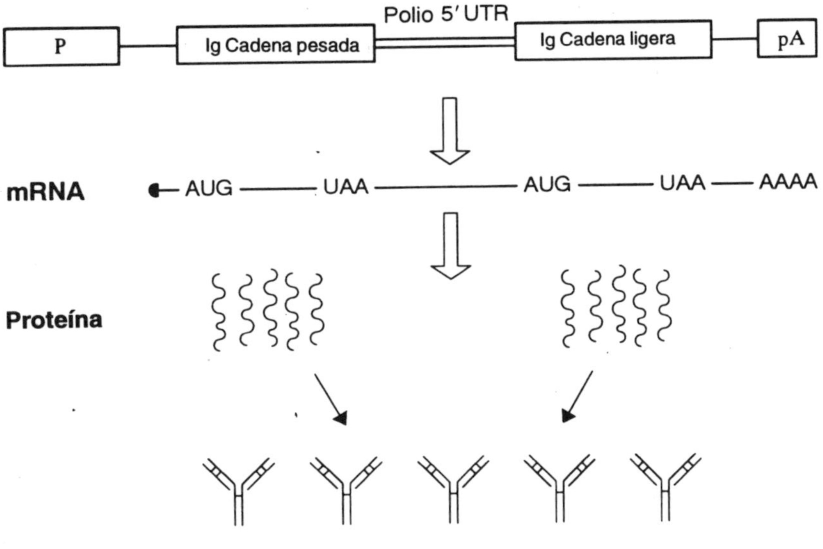

Figura 27. Coexpresión de genes de anticuerpos usando vectores de expresión bicistrónicos. Los genes de las cadenas pesada y ligera son expresados a partir de un mRNA bicistrónico mediante una iniciación interna de la traducción dependiente de capuchón y otra independiente de capuchón. La entrada interna de los ribosomas es mediada por el 5' UTR de poliovirus como región intercistrónica. La coexpresión de ambas subunidades ocurre en relaciones favorables y definidas y en estrecha proximidad, lo que debería, por tanto, promover la asociación de las cadenas pesada y ligera.

ción de pequeños intrones en el 3' UTR de vectores de expresión de cDNA debería evitarse. Si son usados intrones, deberían estar localizados en el 5' UTR del vector. La probabilidad de cortes aberrantes a partir de esta posición es más baja, dado que el aparato de corte no sólo requiere sitios de corte 3', sino también la secuencia del punto de ramificación adyacente (cf. Sección 2.2.2).

3.2.1.5 Vectores de expresión bicistrónicos

Los vectores de expresión bicistrónicos han sido empleados para la búsqueda de clones con altos niveles de expresión. El segundo cistrón infraexpresado es utilizado como un indicador de la expresión del primer cistrón (Wirth *et al.*, 1990). La expresión equimolar de ambos cistrones no se ha conseguido usando regiones intercistrónicas que medien la reiniciación o la iniciación acoplada. Sin embargo, la expresión estequiométrica es deseable para la construcción de proteínas formadas por subunidades similares o heterólogas (Fig. 27). Una tendencia creciente a asociarse en oligómeros es esperada, dado que la proximidad de ambas subunidades durante la traducción acoplada debería favorecer su asociación. Para incrementar la eficiencia de traducción del segundo cistrón, se han usado 5' UTRs que promueven la iniciación eficiente independiente de capuchón como regiones intercistrónicas (Wirth *et al.*, 1991a; Kaufman *et al.*, 1991; Wood *et al.*, 1991; Adam *et al.*, 1991; Ghattas *et al.*, 1991).

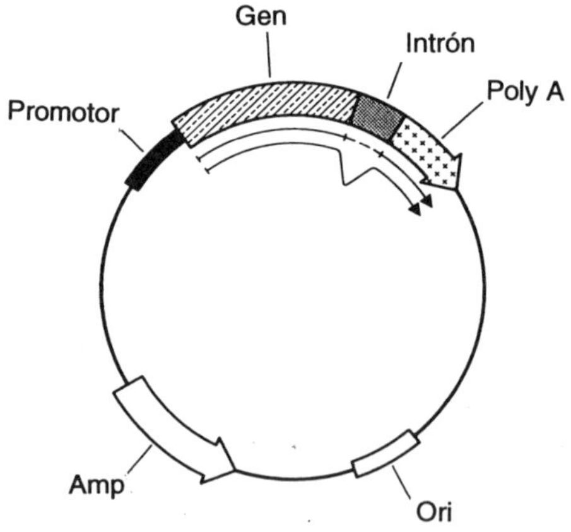

Figura 28. Vectores de expresión plasmídicos. Se muestran los constituyentes básicos de un vector de expresión plasmídico. El promotor y el sitio de adición de la poli(A) son las secuencias de control transcripcional suministradas por el vector. En el vector vacío un sitio de clonaje múltiple para la inserción del gen de interés está localizado entre los elementos de control transcripcional. El intrón puede estar localizado en 5' o 3' del sitio de clonaje múltiple. Elementos adicionales, por ejemplo, para mejorar la transcripción, son integrados entre los elementos bacterianos (gen de resistencia, origen de replicación) y los elementos básicos de control transcripcional.

3.2.2 Vectores de expresión plasmídicos

Los vectores de expresión general están basados en plásmidos procarióticos combinados con elementos de transcripción génica eucarióticos (Fig. 28). Con el objetivo de facilitar la manipulación y la propagación del DNA en bacterias, los vectores incluyen componentes plasmídicos, genes de resistencia y orígenes de replicación bacterianos. La parte eucariótica consiste en un elemento de iniciación de la transcripción (promotor/estimulador), un sitio de clonación múltiple y una secuencia que permite la terminación de la transcripción. Dado que los vectores son amplificados en bacterias, normalmente *Escherichia coli*, y transferidos a células animales son llamados vectores de lanzamiento. Como se expuso en la Sección 3.2.1.4, la mayoría de los vectores de expresión plasmídicos contienen un intrón con secuencias consenso de corte en 5' o 3' respecto al sitio de clonación múltiple.

Además de estos elementos básicos, los vectores de expresión contienen elementos adicionales que facilitan la replicación en líneas celulares específicas, confieren resistencia a marcadores seleccionables o de amplificación y otros módulos *(cassettes)* de expresión y secuencias cromosómicas, que son convenientes para la recombinación homóloga o para favorecer la exposición de secuencias del vector.

3.2.2.1 Vectores plasmídicos basados en elementos de replicación víricos

Los elementos víricos que activan la transcripción de genes heterólogos son, frecuentemente, usados en los vectores de expresión. Es más, otras propiedades de los virus, como por ejemplo la replicación o integración episómica, pueden ser transferidas mediante secuencias de ácidos nucleicos a vectores plasmídicos. El uso de elementos víricos para mejorar la integración en sitios cromosómicos favorables es una aproximación interesante para alcanzar líneas celulares con altos niveles de expresión, pero no será discutido en este capítulo. El uso de segmentos víricos para la replicación episómica, sin embargo, está involucrado en los vectores más eficientes de expresión de genes heterólogos. Los mejores ejemplos de estos sistemas hospedador-vector son el sistema SV40-COS (Sección 3.2.2.2) y el sistema del papilomavirus bovino (BPV) y las células C127 (Sección 3.2.2.3). Estos serán presentados en las siguientes secciones y servirán como ejemplo para sistemas análogos que no son tan eficientes o que no están bien desarrollados.

3.2.2.2 Expresión transitoria en células COS

Este sistema está basado en el virus 40 de simios (SV40), que es capaz de completar un ciclo de replicación en ciertas células de primate (Tooze, 1980). Para la replicación del SV40 se requiere uno de los productos génicos tempranos del virus, el antígeno T mayor, que actúa sobre el origen de replicación del DNA del SV40. El requerimiento mínimo para la replicación de los vectores es el origen de replicación del SV40, un fragmento de DNA de menos de 300 bp. Todos los demás elementos pueden ser idénticos a los de los vectores de expresión plasmídicos simples. Sin embargo, ciertas secuencias parecen interferir con la replicación y la transcripción en células de mamífero (LUSKY y BOTCHAN, 1981), son las llamadas secuencias venenosas.

La expresión óptima de los plásmidos que contienen el origen del SV40 es alcanzada en células derivadas de las CV1, que expresan constitutivamente el antígeno T mayor (GLUZMAN, 1981). Debido a la replicación de dichos plásmidos, en estas células se expresan altos niveles de las secuencias foráneas incluidas en el vector.

Desafortunadamente, la expresión en estos sistemas es transitoria. Esto probablemente se debe a la acumulación incontrolada de DNA extracromosómico.

Además de las células COS, algunas otras líneas celulares de primate, por ejemplo, las células HeLa, permiten la replicación de plásmidos que contienen el origen del SV40, en el supuesto que el antígeno T mayor sea suplementado en *trans*.

Se han hecho esfuerzos para mejorar el sistema COS básico por control externo de la expresión del antígeno T mayor. Esto incluye la creación de un antígeno T termolábil o la expresión del antígeno T bajo el control de promotores regulados. Sin embargo, no han sido desarrolladas líneas celulares permanentes con una elevada expresión constitutiva mediante esta aproximación.

Se han desarrollado una serie de vectores útiles con el origen del SV40. Para revisión ver SAMBROOK *et al.* (1989) y KRIEGLER (1990).

3.2.2.3 Vectores del papilomavirus bovino

El papilomavirus bovino 1 (BPV-1) es un miembro de la familia de los papovavirus cuyos miembros presentan DNA de doble hebra. El virus es capaz de transformar ciertas células de roedores. El virus y los vectores derivados son capaces de mantener una replicación episómica permanente en algunas células murinas (BROKER y BOTCHAN, 1986). Los vectores basados en el BPV-1 contienen el genoma vírico entero (7,95 kbp) o el 69% del fragmento transformante. La otra parte del vector contiene los componentes típicos de los vectores plasmídicos (DIMAIO *et al.,* 1982). Con el fin de conseguir una replicación episómica estable en células de mamífero, se usaron fragmentos adicionales de DNA, por ejemplo del locus de la β-globina humana.

Dos métodos pueden ser usados para identificar los transfectantes estables: en algunas líneas celulares, como la línea C127 murina, los vectores BPV conducen a una transformación morfológica y pueden ser aislados gracias a su capacidad para formar focos a partir de cultivos de tejidos en placa (cf. Sección 3.1.4). Alternativamente, los vectores pueden requerir marcadores seleccionables dominantes, dado que la replicación de los plásmidos derivados del BPV-1 no manifiesta un fenotipo transformado en otras muchas líneas celulares.

La expresión estable a partir de los vectores BPV puede ser bastante alta. Sin embargo, algunas desventajas obvias están vinculadas al uso de estos sistemas de expresión: una serie de genes no pueden ser expresados en estos vectores debido a que sufren reorganizaciones. Es más, aunque la mayoría del DNA permanece en el estado episómico, se produce integración de los plásmidos BPV en el DNA cromosómico del hospedador. Finalmente, debido a su gran tamaño, la integración de genes foráneos en estos vectores es complicada.

3.2.3 Transferencia génica y expresión basada en la infección vírica

Muchos virus son capaces de infectar un amplio espectro de células con una gran eficiencia y, así, introducir su material genético en los hospedadores. El reemplazamiento de los genes que no son esenciales para el ciclo simple de infección-replicación del virus por genes heterólogos ha sido usado para aprovechar algunas propiedades específicas del virus. En esta tecnología, los ácidos nucleicos que contienen el gen foráneo están encapsidados en viriones. Estos pseudoviriones son infecciosos. En algunos sistemas, los pseudoviriones incluso replican concomitantemente con la producción de partículas víricas que matan las células del hospedador. Dependiendo del tipo de sistema, la expresión del gen insertado es transitoria o estable. El desarrollo de esta clase de vectores ha llevado al establecimiento de células ayudantes en las que se producen partículas víricas. Estas partículas víricas son capaces de infectar otras células, pero no completan su ciclo de replicación con la producción de nuevos viriones.

Han sido desarrollados una serie de sistemas de pseudoviriones. En este capítulo sólo se presentan los sistemas más importantes y usados, los basados en retrovirus, virus vaccinia y baculovirus. Las propiedades de estos sistemas de expresión se resumen en la Tabla 25.

3.2.3.1 El sistema retrovírico

La familia de los retrovirus tiene algunos aspectos comunes que son importantes para el uso de estos virus como vectores. Las partículas víricas contienen dos RNAs monohebra que se asemejan a los RNAs eucarióticos (capuchón, cola poli(A)) y algunas enzimas codificadas por el genoma del retrovirus (transcriptasa reversa, proteasa). Los virus están cubiertos con una cubierta que contiene las glicoproteínas víricas y componentes de la membrana plasmática celular. El RNA vírico es embebido en proteínas estructurales (gag), que constituyen el cuerpo vírico. La glicoproteína de la cubierta vírica es responsable del reconocimiento de un receptor celular en la membrana plasmática de la célula a ser infectada. Después de la unión al receptor, el virus es introducido en el interior y pierde su cubierta. El cuerpo vírico permanece intacto por algún tiempo y permite a la transcriptasa reversa llevar a cabo la síntesis de DNA de doble cadena asistida por tRNAs como iniciadores y por componentes celulares de bajo peso molecular. El DNA provírico resultante es una molécula de DNA lineal de doble hebra. Es transferido al interior del núcleo y una parte de él es circularizado. En este momento o algún tiempo después, dependiendo del virus y de la célula hospedadora, la mayoría del DNA provírico se integra en el genoma celular. Una fracción queda como episoma por un tiempo. El DNA provírico integrado se comporta como un gen celular y es transcrito y procesado como tal. Algunos retrovirus (lentivirus) contienen genes que están involucrados en la regulación de la expresión proviral de sus propios genes. Después de que la expresión génica del retrovirus es activada, lo cual resulta en la producción de RNA vírico completo y de derivados parcial o totalmente cortados, el RNA es traducido hasta proteínas víricas (VARMUS, 1988).

En vectores retrovíricos los genes virales internos funcionales son reemplazados por genes foráneos. Las proteínas víricas son provistas por líneas celulares de empaquetado

Tabla 25. Sistemas de expresión animal.

Tipo	*Componentes víricos*	*Ácidos nucleicos*: *Tamaño inserto (kbp)*	*Ácidos nucleicos*: *Localización*	*Producción de partículas infecciosas recombinantes*	*Expresión*: *Estable/ Transitoria*	*Expresión*: *Fuerza*[a]	*Espectro de células diana*	*Modificaciones post-transcripcionales*[b]	*Requerimientos de tiempo y de práctica*	*Consideraciones para seguridad*
Vectores de expresión no víricos	–	Más de 50	Cromosómica	–	Estable/ transitoria	Media alta	Células de vertebrado y de invertebrado dependiendo del método de transferencia	Específicas del tipo celular	Mínimos	–
BPV	Papilomavirus bovino	Más de 15	Nuclear, episómica y cromosómica	–	Estable	Media alta	C127 y algunas células murinas	Específicas del tipo celular	Selección de clones	(+)
COS	SV40	< 5	Nuclear, episómica	–	Transitoria	Alta	Células COS y algunas otras células de primate con expresión del antígeno T	Específicas de células COS	Mínimos	–
SV40 Pseudovirus	SV40	< 3,5	Nuclear, episómica + cromosómica	+	Transitoria	Media	Algunos organismos y células de primate	No se dispone de información	Sistema ayudante	+
Retrovirus	Retrovirus murinos y aviares (MoMuLV, MPSV, SNV)	< 10	Cromosómica	+	Estable	Baja	Muchas células y organismos de mamíferos y aves	Específicas del tipo celular	Sistema ayudante	+
Vaccinia	Vaccinia	> 20	Citoplásmica (episómica)	+	Transitoria	Alta	Algunas células y organismos de vertebrados e invertebrados	Influencias por inactivación mediada por virus de las funciones celulares	Sistema ayudante	++
Baculovirus	Baculovirus lepidopteras	> 10	Nuclear, episómica	+	Transitoria	Media	Algunas líneas celulares de insecto; por ej., Sf9	No idénticas a proteínas derivadas de células de mamífero	Selección de un sistema ayudante	+

[a] Baja: < 0,5 μg/24h/10^6 células; media: < 0,5-5 μg/24 h/10^6 células; alta: < 5 μg/24h/10^6 células.

[b] Una expresión muy alta puede causar agotamiento de los sistemas de modificación celulares y, por ello, provocar modificaciones incompletas en las proteínas.

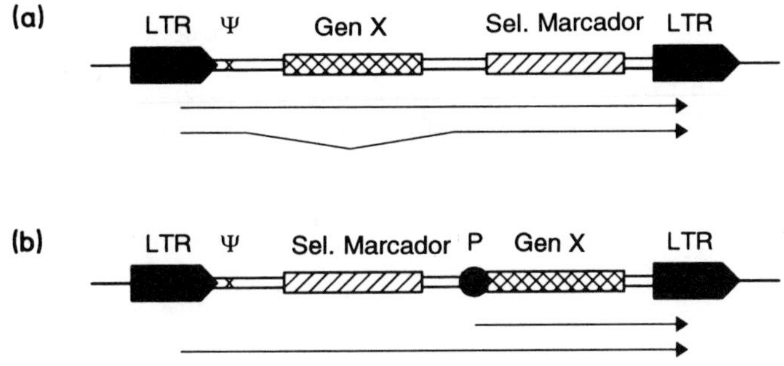

Figura 29. Vectores retrovíricos. Se muestra la estructura genómica (provirus) de dos tipos típicos de vectores. Las barras negras en forma de flecha representan secuencias LTR y el círculo relleno indica un promotor interno. Las flechas finas indican transcritos derivados a partir del DNA provírico y ψ representa la secuencia de empaquetamiento.
Para el vector representado en (a), la proteína marcadora seleccionable puede ser elaborada tras la eliminación del primer cistrón. Alternativamente, un promotor interno constitutivo para iniciar la transcripción de la mitad derecha del provirus debe estar colocado en 5' con respecto al gen marcador seleccionable. Un ejemplo de este tipo de vector es el pBABE-Puro (MORGENSTERN y LAND, 1990), que da lugar a una fuerte expresión del gen de interés.
El vector en (b) muestra un tipo de virus en el que el marcador seleccionable es transcripcionalmente controlado por el LTR retrovírico. Esto permite el uso de cualquier tipo de promotor (P) para dirigir la expresión del gen de interés. Un vector frecuentemente usado de este tipo es pCIPNEOSV(X) (CEPKO *et al.*, 1984).

que son incapaces de fabricar por sí solas transcritos empaquetables (MCLAUCHLIN *et al.*, 1990). Los vectores portan funciones procarióticas de amplificación y selección, los LTRs del retrovirus, la secuencia de empaquetamiento (ψ), que funciona como un marcador seleccionable en células animales, y pequeñas secuencias que representan el sitio de unión al cebador de tRNA. El gen de interés está bajo el control del 5' LTR o de un promotor interno (Fig. 29). El otro promotor es mayoritariamente usado para dirigir la transcripción a partir del gen marcador seleccionable. Después de la transfección o de la infección, la formación de transcritos en el extremo 3' a partir de los vectores retrovíricos ocurre en el 3' LTR. En líneas celulares de empaquetamiento, el RNA que contiene la secuencia ψ es predominantemente empaquetado en una partícula vírica completa (Fig. 30).

Los vectores retrovíricos son transfectados en las células ayudantes. Los vectores retrovíricos actualmente disponibles para células de mamífero están basados en el virus Moloney de la leucemia murina (MoMuLV). En la primera línea celular ayudante construida por ingeniería genética (ψ2), un genoma retroviral del virus Moloney de la leucemia murina defectivo proporciona las proteínas para el empaquetamiento del RNA recombinante del retrovirus (MANN *et al.*, 1983). Los esfuerzos recientes para el desarrollo de vectores se han enfocado en minimizar las oportunidades de recombinación entre el vector y las funciones del ayudante defectivo para el empaquetamiento dentro de las células de empaquetamiento (MILLER y BUTTIMORE, 1986; MILLER y ROSMAN, 1989; DANOS y MULLIGAN, 1988; MARKOWITZ *et al.*, 1988).

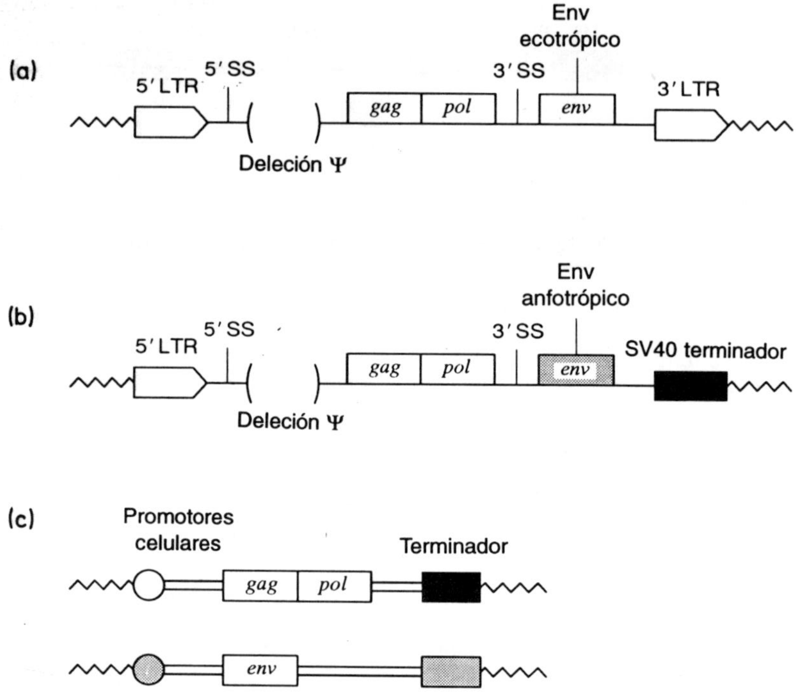

Figura 30. Genomas retrovíricos recombinantes en líneas celulares de empaquetamiento. Los factores requeridos para rescatar genomas víricos defectivos (vectores retrovíricos) son suplementados en *trans*. Se muestran tres genomas víricos típicos.

(a) La primera línea celular de empaquetamiento desarrollada (ψ2) contiene un genoma del virus salvaje de la leucemia murina con una deleción prolongada que cubre la secuencia señal de empaquetamiento ψ (MANN *et al.,* 1983).

(b) En otras líneas celulares de empaquetamiento, el gen env ecotrópico es reemplazado por el env anfotrópico. En el caso del PA317, parte del 5' LTR está delecionada, el 3' LTR entero también está delecionado y la señal de poliadenilación del SV40 está insertada en lugar del 3' LTR (MILLER y BUTTIMORE, 1986).

(c) Avances recientes han llevado a la creación de líneas celulares de empaquetamiento más seguras. Las funciones ayudantes, las pautas de lectura de gag/pol y env están localizadas en dos genomas diferentes. Las secuencias retrovíricas son reducidas hasta el mínimo con el objetivo de minimizar la recombinación homóloga del uno con el otro o con otros vectores retrovíricos.

En algunos vectores retrovíricos, las deleciones o los genes adicionales son insertadas en la región U3 del 3' LTR. Después de la infección, la transcripción reversa del RNA del retrovirus a partir de estos vectores tiene como resultado la duplicación de este LTR modificado, de forma que ahora ambos LTR son idénticos (vectores de doble copia). Tales vectores tienen integrado un marcador seleccionable dominante (DHFR) o un gen transcrito (STUHLMANN *et al.,* 1989; HANTZOPOULOS *et al.,* 1989). También han sido construidos vectores que se autoinactivan (SIN), en los que una deleción en el 3' LTR lleva a la inactivación de la unidad transcripcional provírica (YU *et al.,* 1986).

El rango de hospedador de los retrovirus y de los vectores recombinantes derivados de ellos es dependiente del tipo de proteína de la cubierta (env) suplementada por la célula ayudante. Los virus murinos ecotrópicos empaquetados con la proteína env son capaces de infectar células de ratones y de algunos otros roedores, mientras que los virus derivados de la proteína env anfotrópicos infectan células de ratón, así como a células que no son de ratón. La elección de la línea celular ayudante es por consiguiente importante para el uso de retrovirus recombinantes. Una serie de líneas celulares ayudantes ecotrópicas y anfotrópicas están ahora disponibles (McLauchlin *et al.*, 1990).

De gran importancia es el título de partículas víricas que puede ser alcanzado. El título viral es dependiente de muchos parámetros que incluyen el origen de la línea celular de empaquetamiento, la expresión de funciones ayudantes, el vector retrovírico, los genes insertados y el mecanismo de transferencia a las células ayudantes. Dado que la fuerza de expresión del vector retrovírico es importante para el título viral, han sido abordados diferentes aspectos para mejorar su expresión o para seleccionar clones de células ayudantes con expresión elevada. Otro concepto incluye el cocultivo de dos líneas celulares diferentes de empaquetamiento (por ej., anfotrópicas y ecotrópicas), cada una produciendo diferentes vectores empaquetados. Esta aproximación es llamada el método de amplificación *ping-pong* (Bestwich *et al.*, 1988; Bodine *et al.*, 1990). Se obtuvieron títulos superiores a 10^{10} cfu/ml, aunque este método no pudo ser reproducido en algunos laboratorios.

La expresión de genes foráneos usando vectores retrovíricos es normalmente baja. Algunos vectores han sido construidos en los que la expresión se ha mejorado (Morgenstern y Land, 1990). La principal ventaja de usar vectores de expresión retrovíricos es que se puede definir el número de copias del gen eligiendo el número de partículas que infectan la célula hospedadora, alcanzándose de este modo una expresión estable con alta eficiencia de la transferencia génica en un amplio rango de tipos celulares (Lever, 1991).

3.2.3.2 El sistema del virus vaccinia

El virus vaccinia (un poxvirus) contiene un DNA largo de doble cadena. Tiene un amplio rango de hospedador siendo capaz de infectar vertebrados y algunas células de invertebrados. Se replica en el citoplasma de las células infectadas y se halla, por tanto, aislado de las funciones nucleares del hospedador. Después de la infección y de eliminar la cubierta, los genes tempranos del virus son activados por un complejo transcripcional completamente funcional codificado por el virus, contenido en las partículas del cuerpo vírico y, a continuación, son transcritos. El DNA es liberado en el citoplasma de la célula hospedadora, y a continuación se realiza la replicación del DNA, la regulación por reducción de la transcripción de los genes tempranos, y la iniciación de la expresión de genes tardíos. Los genes tardíos codifican proteínas estructurales que funcionan durante la formación de viriones maduros, así como proteínas catalíticas que son empaquetadas en las partículas víricas recién formadas. Después de un complejo proceso morfogenético, las partículas de la progenie viral son producidas y liberadas por lisis celular.

Los vectores basados en el virus vaccinia han sido utilizados primariamente durante la elaboración de vacunas experimentales (Panicali y Paoletti, 1982). Sin embargo, en los

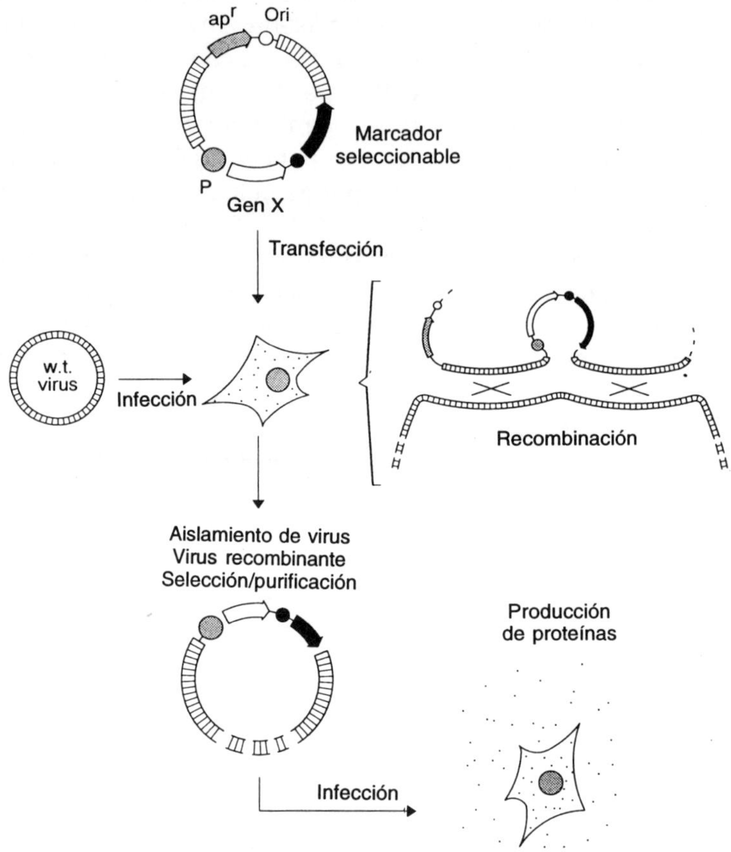

Figurta 31. Transferencia génica mediante virus de DNA recombinantes de gran tamaño. Esta representación esquemática describe la creación de partículas infecciosas recombinantes basada en virus vaccinia y en baculovirus. El gen de interés es integrado en un vector pequeño que contiene secuencias homólogas al virus salvaje. El vector también contiene un gen marcador que permite la selección de células que expresan o no expresan este marcador. Los transfectantes estables con este tipo de vector son seleccionados e infectados con el virus salvaje. La recombinación doble recíproca del vector con el virus salvaje conduce a híbridos en los que una pieza corta del DNA del virus es reemplazada por el gen de interés. Estas células producen una mezcla de partículas víricas salvajes y recombinantes. Cuando estas partículas son usadas para infectar células nuevas con una baja multiplicidad de infección, son seleccionados los hospedadores que sólo portan el virus recombinante. Estas células producen partículas víricas recombinantes homogéneas que pueden ser usadas para infectar las células en que el gen de interés será expresado. El sistema de selección depende del virus elegido, del vector y del promotor que regula el gen de interés.

últimos años, se encontró que este sistema es un buen candidato para la sobreexpresión de ciertas proteínas. Las infecciones por el virus vaccinia detienen la producción de proteínas de la célula huésped durante la producción de altos niveles de proteínas derivadas del virus.

Dado que el genoma de este virus es largo (185 kbp) su manejo es extremadamente difícil. Los vectores de transferencia construidos contienen DNA del virus flanqueando el gen de interés y el marcador seleccionable. El marcador seleccionable para estos vectores es normalmente el gen de la timidín quinasa (TK) del propio virus vaccinia. La producción de virus recombinantes está acompañada de la recombinación entre el DNA del vector de transferencia y el DNA del virus vaccinia introducido en las células por infección (Fig. 31). El DNA del vector de transferencia es transfectado en células cultivadas. La célula es coinfectada con el virus vaccinia salvaje. La recombinación entre DNAs homólogos de ambas partes ocurre durante la replicación. El DNA viral de vaccinia recombinante resultante puede ser replicado y empaquetado en partículas víricas infecciosas de vaccinia. Los vectores de transferencia contienen secuencias del gen TK del virus vaccinia que están interrumpidas por el gen de interés. Tras la recombinación, el gen TK del virus es interrumpido por el gen de interés produciéndose un virus recombinante TK^-. Tales virus recombinantes son seleccionados en base a su fenotipo TK^-. Para la expresión del gen recombinante normalmente se han usado promotores del virus vaccinia. Una mejora del sistema de expresión se alcanzó usando el promotor T7 procariótico (FUERST *et al.,* 1987; MOSS *et al.,* 1990). Su expresión es independiente del ciclo vital del virus. Una serie de mejoras han llevado a generar excelentes sistemas para una alta expresión génica. Estos incluyen el uso de marcadores seleccionables dominantes que permiten la selección de células infectadas con virus vaccinia recombinantes (FALKNER y MOSS, 1988). Se obtuvieron más mejoras haciendo al gen de interés regulable por el sistema lac procariótico (MOSS *et al.,* 1990).

Las restricciones principales para el uso del sistema del virus vaccinia son las siguientes: (1) El rango de hospedador de los virus vaccinia impone estrictas medidas de seguridad para los virus vaccinia recombinantes. (2) El sistema de expresión, aunque muy eficiente, es transitorio. (3) Dado que una serie de funciones de la célula hospedadora son interrumpidas durante la infección del virus, la producción o la modificación de proteínas derivadas de las células infectadas por los virus vaccinia recombinantes puede no ser idéntica a la de las células no infectadas.

3.2.3.3 El sistema de los baculovirus

Los sistemas de expresión basados en células de insectos infectadas con baculovirus recombinantes han supuesto una importante fuente de proteínas de expresión. Los hospedadores naturales de los baculovirus son artrópodos. La replicación vírica en otros organismos no ha sido descrita. Por tanto, el sistema representa un sistema seguro para el uso en el laboratorio. Algunas líneas celulares de artrópodos han sido aisladas y permiten la propagación de baculovirus salvajes y recombinantes. El baculovirus que es más usado en los sistemas de expresión es el virus de la polihedrosis nuclear de *Autographa californica* (AcMNPV). Los virus AcMNPV son producidos de dos formas diferentes durante la infección baculoviral. La liberación de virus extracelulares tiene lugar durante el período temprano de la infección y decae en las fases tardías de la misma. Durante la fase tardía se produce una forma oclusiva empaquetada en poliedros. La forma más tardía es extremadamente resistente y sólo es importante para la transmisión lateral del virus en insectos. Los poliedros son altamente estables y consisten principalmente en una proteína única, la polihedrina (MILLER, 1988; BISHOP y POSSEE, 1990).

La polihedrina se acumula hasta más de la mitad del total de proteínas celulares en la fase tardía de la infección vírica. Esta proteína no es necesaria para la infección vírica o para la replicación del virus extracelular en cultivos tisulares. En baculovirus recombinantes el gen de la polihedrina es reemplazado por el gen de interés. Esto se consigue por recombinación homóloga. Dado que los virus mutantes resultantes no producen oclusiones, las células hospedadoras pueden ser aisladas porque se distingue su morfología de calva viral sin oclusiones. Los virus aislados de las células con morfología de calva viral sin oclusiones dan lugar a la sobreexpresión del gen de interés en ciclos de infección secundarios. Otra proteína, la p10, de función desconocida, es también eficientemente expresada en la fase tardía de la infección. Dado que no es esencial para la replicación/producción del virus en células de insecto, puede ser reemplazada por genes de interés.

El gran tamaño del DNA genómico de baculovirus (130 kbp) permite la inserción de grandes cantidades de DNA heterólogo. Han sido expresados tanto genes individuales como genes múltiples a partir de un vector de expresión (FRENCH y ROY, 1990).

La siguiente discusión describe la expresión de genes foráneos en vectores de expresión de baculovirus (BISHOP y POSSEE, 1990). El principio es muy similar al descrito para los virus vaccinia recombinantes (ver Fig. 31). Como un primer paso el gen de interés es clonado en un vector plasmídico, usualmente bajo el control del promotor de la polihedrina. En este vector, secuencias de DNA del baculovirus flanquean el gen recombinante. En el segundo paso, el vector con el gen de interés es cotransfectado con DNA de AcMNPV dentro de células de insecto. Durante la replicación del DNA en estas células, tiene lugar la recombinación homóloga entre las secuencias víricas flanqueantes del vector y el DNA del virus salvaje. Este evento, que ocurre en un pequeño porcentaje de células, tiene como resultado la escisión del gen de la polihedrina salvaje y es reemplazado por el gen de interés (ver Fig. 31). Los virus que proceden de las células en las que la recombinación ha tenido lugar producen una mezcla de virus recombinantes y salvajes. Estos virus son usados para una segunda ronda de infección. Los virus recombinantes son aislados por una dilución limitada durante la infección y seleccionados por desaparición de las oclusiones en las calvas virales. El aislamiento de virus recombinantes puede ser repetido varias veces hasta que el virus salvaje no esté presente. Los virus recombinantes purificados a partir de una sola calva pueden ser propagados y almacenados para posteriores infecciones. Las células infectadas en la fase tardía de la producción de virus producen grandes cantidades del gen de interés.

El rendimiento de la expresión normalmente no es superior a 50 $\mu g/10^6$ cel. Este rendimiento varía de acuerdo con el producto génico que está siendo expresado. En general, se obtienen 1-10 μg de proteína heteróloga por 10^6 células.

La producción de proteínas de mamíferos en células de insecto tiene sólo algunas limitaciones. Las proteínas que normalmente son secretadas también son secretadas en células de insecto infectadas por baculovirus. Además, una serie de modificaciones post-traduccionales incluyendo la fosforilación, la glicosilación y la miristilación han sido observadas. Sin embargo, estas modificaciones no tienen lugar en todos los casos del mismo modo que se realizan en células de mamífero, por ejemplo, la O-glicosilación parece ser ineficiente en células de insecto y el procesado de proteínas N-glicosiladas también difiere entre células de insecto y de mamífero (KURODA *et al.*, 1990; LUCKOW, 1991).

Agradecimientos

Agradecemos a I. DORTMUND la ayuda de secretaría, y a los DRS. J. BODE, H. CONRADT, G. GROSS y E. WINGENDER sus comentarios críticos.

4 Referencias

ACCILI, D., TAYLOR, S. I. (1991), Targeted inactivation of the insulin receptor gene in mouse 3T3-L1 fibroblasts via homologous recombination, *Proc. Natl. Acad. Sci. USA* **88,** 4708–4712.

ADAIR, G. M., NAIRN, R. S., WILSON, J. H., SEIDMAN, M. M., BROTHERMAN, K. A., MACKINNON, C., SCHEERER, J. B. (1989), Targeted homologous recombination at the endogenous adenine phosphoribosyltransferase locus in Chinese hamster cells, *Proc. Natl. Acad. Sci. USA* **86,** 4574–4578.

ADAM, M. A., RAMESH, N., MILLER, A. D., OSBORNE, W. R. A. (1991), Internal initiation of translation in retroviral vectors carrying picornavirus 5′ nontranslated regions, *J. Virol.* **65,** 4985–4990.

ALBERTS, B., STERNGLANZ, R. (1990), Gene expression: Chromatin contract to silence, *Nature* **344,** 193–194.

ALT, F., BEATINO, R., SCHIMKE, R. T. (1978), Selective multiplication of dihydrofolate reductase in methotrexate resistant variants of cultured murine cells, *J. Biol. Chem.* **253,** 1357–1370.

ANDRULIS, I. L., DUFF, C., EVANS-BLACKLER, S., WORTON, R., SIMINOVITCH, L. (1983), Chromosomal alterations associated with overproduction of asparagine synthetase in Albizziin-resistant Chinese Hamster ovary cells, *Mol. Cell. Biol.* **3,** 391–398.

ANTHONY, D. D., MERRICK, W. C. (1991), Eukaryotic initiation factor (eIF)-4F, *J. Biol. Chem.* **266,** 10218–10226.

AOKI, D., LEE, N., YAMAGUCHI, N., DUBOIS, C., FUKUDA, M. N. (1992), Golgi retention of a *trans*-Golgi membrane protein, galactosyl-transferase, requires cysteine and histidine residues within the membrane-anchoring domain. *Proc. Natl. Acad. Sci. USA* **89,** 4319–4323.

ARTELT, P., MORELLE, C., AUSMEIER, M., FITZEK, M., HAUSER, H. (1988), Vectors for efficient expression in mammalian fibroblastoid, myeloid and lymphoid cells via transfection or infection, *Gene* **68,** 213–219.

ARTELT, P., GRANNEMANN, R., STOCKING, C., FRIEL, J., BARTSCH, J., HAUSER, H. (1991), The prokaryotic neomycin resistance gene acts as a transcriptional silencer in eukaryotic cells, *Gene* **99,** 249–254.

BACHMAIR, A., VARSHAVSKY, A. (1989), The degradation signal in a short-lived protein, *Cell* **56,** 1019–1032.

BACHMAIR, A., FINLEY, D., VARSHAVSKY, A. (1986), *In vivo* half-life of a protein is a function of its amino-terminal residue, *Science* **234,** 179–186.

BAEUERLE, P. A., HUTTNER, W. B. (1987), Tyrosine sulfation is a trans-Golgi-specific protein modification, *J. Cell. Biol.* **105,** 2655–2664.

BANERJEE, A. K. (1980), 5′-Terminal cap structure in eukaryotic messenger ribonucleic acid, *Microbiol. Rev.* **44,** 175–205.

BEACH, L. R., PALMITER, R. D. (1981), Amplification of the metallothionein-I gene in cadmium-resistant mouse cells, *Proc. Natl. Acad. Sci. USA* **78,** 2110–2114.

BEATO, M. (1989), Gene regulation by steroid hormones, *Cell* **56,** 335–344.

BEBBINGTON, C. R., HENTSCHEL, C. C. G. (1987), The use of vectors based on gene amplification for the expression of cloned genes in mammalian cells, in: *DNA Cloning* (GLOVER, D. M., Ed.), Vol. III, pp. 163–168, Oxford: IRL Press.

BECKERS, T., HAUSER, H., HÜSKEN, D., ENGELS, J. W. (1988), Expression and characterization of a des-methionine mutant interleukin-2 receptor (Taq protein) with interleukin-2 binding affinity, *J. Biol. Chem.* **236,** 8359–8365.

BEHR, J.-P., DEMENEIX, B., LOEFFLER, J.-P., PEREZ-MUTUL, J. (1989), Efficient gene transfer into mammalian primary endocrine cells with lipopolyamine-coated DNA, *Proc. Natl. Acad. Sci. USA* **86,** 6982–6986.

BENDIG, M. M., STEPHENS, P. E., CROCKETT, M. I., HENTSCHEL, C. C. G. (1987), Mouse cell lines that use heat shock promoters to regulate the expression of tissue plasminogen activator, *DNA* **6,** 343–352.

BERG, D. T., Q. MOONEY, P., BAEZ, M., GRINNELL, B. W. (1988), Tandem promoter/enhancer units create a versatile regulatory element for the expression of genes in mammalian cells, *Nucleic Acids Res.* **16,** 1635.

BERMAN, L. W., KUEHL, W. M. (1979), Formation of an intrachain disulfide bond on nascent immunoglobulin licht chains, *J. Biol. Chem.* **254,** 8869–8876.

BERNARD, H.-U., KRÄMMER, G., RÖWEKAMP, W. G. (1985), Construction of a fusion gene that confers resistance against hygromycin B to mammalian cells in culture, *Exp. Cell Res.* **158,** 237–243.

BERNSTEIN, P., ROSS, J. (1989), Poly(A), poly(A) binding protein and the regulation of mRNA stability, *Trends Biochem. Sci.* **14,** 373–377.

BESTWICK, R. K., KOZAK, S. L., KABAT, D. (1988), Overcoming interference to retroviral superinfection results in amplified expression and transmission of cloned genes, *Proc. Natl. Acad. Sci. USA* **85,** 5404–5408.

BISHOP, D. H. L., POSSEE, R. D. (1990), Baculovirus expression vectors, *Gene Technol.* **1,** 55–72.

BLOBEL, G. (1980), Intracellular protein topogenesis, *Proc. Natl. Acad. Sci. USA* **77,** 1496–1500.

BLOCHLINGER, K., DIGGELMANN, H. (1984), Hygromycin B phosphotransferase as a selectable marker for DNA transfer experiments with higher eukaryotic cells, *Mol. Cell. Biol.* **4,** 2929–2931.

BLOM VAN ASSENDELFT, G., HANSCOMBE, O., GROSVELD, F., GREAVES, D. R. (1989), The beta-globin dominant control region activates homologous and heterologous promoters in a tissue-specific manner, *Cell* **56,** 969–977.

BODINE, D. M., MCDONAGH, K. T., BRANDT, S. J., NEY, P. A., AGRICOLA, B., BYRNE, E., NIENHUIS, A. W. (1990), Development of a high-titer retrovirus producer cell line capable of gene transfer into rhesus monkey hematopoietic stem cells, *Proc. Natl. Acad. Sci. USA* **87,** 3738–3742.

BOEL, E., BERKNER, K. L., NEXOE, B. A., SCHWARTZ, T. W. (1987), Expression of a human pancreatic polypeptide precursors from a dicistronic mRNA in mammalian cells, *FEBS Lett.* **219,** 181–188.

BOLE, D. G., HENDERSHOT, L. M., KEARNEY, J. F. (1986), Posttranslational association of immunoglobulin heavy chain binding protein with nascent heavy chains in nonsecreting and secreting hybridomas, *J. Cell. Biol.* **102,** 1558–1566.

BONIFER, C., HECHT, A., SAUERESSIG, H., WINTER, D. M., SIPPEL, A. E. (1991), Dynamic chromatin: The regulatory domain organization of eukaryotic gene loci, *J. Cell. Biochem.* **47,** 99–108.

BOSHART, M., WEBER, F., JAHN, G., DORSCH-HÄSLER, K., FLECKENSTEIN, B., SCHAFFNER, W. (1985), A very strong enhancer is located upstream of an immediate early gene of human cytomegalovirus, *Cell* **41,** 521–530.

BOWTELL, D. D. L., CORY, S., JOHNSON, G. R., GONDA, T. J. (1988), Comparison of expression in hemopoietic cells by retroviral vectors carrying two genes, *J. Virol.* **62** (7), 2464–2473.

BREATHNACH, R., CHAMBON, P. (1981), Organisation and expression of eukaryotic split genes coding for proteins, *Annu. Rev. Biochem.* **50,** 349–383.

BREDENBEEK, P. J., PACHUK, C. J., NOTEN, A. F. H., CHARITE, J., LUYTJES, W., WEISS, S. R., SPAAN, W. J. M. (1990), The primary structure and expression of the second open reading frame of the polymerase gene of the coronavirus MHV-A59. A highly conserved polymerase is expressed by an efficient ribosomal frameshifting mechanism, *Nucleic Acids Res.* **18,** 1825–1832.

BRIERLEY, I., BOURSNELL, M. E. G., BINNS, M. M., BILIMORIA, B., BLOK, V. C., BROWN, T. D. K., INGLIS, S. C. (1987), An efficient ribosomal frame-shifting signal in the polymerase-encoding region of the coronavirus IBV, *EMBO J.* **6,** 3779–3785.

BRINSTER, R. L., ALLEN, J. M., BEHRINGER, R. R., GELINAS, R. E., PALMITER, R. D. (1988), Introns increase transcriptional efficiency in transgenic mice, *Proc. Natl. Acad. Sci. USA* **85,** 836–840.

BROKER, T. R., BOTCHAN, M. (1986), Papillomaviruses: Retrospectives and prospectives, *Cancer Cells* **4,** 17–43.

BROWN, D. A., ROSE, J. K. (1992), Sorting of GPI-anchored proteins to glycolipid-enriched membrane subdomains during transport to the apical cell surface, *Cell* **68,** 533–544.

BRUCH, M.D., MCKNIGHT, C. J., GIERASCH, L. M. (1989), Helix formation and stability in a signal sequence, *Biochemistry* **28,** 8554–8561.

BRYANT, M. L., HEUCKEROTH, R. O., KIMATA, J. T., RATNER, L., GORDON, J. I. (1989), Replication of human immunodeficiency virus 1 and Moloney murine leukemia virus is inhibited by different heteroatom-containing analogs of myristic acid, *Proc. Natl. Acad. Sci. USA* **86,** 8655–8659.

BU, X., HAGEDORN, C. H. (1991), Platelet-derived growth factor stimulates phosphorylation of the 25 kDa mRNA cap binding protein (eIF-4E) in human lung fibroblasts, *FEBS Lett.* **283,** 219–222.

BUCHMAN, A. R., BERG, P. (1988), Comparison of intron-dependent and intron-independent gene expression, *Mol. Cell. Biol.* **8,** 4395–4405.

BURGESS, T. L., KELLY, R. B. (1987), Constitutive and regulated secretion of proteins, *Annu. Rev. Biochem.* **3,** 243–293.

BURKE, R. L., PACHL, C., QUIROGA, M., ROSENBERG, S., HAIGWOOD, N, NORDFANG, O., EZBAN, M. (1986), The functional domains of coagulation factor VIII:C*, *J. Biol. Chem.* **261,** 12574–12578.

CALOS, M. P., LEBKOWSKI, J. S., BOTCHAN, M. R. (1983), High mutation frequency in DNA transfected into mammalian cells, *Proc. Natl. Acad. Sci. USA* **80,** 3015–3019.

CAPECCHI, M. R. (1980), High efficiency transformation by direct microinjection of DNA into cultured mammalian cells, *Cell* **22,** 479–488.

CARROLL, S. M., DEROSE, M. L., GAUDRAY, P., MOORE, C. M., NEEDHAM-VANDEVANTER, D. R., VON HOFF, D. D., WAHL, G. M. (1988), Double minute chromosomes can be produced from precursors derived from a chromosomal deletion, *Mol. Cell. Biol.* **8,** 1525–1532.

CARTER, A. D., FELBER, B. K., WALLING, M. J., JUBIÈR, M. F., SCHMIDT, C. J., HAMER, D. H. (1984), Duplicated heavy metal control sequences of the mouse metallothionein-I gene, *Proc. Natl. Acad. Sci. USA* **81**, 7392–7396.

CARTIER, M., STANNERS, C. P. (1990), Stable, high-level expression of a carcinoembryonic antigen-encoding cDNA after transfection and amplification with the dominant and selectable asparagine synthetase marker, *Gene* **95**, 223–230.

CEPKO, C. L., ROBERTS, B. E., MULLIGAN, R. C. (1984), Construction and applications of a highly transmissible murine retrovirus shuttle vector, *Cell* **37**, 1053–1062.

CHARRON, J., MALYNN, B. A., ROBERTSON, E. J., GOFF, S. P., ALT, F. W. (1990), High-frequency disruption of the N-myc gene in embryonic stem and pre-B cell lines by homologous recombination, *Mol. Cell. Biol.* **10**, 1799–1804.

CHARTIER, M., CHANG, M., STANNERS, C. (1987), Use of the *Escherichia coli* gene for asparagine synthetase as a selective marker in a shuttle vector capable of dominant transfection and amplification in animal cells, *Mol. Cell. Biol.* **7**, 1623.

CHEN, C., OKAYAMA, H. (1987), High-efficiency transformation of mammalian cells by plasmid DNA, *Mol. Cell. Biol.* **7**, 2745–2752.

CHIANG, T., MCCONLOGUE, L. (1988), Amplification and expression of heterologous ornithine carboxylase in Chinese hamster cells, *Mol. Cell. Biol.* **8**, 764.

CHU, G., HAYAKAWA, H., BERG, P. (1987), Electroporation for the efficient transfection of mammalian cells with DNA, *Nucleic Acids Res.* **15**, 1311–1326.

COCHRANE, A. W., PERKINS, A., ROSEN, C. A. (1990), Identification of sequences important in the nucleolar localization of Human Immunodeficiency Virus Rev: Relevance of nucleolar localization to function, *J. Virol.* **64**, 881–885.

COLBÈRE-GARAPIN, F., HORODNICEANU, F., KHOURILSKY, P., GARAPIN, A. C. (1981), A new dominant hybrid selective marker for higher eukaryotic cells, *J. Mol. Biol.* **150**, 1–13.

COLLIS, P., ANTONIOU, M., GROSVELD, F. (1990), Definition of the minimal requirements within the human beta-globin gene and the dominant control region for high level expression, *EMBO J.* **9**, 233–240.

CONRADT, H. S., HOFER, B., HAUSER, H. (1990), Expression of human glycoproteins in recombinant mammalian cells: Towards genetic engineering of N- and O-glycoproteins, *TIGG* **2**, 168–181.

CORDINGLEY, M. G., RIEGEL, A. T., HAGER, G. L. (1987), Steroid-dependent interaction of transcription factors with the inducible promoter of mouse mammary tumor virus, *Cell* **48**, 261–270.

COSTA, R. H., GRAYSON, D. R., DARNELL, J. E., JR. (1989), Multiple hepatocyte-enriched nuclear factors function in the regulation of transthyretin and alpha 1-antitrypsin genes, *Mol. Cell. Biol.* **9**, 1415–1425.

CULLEN, B. R., LOMEDICO, P. T., JU, G. (1984), Transcriptional interference in avian retroviruses-implications for the promoter insertion model of leukaemogenesis, *Nature* **307**, 241–245.

CULP, J. S., JOHANSEN, H., HELLMIG, B., BECK, J., MATTHEWS, T. J., DELERS, A., ROSENBERG, M. (1991), Regulated expression allows high level production and secretion of HIV-1 gp120 envelope glycoprotein in *Drosophila* Schneider cells, *BioTechnology* **9**, 173–177.

DANOS, O., MULLIGAN, R. C. (1988), Safe and efficient generation of recombinant retroviruses with amphotropic and ecotropic host ranges, *Proc. Natl. Acad. Sci. USA* **85**, 6460–6464.

DEBATISSE, M., SAITO, I., BUTTIN, G., STARK, G. R. (1988), Preferential amplification of rearranged sequences near amplified adenylate deaminase genes, *Mol. Cell. Biol.* **8**, 17–24.

DECHIARA, T. M., EFSTRATIADIS, A., ROBERTSON, E. J. (1990), A growth-deficiency phenotype in heterozygous mice carrying an insulin-like growth factor II gene disrupted by gene targeting, *Nature* **345**, 78–80.

DE LA LUNA, S., SORIA, I., PULIDO, D., ORTIN J., JIMENEZ, A. (1988), Efficient transformation of mammalian cells with constructs containing a puromycin-resistance marker, *Gene* **62**, 121–125.

DE SAINT VINCENT, B. R., DELBRÜCK, S., ECKHART, W., MEINKOTH, J., VITTO, L., WAHL, G. (1991), The cloning and reintroduction into animal cells of a functional CAD gene, a dominant amplifiable genetic marker, *Cell* **27**, 267–277.

DICE, J. F. (1987), Molecular determinants of protein half-lives in eukaryotic cells, *FASEB J.* **1**, 349–357.

DIMAIO, D., TREISMAN, R., MANIATIS, T. (1982), Bovine papillomavirus vector that propagates as a plasmid in both mouse and bacterial cells, *Proc. Natl. Acad. Sci. USA* **79**, 4030–4035.

DINGWALL, C., LASKEY, R. A. (1991), Nuclear targeting sequences - a consensus, *Trends Biochem. Sci.* **16**, 478–481.

DORNER, A. J., KRANE, M. G., KAUFMANN, R. J. (1988), Reduction of endogenous GRP78 levels improves secretion of a heterologous protein in CHO cells, *Mol. Cell. Biol.* **8**, 4063–4070.

EILERS, M., SCHATZ, G. (1986), Binding of a specific ligand inhibits import of a purified precursor protein into mitochondria, *Nature* **322**, 228–232.

EILERS, M., PICARD, D., YAMAMOTO, K. R., BISHOP, J. (1989), Chimaeras of Myc oncoprotein and steroid receptors cause hormone-dependent transformation of cells, *Nature* **340,** 66–68.

EISSENBERG, J. C., ELGIN, S. C. R. (1991), Boundary functions in the control of gene expression, *Trends Genet.* **7,** 335–340.

EMERMAN, M., TEMIN, H. M. (1986), Quantitative analysis of gene suppression in intergrated retrovirus vector, *Mol. Cell. Biol.* **6,** 793–800.

ENGELMAN, D. M., STEITZ, T. A. (1981), The spontaneous insertion of proteins into and across membranes: The helical hairpin hypothesis, *Cell* **23,** 411–422.

FALCONE, D., ANDREWS, D. W. (1991), Both the 5′untranslated region and the sequences surrounding the start site contribute to efficient initiation of translation *in vitro, Mol. Cell. Biol.* **11,** 2656–2664.

FALKNER, S. G., MOSS, B. (1988), *Escherichia coli gpt* gene provides dominant selection of vaccinia virus open-reading-frame expression vectors, *J. Virol.* **62,** 1849.

FELGNER, P. L., GADEK, T. R., HOLM, M., ROMAN, R. H., CHAN, H. W., WENZE, M., NORTHROP, J. P., RINGOLD, G. M., DANIELSEN, M. (1987), Lipofection: A highly efficient, lipid mediated DNA-transfection procedure, *Proc. Natl. Acad. Sci. USA* **84,** 7413–7417.

FELL, H. P., YARNOLD, S., HELLSTROEM, I., HELLSTROEM, K. E., FOLGER, K. R. (1989), Homologous recombination in hybridoma cells: Heavy chain chimeric antibody produced by gene targeting, *Proc. Natl. Acad. Sci. USA* **86,** 8507–8511.

FOLGER, K.R., WONG, E. A., WAHL, G., CAPECCHI, M. (1982), Patterns of integration of DNA microinjected into cultured mammalian cells: evidence for homologous recombination between injected plasmid DNA molecules, *Mol.Cell. Biol.* **2,** 1372–1387.

FORD, M., FRIED, M. (1986), Large inverted duplications are associated with gene amplification, *Cell* **45,** 425–434.

FRENCH, T. J., ROY, P. (1990), Synthesis of bluetongue virus (BTV) corelike particles by a recombinant baculovirus expressing the two major structural core proteins of BTV, *J. Virol.* **64,** 1530–1536.

FRIEDLANDER, M., BLOBEL, G. (1985), Bovine opsin has more than one signal sequence, *Nature* **318,** 338–342.

FROST, E., WILLIAMS, J. (1978), Mapping temperature-sensitive and host-range mutations of adenovirus type 5 by marker rescue, *Virology* **91,** 39–50.

FUERST, T. R., EARL, P. L., MOSS, B. (1987), Use of a hybrid vaccinia virus-T7 RNA polymerase system for expression of target genes, *Mol. Cell. Biol.* **7,** 2538–2544.

FUJITA, T., SHIBUYA, H., HOTTA, H., YAMANISHI, K., TANIGUCHI, T. (1987), Interferon-beta gene regulation: tandemly repeated sequences of a synthetic 6 bp oligomer function as a virus-inducible enhancer, *Cell* **49,** 357–367.

GALLIE, D. R. (1991), The cap and poly(A) tail function synergistically to regulate mRNA translational efficiency, *Genes Dev.* **5,** 2108–2116.

GALLIE, D. R., SLEAT, D. E., WATTS, J. W., TURNER, P. C., WILSON, T. M. A. (1987), A comparison of eukaryotic viral 5′-leader sequences as enhancers of mRNA expression *in vivo, Nucleic Acids Res.* **15,** 8693–8711.

GALLIE, D. R., SLEAT, D. E., WATTS, J. W., TURNER, P. C., WILSON, T. M. A. (1988), Mutational analysis of the tobacco mosaic virus 5′-leader for altered ability to enhance translation, *Nucleic Acids Res.* **16,** 883–893.

GARCIA-BUSTOS, J., HEITMAN, J., HALL, M. N. (1991), Nuclear protein localization, *Biochim. Biophys. Acta* **1071,** 83–101.

GAROFF, H. (1985), DNA techniques to study protein targeting in the eukaryotic cell, *Annu. Rev. Cell. Biol.* **1,** 403–445.

GASSER, S., LAEMMLI, U. K. (1987), A glimpse at chromosomal order, *Trends Genet.* **3,** 16–22.

GENILLOUD, O., GARRIDO, M. C., MORENO, F. (1984), The transposon Tn5 carries a bleomycin-resistance determinant, *Gene* **32,** 225–233.

GETHING, M.-J., SAMBROOK, J. (1992), Protein folding in the cell, *Nature* **355,** 33–45.

GETHING, M.-J., MCCAMMON, K., SAMBROOK, J. (1986), Expression of wild-type and mutant forms of influenza hemagglutinin: The role of folding in intracellular transport, *Cell* **46,** 939–950.

GHATTAS, I. R., SANES, J. R., MAJORS, J. E. (1991), The encephalomyocarditis virus internal ribosome entry site allows efficient coexpression of two genes from a recombinant provirus in cultured cells and in embryos, *Mol. Cell. Biol.* **11,** 5848–5859.

GHODA, L., WETTERS, VAN DAALEN, MACRAE, M., ASCHERMAN, D., COFFINO, P. (1989), Prevention of rapid intracellular degradation of ODC by a carboxyterminal degradation, *Science* **243,** 1493–1495.

GLUZMAN, Y. (1981), SV40-transformed simian cells support the replication of early SV40 mutants, *Cell* **23,** 175–182.

GODEFROY-COLBURN, T., RAVELONANDRO, M., PINCK, L. (1985), Cap accessibility correlates with the initiation efficiency of alfalfa mosaic virus RNAs, *Eur. J. Biochem.* **147**, 549-552.

GONDA, D. K., BACHMAIR, A., WÜNNING, I., TOBIAS, J. W., LANE, W. S., VARSHAVSKY, A. (1989), Universality and structure of the N-end rule, *J. Biol. Chem.* **264**, 16700-16712.

GORMAN, C. M., MERLINO, G. T., WILLINGHAM, M. C., PASTAN, I., HOWARD, B. H. (1982), The Rous sarcoma virus long terminal repeat is a strong promoter when introduced into a variety of eukaryotic cells by DNA-mediated transfection, *Proc. Natl. Acad. Sci. USA* **79**, 6777-6781.

GRAESSMANN, M., GRAESSMANN, A. (1976), "Early" simian virus 40 specific RNA contains information for tumor antigen formation and chromatin replication, *Proc. Natl. Acad. Sci. USA* **73**, 366-370.

GRAHAM, F., VAN DER EB, L. (1973), A new technique for the assay of infectivity of human adenovirus DNA, *Virology* **52**, 456-487.

GRAHAM, F. L., SMILEY, J., RUSSELL, W. C., NAIRN, R. (1977), Characteristics of a human cell line transformed by DNA from adenovirus type 5, *J. Gen. Virol.* **36**, 59-72.

GREAVES, D. R., WILSON, F. D., LANG, G., KIOUSSIS, D. (1989), Human CD2 3′ flanking sequence confer high-level, T cell-specific position-independent gene expression in transgenic mice, *Cell* **56**, 979-986.

GROSS, D., GARRARD, W. T. (1988), Nuclease hypersensitive sites in chromatin, *Annu. Rev. Biochem.* **57**, 159-197.

HAAS, I. G., WABL, M. (1983), Immunoglobulin heavy chain binding protein, *Nature* **306**, 387-389.

HAMER, D. H., LEDER, P. (1979), Splicing and the formation of stable RNA, *Cell* **18**, 1299-1302.

HANTZOPOULOS, P. A., SULLENGER, B. A., UNGERS, G., GILBOA, E. (1989), Improved gene expression upon transfer of the adenosine deaminase minigene outside the transcriptional unit of a retroviral vector, *Proc. Natl. Acad. Sci. USA* **86**, 3519-3523.

HART, G. W., HOLT, G. H., HALTIWANGER, R. S. (1988), Nuclear and cytoplasmic glycosylation, *Trends Biochem. Sci.* **13**, 380-384.

HARTL, F.-U., NEUPERT, W. (1990), Protein sorting to mitochondria: Evolutionary conservations of folding and assembly, *Science* **247**, 930-938.

HARTMANN, S. C., MULLIGAN, R. C. (1988), Two dominant-acting selectable markers for gene transfer studies in mammalian cells, *Proc. Natl. Acad. Sci.* **85**, 8047-8051.

HASTY, P., RAMIREZ-SOLIS, R., KRUMLAUF, R., BRADLEY, A. (1991), Introduction of a subtle mutation into the Hox-2.6 locus in embryonic stem cells, *Nature* **350**, 243-246.

HENTZE, M. W. (1991), Translational regulation of ferritin biosynthesis by iron: A review, *Curr. Stud. Hematol. Blood Transfus.* **58**, 115-126.

HEUCKEROTH, R. O., GORDON, J. I. (1989), Altered membrane association of p60 v-src and a murine 63-kDa N-myristoyl protein after incorporation of an oxygen substituted analog of myristic acid, *Proc. Natl. Acad. Sci. USA* **86**, 5262-5266.

HIRSCHBERG, C. B., SNIDER, M. D. (1987), Topography of glycosylation in the rough endoplasmic reticulum and Golgi apparatus, *Annu. Rev. Biochem.* **56**, 63-89.

HIZI, A., HENDERSON, L. E., COPELAND, T. D., SOWDER, R. C., HIXSON, C. V., OROSZLAN, S. (1987), Characterization of mouse mammary tumor virus gag-pro gene products and the ribosomal frameshift site by protein sequencing, *Proc. Natl. Acad. Sci. USA* **84**, 7041-7045.

HONIGMAN, A., WOLF, D., YAISH, S., FALK, H., PANET, A. (1991), Cis-acting RNA sequences control the gag-pol translation readthrough in murine leukemia virus, *Virology* **183**, 313-319.

HU, M. C.-T., DAVIDSON, N. (1990), A combination of derepression of the lac operator-repressor system with positive induction by glucocorticoid and metal ions provides a high-level-inducible gene expression system based on the human metallothionein-IIA promoter, *Mol. Cell. Biol.* **10**, 6141-6151.

HUANG, M. T. F., GORMAN, C. M. (1990), The simian virus 40 small-t intron, present in many common expression vectors, leads to aberrant splicing, *Mol. Cell. Biol.* **10**, 1805-1810.

HUBERMAN, E., MCKEOWN, C. K., FRIEDMAN, J. (1981), Mutagen-induced resistance to mycophenolic acid in hamster cells can be associated with increased inosine 5′-phosphate dehydrogenase activity, *Proc. Natl. Acad. Sci. USA* **78**, 3151-3154.

HUG, H., COSTAS, M., STAEHELI, P., AEBI, M., WEISSMAN, C. (1988), Organization of the murine Mx gene and characterization of its interferon- and virus-inducible promoter, *Mol. Cell. Biol.* **8**, 3065-3079.

HURT, E. C., PESOLD-HURT, B., SCHATZ, G. (1987), The cleavable prepiece of an imported mitochondrial protein is sufficient to direct cytosolic dihydrofolate reductase into the mitochondrial matrix, *FEBS Lett.* **178**, 306-310.

ISRAEL, D., KAUFMAN, R. J. (1989), Highly inducible expression from vectors containing multiple GRE's in CHO cells overexpressing the glucocorticoid receptor, *Nucleic Acids Res.* **17**, 4589-4604.

ITZHAKI, J. E., PORTER, A. C. G. (1991), Targeted disruption of a human interferon-inducible gene detected by secretion of human growth hormone, *Nucleic Acids Res.* **19**, 3835–3842.

JACKS, T. (1990), Translational suppression in gene expression in retroviruses and retrotransposons, in: R. SWANSTROM, P. K. VOGT (Eds.), *Retroviruses - Strategies of Replication,* Vol. **157** of *Curr. Top. Microbiol. Immunol.*, pp. 93–124, Berlin: Springer.

JACKS, T., VARMUS, H. E. (1985), Expression of the Rous Sarcoma Virus pol gene by ribosomal frameshifting, *Science* **230**, 1237–1242.

JACKS, T., MADHANI, H. D., MASIARZ, F. R., VARMUS, H. E. (1988a), Signals for ribosomal frameshifting in the Rous Sarcoma Virus gag-pol region, *Cell* **55**, 447–458.

JACKS, T., POWER, M. D., MASIARZ, F. R., LUCIW, P. A., BARR, P. J., VARMUS, H. E. (1988b), Characterization of ribisomal frameshifting in HIV-1 gag-pol expression, *Nature* **331**, 280–283.

JACKSON, M.R., NILSSON, T., PETERSON, P. A. (1990), Identification of a consensus motif for retention of transmembrane proteins in the endoplasmic reticulum, *EMBO J.* **9**, 3153–3162.

JACKSON, R. J. (1991), mRNA translation: Initiation without an end, *Nature* **353**, 14–15.

JACKSON, R. J., STANDART, N. (1990), Do the poly(A) tail and 3′ untranslated region control mRNA translation? *Cell* **62**, 15–24.

JASIN, M., BERG, P. (1988) Homologous integration in mammalian cells without target selection, *Genes Dev.* **2**, 1353–1363.

JASIN, M., ELLEDGE, S. J., DAVIS, R.W., BERG, P. (1990), Gene targeting at the human CD4 locus by epitope addition, *Genes Dev.* **4**, 157–166.

JOBLING, S. A., GEHRKE, L. (1987), Enhanced translation of chimeric messenger RNAs containing a plant viral untranslated leader sequence, *Nature* **325**, 622–625.

JOHANSEN, H., SCHÜMPERLI, D., ROSENBERG, M. (1984), Affecting gene expression by altering the length and sequence of the 5′ leader, *Proc. Natl. Acad. Sci. USA* **81**, 7698–7702.

JONES, D. S., NEMOTO, F., KUCHINO, Y., MASUDA, M., YOSHIKURA, H., NISHIMURA, S. (1989), The effect of specific mutations at and around the gag pol junction of Moloney murine leukemia virus, *Nucleic Acids Res.* **17**, 5933–5945.

JOYNER, A. L., SKARNES, W. C., ROSSANT, J. (1989), Production of a mutation in mouse En-2 gene by homologous recombination in embryonic stem cells, *Nature* **338**, 153–155.

KAEMPFER, R., VAN EMMELO, J., FIERS, W. (1981), Specific binding of eukaryotic initiation factor 2 to satellite tobacco necrosis virus RNA at a 5′ terminal sequence comprising the ribosome binding site, *Proc. Natl. Acad. Sci. USA* **78**, 1542–1546.

KAISER, C. A., BOTSTEIN, D. (1990), Efficiency and diversity of protein localization by random signal sequences, *Mol. Cell. Biol.* **10**, 3163–3173.

KAISER, C. A., PREUSS, D., GRISAFI, P., BOTSTEIN, D. (1987), Many random sequences functionally replace the secretion signal sequence of yeast invertase, *Science* **235**, 312–317.

KALDERON, D., ROBERTS, B. L., RICHARDSON, W. D., SMITH, A. E. (1984), A short amino acid sequence able to specify nuclear location. *Cell* **39**, 499–509.

KAMPS, M. P., BUSS, J. E., SEFTON, B. M. (1986), Rous sarcoma virus transforming protein lacking myristic acid phosphorylates known polypeptide substrates without inducing transformation, *Cell* **45**, 105–112.

KANALAS, J. J., SUTTLE, D. P. (1984), Amplification of the UMP synthase gene and enzyme overproduction in pyrazofurin-resistant rat hepatoma cells, *J. Biol. Chem.* **259**, 1848–1853.

KANE, S. E., REINHARD, D. H., FORDIS, C. M., PASTAN, I., GOTTESMAN, M. M. (1989), A new vector using the human multidrug resistance gene as a selectable marker enables overexpression of foreign genes in eukaryotic cells, *Gene* **84**, 439–446.

KAUFMAN, R. (1990), Vectors used for expression in mammalian cells, *Methods Enzymol.* **185**, 487–512.

KAUFMAN, R. J., SHARP, P. A. (1982), Amplification and expression of sequences cotransfected with a modular dihydrofolate reductase complementary DNA gene, *J. Mol. Biol.* **159**, 601–621.

KAUFMAN, R. J., MURTHA, P. (1987), Translational control mediated by eucaryotic initiation factor-2 is restricted to specific mRNAs in transfected cells, *Mol. Cell. Biol.* **7**, 1568–1571.

KAUFMAN, R. J., WASLEY, L. C., SPILIOTES, A. J., GOSSELS, S. D., LATT, S. A., LARSEN, G. R., KAY, R. M. (1985), Coamplification and coexpression of human tissue-type plasminogen activator and murine dihydrofolate reductase sequences in Chinese hamster ovary cells, *Mol. Cell. Biol.* **5**, 1750–1759.

KAUFMAN, R. J., MURTHA, P., INGOLIA, D. E., YEUNG, C.-Y., KELLEMS, E. R. (1986), Selection and amplification of heterologous genes encoding adenosine deaminase in mammalian cells, *Proc. Natl. Acad. Sci. USA* **80**, 3136–3140.

KAUFMAN, R. J., MURTHA, P., DAVIES, M. V. (1987), Translational efficiency of polycistronic mRNAs and their utilization to express heterologous genes in mammalian cells, *EMBO J.* **6**, 187-193.

KAUFMAN, R. J., DAVIES, M. V., WASLEY, L. C., MICHNICK, D. (1991), Improved vectors for stable expression of foreign genes in mammalian cells by use of the untranslated leader sequence from EMC virus, *Nucleic Acids Res.* **19**, 4485-4490.

KAVATHAS, P., HERZENBERG, L. A. (1983), Amplification of a gene coding for human T-cell differentiation antigen, *Nature* **306**, 385-387.

KELLER, G.-A., GOULD, S., DELUCA, M., SUBRAMANI, S. (1987), Firefly luciferase is targeted to peroxisomes in mammalian cells, *Proc. Natl. Acad. Sci. USA* **84**, 3264-3268.

KIM, H.-S., SMITHIES, O. (1988), Recombinant fragment assay for gene targetting based on the polymerase chain reaction, *Nucleic Acids Res.* **16**, 8887-8903.

KINGSLEY, D. M., KOZARSKY, K. F., HOBBIE, L., KRIEGER, M. (1986), Reversible defects in O-linked glycosylation and LDL-receptor expression in a UDP-Gal/UDP-GalNAc 4-epimerase deficient mutant, *Cell* **44**, 749-759.

KITAMURA, D., ROES, J., KÜHN, R., RAJEWSKI, K. (1991), A B cell-deficient mouse by targeted disruption of the membrane exon of the immunoglobulin μ chain gene, *Nature* **350**, 423-426.

KLAUSNER, R. D., HARFORD, J. B. (1989), Cis-trans models for posttranscriptional gene regulation, *Science* **246**, 870-872.

KLEHR, D., MAASS, K., BODE, J. (1991), Scaffold-attached regions from the human interferon-beta domain can be used to enhance the stable expression of genes under the control of various promoters, *Biochemistry* **30**, 1264-1270.

KLEHR, D., SCHLAKE, T., MAASS, K., BODE, J. (1992), Scaffold-attached regions (SAR elements) mediate transcriptional effects due to butyrate, *Biochemistry,* in press.

KLEIN-HITPASS, L., SCHORPP, M., WAGNER, U., RYFFEL, G. U. (1986), An estrogen-responsive element derived from the 5′ flanking region of the *Xenopus* vitellogenin A2 gene functions in transfected human cells, *Cell* **46**, 1053-1061.

KOZAK, M. (1986a), Influences of mRNA secondary structure on initiation by eukaryotic ribosomes, *Proc. Natl. Acad. Sci. USA* **83**, 2850-2854.

KOZAK, M. (1986b), Bifunctional messenger RNAs in eukaryotes, *Cell* **47**, 481-483.

KOZAK, M. (1986c), Point mutations define a sequence flanking the AUG initiator codon that modulates translation by eukaryotic ribosomes, *Cell* **44**, 283-292.

KOZAK, M. (1987a), At least six nucleotides preceding the AUG initiator codon enhance translation in mammalian cells, *J. Mol. Biol.* **186**, 947-950.

KOZAK, M. (1987b), Effects of intercistronic length on the efficiency of reinitiation by eucaryotic ribosomes, *Mol. Cell. Biol.* **7**, 3438-3445.

KOZAK, M. (1988), Leader length and secondary structure modulate mRNA function under conditions of stress, *Mol. Cell. Biol.* **8**, 2737-2744.

KOZAK, M. (1989a), The scanning model for translation: an update, *J. Cell. Biol.* **108**, 229-241.

KOZAK, M. (1989b), Circumstances and mechanisms of inhibition of translation by secondary structure in eucaryotic mRNAs, *Mol. Cell. Biol.* **9**, 5134-5142.

KOZAK, M. (1990), Downstream secondary structure facilitates recognition of initiator codons by eukaryotic ribosomes, *Proc. Natl. Acad. Sci. USA* **87**, 8301-8305.

KRIEGLER, M. (1990), *Gene Transfer and Expression. A Laboratory Manual*, Stockton Press.

KRUYS, V., WATHELET, M., POUPART, P., CONTRERAS, R., FIERS, W., CONTENT, J., HUEZ, G. (1987), The 3′ untranslated region of the human interferon-β mRNA has an inhibitory effect on translation, *Proc. Natl. Acad. Sci. USA* **84**, 6030-6034.

KUCHERLAPATI, R., SKOULTCHI, A. I. (1984), Introduction of purified genes into mammalian cells, *CRC Biochem.* **16**, 349-379.

KUHL, D., DE LA FUENTE, J., CHATURVEDI, M., PARIMOO, S., RYALS, J., MEYER, F., WEISSMANN, C. (1987), Reversible silencing of enhancers by sequences derived from the human IFN-alpha promoter, *Cell* **50**, 1057-1069.

KURATA, S. I., TSUKAKOSHI, M., KASUYA, T., IKAWA, Y. (1986), The laser method for efficient introduction of foreign DNA into cultured cells, *Exp. Cell. Res.* **162**, 372-378.

KURODA, K., GEYER, H., GEYER, R., DOERFLER, W., KLENK, H.-D. (1990), The oligosaccharides of influenza virus hemagglutinin expressed in insect cells by a baculovirus vector, *Virology* **174**, 418-429.

LAIMINS, L., HOLMGREN-KÖNIG, M., KHOURY, G. (1986), Transcriptional "silencer" element in rat repetitive sequence associated with the rat insulin 1 locus, *Proc. Natl. Acad. Sci. USA* **83**, 3151-3155.

LAMB, P., MCKNIGHT, S. L. (1991), Diversity and specificity in transcriptional regulation: the benefits of heterotypic dimerization, *TIBS* **16**, 417-422.

LATCHMAN, D. S. (1991), *Eukaryotic Transcription Factors*, London: Academic Press.

LAZARIS-KARATZAS, A., MONTINE, K. S., SONEN-

BERG, N. (1990), Malignant transformation by a eukaryotic initiation factor subunit that binds to mRNA 5′ cap, *Nature* **345**, 544–547.

LEE, F., MULLIGAN, R., BERG, P., RINGOLD, G. (1981), Glucocorticoids regulate expression of dihydrofolate reductase cDNA in mouse mammary tumour virus chimaeric plasmids, *Nature* **294**, 228.

LEE, E. U., ROTH, J., PAULSON, J. C. (1989), Alteration of terminal glycosylation sequences on N-linked oligosaccharides of Chinese hamster ovary cells by expression of β-galactoside α-2,6-sialyltransferase, *J. Biol. Chem.* **264**, 13848–13855.

LEE, H.-J., SHIEH, C.-K., GORBALENYA, A. E., KOONIN, E. V., LA MONICA, N., TULER, J., BAGDZHADZHYAN, A., LAI, M. M. C. (1991), The complete sequence (22 kilobases) of murine coronavirus gene 1 encoding the putative proteases and RNA polymerase, *Virology* **180**, 567–582.

LENGYEL, P. (1982), Biochemistry of interferons and their actions, *Annu. Rev. Biochem.* **51**, 251–282.

LEVER, A. M. L. (1991), Vectors, *Biochem. Soc. Trans.*, 379–383.

LIEBER, A., KIESSLING, U., STRAUSS, M. (1989), High level gene expression in mammalian cells by a nuclear T7-phage RNA polymerase, *Nucleic Acids Res.* **17**, 8485–8493.

LIN, F.-L., SPERLE, K., STERNBERG, N. L. (1984) Model for homologous recombination during transfer of DNA into mouse L cells: role for DNA ends in the recombination process, *Mol. Cell. Biol.* **4**, 1020–1034.

LISANTI, M. P., RODRIGUEZ-BOULAN, E. R. (1990), Glycophospholipid membrane anchoring provides clues to the mechanism of protein sorting in polarized epithelial cells, *Trends Biochem. Sci.* **15**, 113–118.

LLEONART, R., NAEF, D., BROWNING, H., WEISSMANN, C. (1990), A novel, quantitative bioassay for type I interferon using a recombinant indicator cell line, *BioTechnology* **8**, 1263–1267.

LOWY, D. R., DVORETZKY, I., SHOBER, R., LAW, M.-F., ENGEL, L., HOWLEY, P. M. (1980a), *In vitro* tumorigenic transformation by a defined sub-genomic fragment of bovine papilloma virus DNA, *Nature* **287**, 72–74.

LOWY, I., PELLICER, A., JACKSON, J. F., SIM, G.-K., SILVERSTEIN, P., AXEL, R. (1980b), Isolation of transforming DNA: cloning the hamster aprt gene, *Cell* **22**, 817–823.

LUCKOW, V. A. (1991), Cloning and expression of heterologous genes in insect cells with baculovirus vectors, in: *Recombinant DNA Technology and Applications* (PROKOP, A., BAJPAI, R. K., HO, C. S., Eds.), pp. 97–152, New York: McGraw-Hill.

LUCKOW, V. A., SUMMERS, M. (1988), Trends in the development of baculovirus expression vectors, *Bio/Technology* **6**, 47–55.

LUSKEY, K. L., FAUST, J. R., CHIN, D. J., BROWN, M. S., GOLDSTEIN, J. L. (1983), Amplification of the gene for 3-hydroxy-3-methylglutaryl coenzyme A reductase, but not for the 53-kDa protein, in UT-1 cells, *J. Biol. Chem.* **258**, 8462–8469.

LUSKY, M., BOTCHAN, M. (1981), Inhibition of SV40 replication in simian cells by specific pBR322 DNA sequences, *Nature* **293**, 79–81.

LYONS, R. H., FERGUSON, B. Q., ROSENBERG, M. (1987), Pentapeptide nuclear localization signal in the adenovirus E1A, *Mol. Cell. Biol.* **7**, 2451–2456.

MACEJAK, D. G., SARNOW, P. (1991), Internal initiation of translation mediated by the 5′ leader of a cellular mRNA, *Nature* **353**, 90–94.

MACHAMER, C. E., ROSE, J. K. (1987), A specific transmembrane domain of a coronavirus E1 glycoprotein is required for its retention in the golgi region 1, *J. Cell. Biol.* **105**, 1205–1214.

MACHAMER, C. E., MENTONE, S. A., ROSE, J. K., FARQUHAR, M. G. (1990), The E1 glycoprotein of an avian coronavirus is targeted to the cis Golgi complex, *Proc. Natl. Acad. Sci. USA* **87**, 6944–6948.

MALIM, M. H., BOEHNLEIN, S., HAUBER, J., CULLEN, B. R. (1989), Functional dissection of the HIV-1 Rev trans-activator - derivation of a trans-dominant repressor of Rev function, *Cell* **58**, 205–214.

MANIATIS, T. (1991), Mechanisms of alternative pre-mRNA splicing, *Science* **251**, 33–34.

MANN, R., MULLIGAN, R. C., BALTIMORE, D. (1983), Construction of a retrovirus packaging mutant and its use to produce helper-free defective retrovirus, *Cell* **33**, 153–159.

MANSOUR, S. L., THOMAS, K. R., DENG, C., CAPECCHI, M. R. (1990), Introduction of a lacZ reporter gene into the mouse int-2 locus by homologous recombination, *Proc. Natl. Acad. Sci. USA* **87**, 7688–7692.

MARKOWITZ, D., GOFF, S., BANK, A. (1988), A safe packaging line for gene transfer: Separating viral genes on two different plasmids, *J. Virol.* **62**, 1120–1124.

MAYER, T., TAMURA, T., FALK, M., NIEMANN, H. (1988), Membrane integration and intracellular transport of the coronavirus glycoprotein E1, a class III membrane glycoprotein, *J. Biol. Chem.* **263**, 14956–14963.

McCracken, A. A., Brown, J. L. (1984), A filter immunoassay for detection of protein secreting cell colonies, *BioTechniques* **2,** 82–87.

McCutchan, J. H., Pagano, J. S. (1968), Enhancement of the infectivity of simian virus 40 deoxyribonucleic acid with diethylaminoethyldextran, *J. Natl. Cancer Inst.* **41,** 351–357.

McIlhinney, R. A. J. (1990), The fats of life: the importance and function of protein acylation, *Trends Biochem. Sci.* **15,** 387–391.

McLauchlin, J. R., Cornetta, K., Eglitis, M. A., Anderson, W. F. (1990), Retroviral-mediated gene transfer, *Prog. Nucleic Acid Res. Mol. Biol.* **18,** 91–135.

McNeall, J., Sanchez, A., Gray, P. P., Chesterman, C. N., Sleigh, M. J. (1989), Hyperinducible gene expression from a metallothionein promoter containing additional metal-responsive elements, *Gene* **76,** 81–88.

Mielke, C., Kohwi, Y., Kohwi-Shigematsu, T., Bode, J. (1990), Hierarchical binding of DNA fragments derived from scaffold-attached regions: Correlations of properties *in vitro* and function *in vivo*, *Biochemistry* **29,** 7475–7485.

Mietz, J., Grossman, Z., Lueders, K. K., Kuff, E. L. (1987), Nucleotide sequence of a complete mouse intracisternal A-particle genome: relationship to known aspects of particle assembly and function, *J. Virol.* **61,** 3020–3029.

Miller, A. D., Buttimore, C. (1986), Redesign of retrovirus packaging cell lines to avoid recombination leading to helper virus production, *Mol. Cell. Biol.* **6,** 2895–2902.

Miller, A. D., Rosman, G. J. (1989), Improved retroviral vectors for gene transfer and expression, *BioTechniques* **7,** 980–990.

Miller, L. K. (1988) Baculoviruses as gene expression vectors, *Annu. Rev. Microbiol.* **42,** 177–199.

Miyazawa, S., Osumi, T., Hashimoto, T., Ohno K., Miura, S., Fujiki, Y. (1989), Peroxisome targeting signal of rat liver acyl-coenzyme A oxidase resides at the carboxy terminus, *Mol. Cell. Biol.* **9,** 83–91.

Moreau, P., Hen, R., Wasylyk, B., Everett, R., Gaub, M. P., Chambon, P. (1981), The SV40 base-pair repeat has a striking effect on gene expression both in SV40 and other chimeric recombinants, *Nucleic Acids Res.* **9,** 6047–6059.

Morgenstern, J. P., Land, H. (1990), Advanced mammalian gene transfer: high titre retroviral vectors with multiple drug selection markers and a complementary helper-free packaging cell line, *Nucleic Acids Res.* **18,** 3587–3596.

Moss, B., Elroy-Stein, O., Mizukami, T., Fuerst, W. A., Alexander T. R. (1990), New mammalian expression vectors, *Nature* **348,** 91–92.

Mulligan, R. C., Berg, P. (1980), Expression of a bacterial gene in mammalian cells, *Science* **209,** 1422–1427.

Müllner, E. W., Neupert, B., Kühn, L. C. (1989), A specific mRNA binding factor regulates the iron-dependent stability of cytoplasmic transferrin receptor mRNA, *Cell* **58,** 373–382.

Munro, S., Pelham, H. R. B. (1986), An Hsp70-like protein in the ER: Identity with the 78 kd glucose-regulated protein and immunoglobulin heavy chain binding protein, *Cell* **46,** 291–302.

Munroe, D., Jacobsen, A. (1990), mRNA poly(A) tail, a 3′ enhancer of translational initiation, *Mol. Cell. Biol.* **10,** 3441–3455.

Nam, S. H., Kidokoro, M., Shida, H., Hatanaka, M. (1988), Processing of gag precursor polyprotein of human T-cell leukemia virus type I by virus encoded protease, *J. Virol.* **62,** 3718–3728.

Neuberger, M. S., Williams, G. T. (1988), The intron requirement for immunoglobulin gene expression is dependent upon the promoter, *Nucleic Acids Res.* **16,** 6713–6724.

Neuhaus, G., Neuhaus-Uri, G., Gruss, P., Schweiger, H.-G. (1984), Enhancer-controlled expression of the simian virus 40 T-antigen in the green alga *Acetabularia, EMBO J.* **3,** 2169–2172.

Neumann, E., Schaefer-Ridder, M., Wang, Y., Hofschneider, P. (1982), Gene transfer into mouse lyoma cells by electroporation in high electric fields, *EMBO J.* **1,** 841.

Neurath, H. (1987), Proteolytic processing and physiological regulation, *Trends Biochem. Sci.* **14,** 268–271.

Nevins, J. R. (1991), Transcriptional activation by viral regulatroy proteins, *TIBS* **16,** 435–440.

Oi, V. T., Morrison, S. L., Herzenberg, L. A., Berg, P. (1983), Immunoglobulin gene expression in transformed lymphoid cells, *Proc. Natl. Acad. Sci. USA* **80,** 825–829.

Ornitz, D. M., Hammer, R. E., Davison, B. L., Brinster, R. L., Palmiter, R. D. (1987), Promoter and enhancer elements from the rat elastase I gene function independently of each other and of heterologous enhancers, *Mol. Cell. Biol.* **7,** 3466–3472.

Page, M. J., Sydenham, M. A. (1991), High level expression of the humanized monoclonal antibody campath-1h in Chinese hamster ovary cells, *Bio/Technology* **9,** 64–68.

Pallavacini, M. G., Deteresa, P. S., Rosette, C., Gray, J. W., Wurm, F. M. (1990), Effects of methotrexate on transfected DNA stability in mammalian cells, *Mol. Cell. Biol.* **10,** 401–404.

PANICALI, D., PAOLETTI, E. (1982), Construction of poxviruses as cloning vectors: insertion of thymidine kinase gene from herpes simplex virus into the DNA of infectious vaccinia virus, *Proc. Natl. Acad. Sci. USA* **79,** 4927.

PAPAHADJOPOULOS, D., VAIL, W. J., JACOBSON, K., POSTE, G. (1975), Cochleate lipid cylinders: Formation by fusion of unilamellar lipid vesicles, *Biochim. Biophys. Acta* **394,** 483–491.

PASSANANTI, C., DAVIES, B., FORD, M., FRIED, M. (1987), Structure of an inverted duplication formed as a first step in a gene amplification event: Implications for a model of gene amplification, *EMBO J.* **6,** 1697.

PAUW, P. G., JOHNSON, M. D., MOORE, P., FINEMAN, R. M., KALKA, T., ASH, J. F. (1986), Stable gene amplification and overexpression of sodium- and potassium-activated ATPase in HeLa cells, *Mol. Cell. Biol.* **6,** 1164–1171.

PAVLAKIS, G. N., HAMER, D. H. (1983), Regulation of a metallothionein-growth hormone hybrid gene in bovine papilloma virus, *Proc. Natl. Acad. Sci. USA* **80,** 397–401.

PEABODY, D. S., BERG, P. (1986), Termination-reinitiation occurs in the translation of mammalian cell mRNAs, *Mol. Cell. Biol.* **6.** 2695–2703.

PELHAM, H. R. B. (1986), Speculation on the functions of the major heat shock and glucose-regulated proteins, *Cell* **46,** 959–961.

PELHAM, H. R. B. (1988), Evidence that luminal ER proteins are sorted from secreted proteins in a post-ER compartment, *EMBO J.* **7,** 913–918.

PELHAM, H. R. B., BIENZ, M. (1982), A synthetic heat-shock promoter element confers heat-inducibility on the herpes simplex virus thymidine kinase gene, *EMBO J.* **1,** 1473–1477.

PELLETIER, J., SONENBERG, N. (1985), Photochemical cross-linking of cap binding proteins to eucaryotic mRNAs: Effect of mRNA 5′ secondary structure, *Mol. Cell. Biol.* **5,** 3222–3230.

PEPPERKOK, R., SCHNEIDER, C., PHILIPSON, L., ANSORGE, W. (1988), Single cell assay with an automated capillary microinjection system, *Exp. Cell. Res.* **178,** 369–376.

PEREZ-BERCOFF, R., KAEMPFER, R. (1982), Genomic RNA of mengovirus: Recognition of common features by ribosomes and eukaryotic initiation factor 2, *J. Virol.* **41,** 30–41.

PICARD, D., SCHAFFNER, W. (1984), A lymphocyte-specific enhancer in the mouse immunoglobulin kappa gene, *Nature* **307,** 80–82.

PROUDFOOT, N. (1991), Poly(A) signals, *Cell* **64,** 671–674.

PTITSYN, O. B. (1991), How does protein synthesis give rise to the 3D-structure? *FEBS Lett.* **285,** 176–181.

RASSOULZADEGAN, M., BINETRUY, B., CUZIN F. (1982), High frequency of gene transfer after fusion between bacterial and eukaryotic cells, *Nature* **295,** 257–259.

RAZIN, A., CEDAR, H. (1991), DNA methylation and gene expression, *Microbiol. Rev.* **55,** 451–455.

REIL, H., HAUSER, H. (1990), Test system for determination of HIV-1 frameshifting efficiency in animal cells, *Biochim. Biophys. Acta* **1050,** 288–292.

REITMAN, M. L., KORNBERG, S. (1981), Lysosomal enzyme targeting; N-acetylglucosaminyl-phosphotransferase selectively phosphorylates native lysosomal enzymes, *J. Biol. Chem.* **256,** 11977–11980.

RENKAWITZ, R. (1990), Transcriptional repression in eukaryotes, *Trends. Genet.* **6,** 192–196.

REYNOLDS, G. A., BASU, S. K., OSBORNE, T. F., CHIN, D. J., GIL, G., BROWN, M. S., GOLDSTEIN, J. L., LUSKEY, K. L. (1984), HMG CoA reductase: a negatively regulated gene with unusual promoter and 5′untranslated regions, *Cell* **38,** 275–285.

RICHARDSON, W. D., ROBERTS, B. L., SMITH, A. E. (1986), Nuclear location signals in polyoma virus large-T, *Cell* **44,** 77–85.

RIORDAN, J. R., DEUCHARS, K., KARTNER, N., ALON, N., TRENT, J., LING, V. (1985), Amplification of P-glycoprotein genes in multidrug-resistant mammalian cell lines, *Nature* **316,** 817–819.

ROBBINS, J., DILWORTH, S. M., LASKEY, R. A., DINGWALL, C. (1991), Two interdependent basic domains in nucleoplasmin nuclear targeting sequence: Identification of a class of bipartite nuclear targeting sequence, *Cell* **64,** 615–623.

ROBERTS, J. M., AXEL, R. (1982), Gene amplification and gene correction in somatic cells, *Cell* **29,** 109–119.

ROEDER, R. G. (1991), The complexities of eukaryotic transcription initiation: regulation of preinitiation complex assembly, *TIBS* **16,** 402–408.

ROGERS, S., WELLS, R., RECHSTEINER, M. (1986), Amino acid sequences common to rapidly degraded proteins: The PEST sequences. *Science* **234,** 364–368.

ROSEN, C. A. (1991), Regulation of HIV gene expression by RNA-protein interactions, *Trends Genet.* **7,** 9–14.

ROSEN, C. A., PAVLAKIS, G. N. (1990), Tat and Rev: Positive regulators of HIV gene expression, *AIDS* **4,** 499–509.

ROSSANA, C., RAO, L. G., JOHNSON, L. F. (1982), Thymidilate synthetase overproduction in 5-

Fluorodeoxyuridine-resistant mouse fibroblasts, *Mol. Cell. Biol.* **2,** 1118–1125.

RUBEN, S., PERKINS, A., PURCELL, R., JOUNG, K., SIA, R., BURGHOFF, R., HASELTINE, W. A., ROSEN, C. A. (1989), Structural and functional characterization of Human Immunodeficiency Virus tat protein, *J. Virol.* **63,** 1–8.

RUIZ, J. C., WAHL, G. M. (1988), Formation of an inverted duplication can be an initial step in gene amplification, *Mol. Cell. Biol.* **8,** 4302.

SAFER, B. (1989), Nomenclature of initiation, elongation and termination factors for translation in eukaryotes, *Eur. J. Biochem.* **186,** 1–3.

SAITO, I, GROVES, R., GIULOTTO, E., ROLFE, M., STARK, G. R. (1989), Evolution and stability of chromosomal DNA coamplified with the CAD gene, *Mol. Cell. Biol.* **9,** 2445–2452.

SAMBROOK, J., FRISCH, E. F., MANIATIS, T. (1989), *Molecular Cloning; A Laboratory Manual,* Cold Spring Harbor, NY: Cold Spring Harbor Laboratory Press.

SARVER, N., GRUSS, P., LAW, M.-F., KHOURY, G., HOWLEY, P. M. (1981), Bovine papilloma virus deoxyribonucleic acid: a novel eukaryotic cloning vector, *Mol. Cell. Biol.* **1,** 486–496.

SCHAFFNER, W. (1980) Direct transfer of cloned genes from bacteria to mammalian cells, *Proc. Natl. Acad. Sci. USA* **77,** 2163–2167.

SCHNEIDER, I. (1969), Establishment of three diploid cell lines of *Anopheles stephensi* (Diptera: Culicidae), *J. Cell. Biol.* **42,** 603–606.

SCHWARTZBERG, P. L., GOFF, S. P., ROBERTSON, E. J. (1989), Germ-line transmission of a c-abl mutation produced by targeted gene disruption in ES cells, *Science* **246,** 799–803.

SEARLE, P. F., STUART, G. W., PALMITER, R. D. (1985), Building a metal-responsive promoter with synthetic regulatory elements, *Mol. Cell. Biol.* **5,** 1480–1489.

SEDIVY, J. M., JOYNER, A. L. (1992), *Gene Targeting,* New York: Freeman and Co.

SEED, B., ARUFFO, A. (1987), Molecular cloning of the CD2 antigen, the T-cell erythrocyte receptor, by a rapid immunoselection procedure, *Proc. Natl. Acad. Sci. USA* **84,** 3365–3369.

SERFLING, E., JASIN, M., SCHAFFNER, W. (1985), Enhancers and eukaryotic gene transcription, *TIG* **1985,** 224–230.

SETO, E., SHI, Y., SHENK, T. (1991), YY1 is an initiator sequence-binding protein that directs and activates transcription *in vitro, Nature* **354,** 241–245.

SHARP, P. A. (1987), Splicing of messenger RNA precursors, *Science* **235,** 766–771.

SHAW, A. S., ROTTIER, P. J. M., ROSE, J. K. (1988), Evidence for the loop model of signal-sequence insertion into the endoplasmic reticulum, *Proc. Natl. Acad. Sci. USA* **85,** 7592–7596.

SHAW, G., KAMEN, R. (1986), A conserved AU sequence from the 3′untranslated region of GM-CSF mRNA mediates selective mRNA degradation, *Cell* **46,** 659–667.

SIMOES, E. A. F., SARNOW, P. (1991), An RNA hairpin at the extreme 5′ end of the poliovirus RNA genome modulates viral translation in human cells, *J. Virol.* **65,** 913–921.

SIMONSEN, C., LEVINSON, A. (1983), Isolation and expression of an altered mouse dihydrofolate reductase cDNA, *Proc. Natl. Acad. Sci. USA* **80,** 2495.

SMITH, A. J. H., KALOGERAKIS, B. (1990), Replacement recombination events targeted at immunoglobulin heavy chain DNA sequences in mouse myeloma cells, *J. Mol. Biol.* **213,** 415–435.

SMITH, G. E., SUMMERS, M. D., FRASER, M. J. (1983), Production of human beta interferon in insect cells infected with a Baculovirus expression vector. *Mol. Cell. Biol.* **3,** 2156–2165.

SODROSKI, J., GOH, W. C., ROSEN, C., DAYTON, A., TERWILLIGER, E., HASELTINE, W. (1986), A second post-transcriptional trans-activator gene required for HTLV-III replication, *Nature* **321,** 412–417.

SOMPAYRAC, L. M., DANNA, K. J. (1981), Efficient infection of monkey cells with DNA of simian virus 40. *Proc. Natl. Acad. Sci. USA* **78,** 7575–7578.

SONENBERG, N. (1988), Cap-Binding Proteins of eukaryotic messenger RNA: Functions in initiation and control of translation. *Prog. Nucleic Acid Res.* **35,** 173–207.

SPENA, A., KRAUSE, E., DOBBERSTEIN, B. (1985), Translation efficiency of zein mRNA is reduced by hybrid formation between the 5′ and 3′ untranslated regions, *EMBO J* **4,** 2153–2158.

STANLEY, P. (1989), Chinese hamster ovary cell mutants with multiple glycosylation defects for production of glycoproteins with minimal carbohydrate heterogeneity, *Mol. Cell. Biol.* **9,** 377–383.

STANLEY, P. (1991), Glycosylation engineering: CHO mutants for the production of glycoproteins with tailored carbohydrates, in: *Protein Glycosylation: Cellular, Biotechnological and Analytical Aspects* (CONRADT, H. S., Ed.), GBF Monographs Vol. 15, pp. 225–234, Weinheim: VCH.

STARK, G. R., DEBATISSE, M., WAHL, G. M., GLOVER, D. M. (1990), DNA amplification in eukaryotes, in: *Gene Rearrangement* (HAMES, B., GLOVER, D. M., Eds.), Vol. *Frontiers in Molecular Biology,* pp. 99–149, Oxford: IRL Press.

STENFLO, J., HOLME, E., LINDSTEDT, S., CHANDRAMULI, N., HUANG, L., TAM, J., MERRIFIELD, R. (1989), Hydroxylation of aspartic acid in domains homologous to the epidermal growth factor precursor is catalyzed by a 2-oxoglutarate-dependent dioxygenase, *Proc. Natl. Acad. Sci. USA* **86,** 444–447.

STIEF, A., WINTER, D. M., STRÄTLING, W. H., SIPPEL, A. E. (1989), A nuclear DNA attachment element mediates elevated and position-independent gene activity, *Nature* **341,** 343–345.

STUHLMANN, H., JAENISCH, R., MULLIGAN, R. C. (1989), Construction and properties of replication-competent murine retroviral vectors encoding methotrexate resistance, *Mol. Cell. Biol.* **9,** 100–108.

SU, T.-S., BOCK, H.-G. O., O'BRIEN, W. E., BEAUDET, A. L. (1981), Cloning of cDNA for argininosuccinate synthetase mRNA and study of enzyme overproduction in a human cell line, *J. Biol. Chem.* **256,** 11826–11831.

SUBRAMANI, S., MULLIGAN, R., BERG, P. (1981), Expression of the mouse dihydrofolate reductase complementary deoxyribonucleic acid in simian virus 40 vectors, *Mol. Cell. Biol.* **1,** 854-864.

SUTTLE, J. W. (1985), Vitamin K-dependent carboxylase, *Annu. Rev. Biochem.* **54,** 459–477.

SZOSTAK, J. W., ORR-WEAVER, T. L., ROTHSTEIN, R. J., STAHL, F. W. (1983), The double-strand-break repair model for recombination, *Cell* **33,** 25–35.

TAO, W., WILKINSON, J., STANBRIDGE, E. J., BERNS, M. W. (1987), Direct gene transfer into human cultured cells facilitated by laser micropuncture of the cell membrane, *Proc. Natl. Acad. Sci. USA* **84,** 4180–4185.

THOMAS, K. R., CAPECCHI, M. R. (1987), Site-directed mutagenesis by gene targeting in mouse embryo-derived stem cells, *Cell,* **51,** 503–512.

TOOZE, J. (1980), *Molecular Biology of Tumor Viruses,* 2nd Ed.: *DNA Tumor Viruses,* Cold Spring Harbor, NY: Cold Spring Harbor Laboratory Press.

TREISMAN, R. (1985), Transient accumulation of c-fos RNA following serum stimulation requires a conserved 5′element and c-fos 3′ sequences, *Cell* **42,** 889-902.

URLAUB, G., CHASIN, L. A. (1980), Isolation of Chinese hamster cell mutants deficient in dihydrofolate reductase activity, *Proc. Natl. Acad. Sci. USA* **77,** 4216–4220.

VAN DEURSEN, J., LOVELL-BADGE, R., OERLEMANS, F., SCHEPENS, J., WIERINGA, B. (1991), Modulation of gene activity by consecutive gene targeting of one creatine kinase M allele in mouse embryonic stem cells, *Nucleic Acids Res.* **19,** 2637–2643.

VAN HEUVEL, M., BOSVELD, I. J., LUYTEN, W., TRAPMAN, J., ZWARTHOFF, E. C. (1986), Transient expression of murine interferon-alpha genes in mouse and monkey cells, *Gene* **45,** 159–165.

VARA, J., PORTELA, A, ORTIN, J., JIMENEZ, A. (1986), Expression in mammalian cells of a gene from *Streptomyces alboniger* conferring puromycin resistance, *Nucleic Acids Res.* **14,** 4617-4624.

VARMUS, H. (1988), Retroviruses, *Science* **240,** 1427–1435.

VAUX, D., TOOZE, J., FULLER, S. (1990), Identification by anti-idiotype antibodies of an intracellular membrane protein that recognizes a mammalian endoplasmatic reticulum retention signal, *Nature* **345,** 495-502.

VON HEIJNE, G. (1983), Patterns of amino acids near signal-sequence cleavage sites, *Eur. J. Biochem.* **133,** 17–21.

VON HEIJNE, G. (1984), Analysis of the distribution of charged residues in the N-terminal region of signal sequences: implications for protein export in prokaryotic and eukaryotic cells, *EMBO J.* **3,** 2315–2318.

VON HEIJNE, G. (1985), Signal sequences. The limits of variation, *J. Mol. Biol.* **184,** 99-105.

VON HEIJNE, G. (1986a), Mitochondrial targeting sequences may form amphiphilic helices, *EMBO J.* **5,** 1335–1342.

VON HEIJNE, G. (1986b), A new method for predicting signal sequence cleavage sites, *Nucleic Acids Res.* **14,** 4683–4690.

WAHL, G. M., PADJETT, R. A., STARK, G. R. (1979), Gene amplification causes overproduction of three enzymes of UMP in N-(phosphonoacetyl)-L-aspartate resistant hamster cells, *J. Biol. Chem.* **254,** 8679–8689.

WALLS, J. D., GRINNELL, B. W. (1990), A rapid and versatile method for the detection and isolation of mammalian cell lines secreting recombinant proteins, *Biotechniques* **8,** 138–142.

WALLS, J. D., BERG, D. T., YAN, S. B., GRINNELL, B. W. (1989), Amplification of multicistronic plasmids in the human 293 cell line and secretion of correctly processed recombinant human protein C, *Gene* **81,** 139–149.

WALTER, P., LINGAPPA, V. R. (1986), Mechanism of protein translocation across the endoplasmic reticulum membrane, *Annu. Rev. Cell. Biol.* **2,** 499–516.

WASLEY, L, C., TIMONY, G., MURTHA, P., STOUDEMIRE, J., DORNER, A. J., CARO, J., KRIEGER, M., KAUFMAN, R. J. (1991), The importance of N- and O-linked oligosaccharides for the biosynthesis and *in vitro* and *in vivo* biologic activities of erythropoietin, *Blood* **77,** 2624–2632.

WASYLYK, B. (1986), Protein coding genes of higher eukaryotes, promoter elements and trans-acting factors, in: *Maximising Gene Expression* (REZNIKOFF, W., GOLDS, L., Eds.), pp. 79-99, Guilford, UK: Butterworth.

WATTS, P. L., MACDONALD, C. (1991), Production of biologically active insulin-like growth factor by cells transfected with a recombinant retrovrial vector encoding IGF-1, in: *Production of Biologicals from Animal Cells in Culture* (SPIER, R. E., GRIFFITHS, J. B., MEINIER, B., Eds.), pp. 726-734, Oxford: Butterworth-Heinemann.

WEIDLE, U., BUCKEL, P., WIENBERG, J. (1988), Amplified expression constructs for human tissue-type plasminogen activator in Chinese hamster ovary cells: instability in the absence of selective pressure, *Gene* **66**, 193-203.

WIBERG, F. C., SUNNERHAGEN, P., BJURSELL, G. (1986), New, small circular DNA in transfected mammalian cells, *Mol. Cell. Biol.* **6**, 653-662.

WIELAND, F. T., GLEASON, M. L., SERAFINI, T. A., ROTHMAN, J. E. (1987), The rate of bulk flow from the endoplasmic reticulum to the cell surface, *Cell* **50**, 289-295.

WIGLER, M., SILVERSTEIN, S., LEE, L.-S., PELLICER, A., CHENG, Y.-C., AXEL, R. (1977), Transfer of purified herpes virus thymidin kinase gene to cultured mouse cells, *Cell* **11**, 223-232.

WIGLER, M., PELLICER, A., SILVERSTEIN, S., AXEL, R. (1978), Biochemical transfer of single-copy eucaryotic genes using total cellular DNA as donor, *Cell* **14**, 725-731.

WILSON, T., TREISMAN, R. (1988), Removal of poly(A) and consequent degradation of c-fos mRNA facilitated by AU-rich sequences, *Nature* **336**, 396-399.

WINGENDER, E. (1988), Compilation of transcription regulating proteins, *Nucleic Acids Res.* **16**, 1879-1902.

WINGENDER, E. (1990), Transcription regulating proteins and their recognition sequences, *Crit. Rev. Eucaryotic Gene Expression* **1**, 11-48.

WIRTH, M., BODE, J., ZETTLMEISSL, G., HAUSER, H. (1988), Isolation of overproducing recombinant mammalian cell lines by a fast and simple selection procedure, *Gene* **73**, 419-426.

WIRTH, M., LI, S.-Y., SCHUMACHER, L., LEHMANN, J., ZETTLMEISSL, G., HAUSER, H. (1989), Screening for and fermentation of high producer cell clones from recombinant BHK cells, in: *Advances in Animal Cell Biology and Technology for Bioprocesses* (SPIER, R. E., GRIFFITHS, J. B., STEPHENNE, J., CROOY, P. J., Eds.), pp. 44-50, London: Butterworth.

WIRTH, M., HÖXTER, M., MORELLE, C., HAUSER, H. (1990), Bicistronic expression vectors facilitate screening for overexpressing mammalian cells, in: *DECHEMA Biotechnology Conferences* (BEHRENS, D., KRÄMER, P., Eds.), Vol. 4, pp. 69-73, Weinheim: VCH.

WIRTH, M., SCHUMACHER, L., HAUSER, H. (1991a), Use of dicistronic transcription units for the correlated expression of two genes in mammalian cells, in: *Modern Approaches to Animal Cell Technology* (GRIFFITHS, B., SPIER, R., MEIGNER, R., Eds.), pp. 338-343, London: Butterworth.

WIRTH, M., SCHUMACHER, L., HAUSER, H. (1991b), Construction of new expression vectors for mammalian cells using the immediate early enhancer of the human Cytomegalovirus to increase expression from heterologous enhancer/promoters, in: *Protein Glycosylation: Cellular, Biotechnological, and Analytical Aspects* (CONRADT, H. S., Ed.), GBF Monographs, Vol. 15, pp. 49-52, Weinheim: VCH.

WONG, T.-K., NICOLAU, C., HOFSCHNEIDER, P. H. (1980), Appearance of beta-lactamase activity in animal cells upon liposome-mediated gene transfer, *Gene* **10**, 87-94.

WOOD, W. I., CAPON, D. J., SIMONSEN, C. C., EATON, D. L., GITSCHIER, J., KEYT, B., SEEBURG, P. H., SMITH, D. H., HOLLINGSHED, P., WION, K. L., DELWART, E., TUDDENHAM, E. G. D., VEHAR, G. A., LAWN, R. M. (1984), Expression of active human factor VIII, *Nature* **312**, 330-337.

WOOD, C. R., MORRIS, G. E., ALDERMAN, E. M., FOUSER, L., KAUFMAN, R. J. (1991), An internal ribosome binding site can be used to select for homologous recombinants at an immunoglobulin heavy-chain locus, *Proc. Natl. Acad. Sci. USA* **88**, 8006-8010.

WURM, F. M., GWINN, K. A., KINGSTON, R. E. (1986), Inducible overproduction of the mouse c-myc protein in mammalian cells, *Proc. Natl. Acad. Sci. USA* **83**, 5414-5418.

XANTHOPOULOS, K. G., MIRKOVITCH, J., DEKKER, T., KUO, C. F., DARNELL, J. E. Jr. (1989), Cell-specific transcriptional control of the mouse DNA-binding protein mC/EBP, *Proc. Natl. Acad. Sci. USA* **86**, 4117-4121.

YAGI, T., IKAWA, Y, YOSHIDA, K., SHIGETANI, Y., TAKEDA, N., MABUCHI, I., YAMAMOTO, T., AIZAWA, S. (1990), Homologous recombination at c-fyn locus of mouse embryonic stem cells with use of diphtheria toxin A-fragment gene in negative selection, *Proc. Natl. Acad. Sci. USA* **87**, 9918-9922.

YEUNG, C., INGOLIA, E., BOBONIS, C., DUNBAR, B., RISER, M., SICILIANO, M., KELLEMS, R. (1983), Selective overproduction of adenosine deaminase in cultured mouse cells, *J. Biol. Chem.* **258**, 8338-8346.

YOUNG, A. P., RINGOLD, G. M. (1983), Mouse 3T6 cells that overproduce glutamine synthetase, *J. Biol. Chem.* **258,** 11260–11266.

YU, S.-F., VON RÜDEN, T., KANTOFF, P. W., GARBER, C., SEIBERG, M., RÜTHER, U., FRENCH ANDERSON, W., WAGNER, E. F., GILBOA, E. (1986), Self-inactivating retroviral vectors designed for transfer of whole genes into mammalian cells, *Proc. Natl. Acad. Sci. USA* **83,** 3194–3198.

ZHENG, H., WILSON, J. H. (1990), Gene targeting in normal and amplified cell lines, *Nature* **344,** 170–173.

ZIMMER, A., GRUSS, P. (1989), Production of chimaeric mice containing embryonic stem (ES) cells carrying a homoeobox Hox 1.1 allele mutated by homologous recombination, *Nature* **338,** 150-153.

2 Animales transgénicos

GOTTFRIED BREM

Múnich, Alemania

1 Introducción

La Sección 3 de este apartado contiene discusiones detalladas de las técnicas y de las posibilidades de alterar genéticamente procariotas, eucariotas inferiores, plantas y células animales. Mientras que la Sección 15 se ha centrado en las plantas transgénicas como sistemas diseñados por ingeniería genética, en esta introducción se revisará la metodología para la creación de animales transgénicos, el establecimiento de líneas transgénicas, la expresión de constructos génicos transferidos y las posibilidades que ofrecen los animales transgénicos para la investigación básica y aplicada.

Durante miles de años la alteración genética de los animales por el hombre ha sido la fuerza conductora que se hallaba tras la domesticación de los animales salvajes. Inicialmente, las intervenciones fueron llevadas a cabo con base empírica. Debería mencionarse que el espectro de alteraciones genéticas introducidas durante el proceso de domesticación es, con mucho, más dramático que todas las otras alteraciones introducidas desde entonces por la crianza dirigida y selectiva. A un nivel creciente, la gran cantidad de programas de crianza animal llevados a cabo desde el pasado siglo, han estado cada vez más enfocados a la persecución de la alteración selectiva, perceptible y con objetivos predefinidos de caracteres individuales. Los realmente destacables resultados obtenidos hasta el momento son asimismo una razón para la evaluación muy favorable otorgada a estos logros. El extremo desarrollo de ciertos caracteres es el resultado de la formulación de distintos objetivos en la crianza. La mejora de la producción de leche en las vacas podría servir como un ejemplo: mientras que la producción anual de leche por vaca era de aproximadamente 1.000 kg a mediados del siglo XIX, alcanzó más de 7.000 kg en algunas poblaciones a finales de la década de los 80, con medias por rebaño por encima de los 10.000 kg. Las alteraciones genéticas responsables de estos logros son, con mucho, menos dramáticas y menos complejas que aquellas que acompañaron a la domesticación del ganado salvaje.

El mayor problema en la crianza de animales es que los genotipos (a menudo complejos) responsables del desarrollo de los caracteres fenotípicos deseados no pueden ser reconocidos *per se*. Frecuentemente, la información acerca de las causas genéticas de ciertos caracteres fenotípicos sólo puede ser obtenida analizando una extensa cantidad de datos, obtenidos de animales relacionados (análisis del pedigrí y estima de los valores de crianza). Este problema no es nuevo y también afecta a los geneticistas involucrados en investigación básica. La cuestión más importante acerca de los caracteres determinados poligenéticamente es la distinción entre influencias genéticas y ambientales para la evaluación de las relaciones causa-efecto entre genotipos y fenotipos. El análisis de los defectos genéticos y sus consecuencias, así como la predicción de los resultados de las modificaciones genéticas son de la mayor importancia en relación a los caracteres determinados tanto mono- como oligogénicamente. Los avances en biología molecular (ver Sección 2) han revolucionado nuestro conocimiento de la genética y han aportado algunas respuestas concluyentes y competentes a por lo menos algunas de estas cuestiones.

Los pasados años han visto el desarrollo de métodos que, a diferencia de las técnicas convencionales de crianza, permiten modificar directamente y de manera selectiva la com-

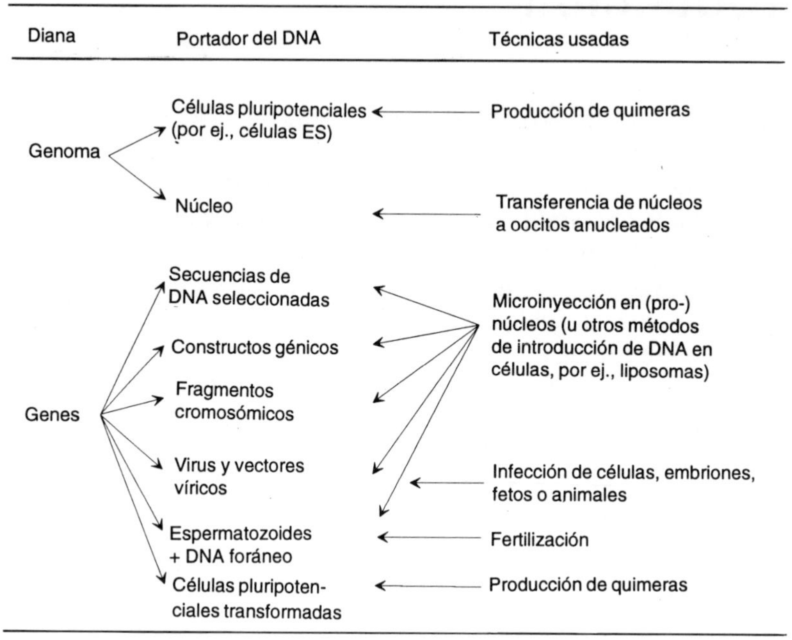

Figura 1. Medios disponibles para la modificación directa de la composición genética de los animales.

posición genética de los organismos, en lugar de indirectamente por la estimación de los valores de crianza en base a fenotipos, con el fin de establecer un orden de prioridad para la selección. En principio, estas nuevas técnicas de manipulación genética pueden ser divididas en aquella categoría que trata el genoma entero como una unidad compacta (manipulación genómica; por ejemplo, la transferencia nuclear) y aquella otra en la que son manipulados los genes individuales (manipulación génica; por ejemplo, la transferencia génica) (Fig. 1). Además, estas técnicas pueden ser diferenciadas en aquellas que permiten la manipulación de células somáticas (por ejemplo, la terapia génica somática; ver Sección 2.4) y en aquellas dirigidas a alterar la línea germinal de los animales (ver Sección 3). Las últimas técnicas dan lugar a líneas transgénicas de animales caracterizadas por la transmisión estable de la modificación genética.

La aplicación de las técnicas de transferencia génica nos ha dotado de nuevas perspectivas en la biología del desarrollo y de los principios que subyacen a la expresión génica específica de tejido (ver Sección 4). También ha provisto a los oncólogos, inmunólogos y médicos geneticistas con una amplia base de información importante y detallada (ver Sección 5). Además, la transferencia génica también permite el desarrollo de nuevos sistemas de producción (ver Sección 6.3) de proteínas farmacológicamente importantes *(granjas de drogas).* En lo que concierne a la producción animal, la transferencia génica parece ser una técnica prometedora para mejorar la resistencia a enfermedades y el comportamiento y la calidad de los productos animales modificando, por ejemplo, rutas metabólicas y estados hormonales (ver Sección 6).

2 Transferencia de transgenes

El término *transgénico* fue usado en primer lugar por Gordon y Ruddle (1982) para describir aquellos animales que portan nuevos genes dentro de su genoma. Este término es actualmente aplicado de una forma general a la caracterización de ciertas variantes de especies cuyo genoma ha sido alterado por la transferencia de genes.

Los primeros animales que contenían DNA foráneo introducido experimentalmente fueron obtenidos por microinyección del DNA del SV40 en el blastocele de ratón (Jaenisch y Minz, 1974; Jaenisch *et al.*, 1975). La integración del DNA foráneo en el genoma de los animales resultantes no fue investigada en estos experimentos tempranos. Estudios posteriores de Jaenisch (1976) demostraron que la infección de los embriones de ratón con el retrovirus Moloney de la leucemia murina (M-MuLV) dio lugar a la primera línea transgénica de ratón (ver Sección 2.3).

Además de la infección retrovírica de los embriones de ratón, otra técnica ha sido extensamente utilizada para generar animales transgénicos: la microinyección directa de DNA en el pronúcleo. La contribución técnica más significativa en el desarrollo y la utilización de esta metodología ha sido hecha por Lin (1966), quien fue el primero en lograr inyectar cantidades medibles de líquidos en oocitos fertilizados de ratón. También demostró que estos oocitos eran capaces de desarrollarse hasta fetos normales y, porteriormente, hasta ratones normales. Los oocitos de anfibio han sido usados más o menos sin problemas para los experimentos de microinyección. Experimentos llevados a cabo en los años 70 demostraron que el mRNA y el DNA microinyectado en oocitos de *Xenopus laevis* permanecían biológicamente activos durante algún tiempo antes de desaparecer en el curso del desarrollo. La capacidad de los genes clonados de ser replicados como DNA circular extracromosómico después de la microinyección ha sido demostrada usando genes clonados de la β-globina de conejo (Rusconi y Schaffner, 1981). Gurdon *et al.* (1974) demostraron que el mRNA es traducido en oocitos de *Xenopus* y que la inyección de ácidos nucleicos puede ser usada para la transferencia génica en oocitos de anfibio (Gurdon y Melton, 1981). Otros tipos celulares tales como las células HeLa y los fibroblastos también traducen el DNA foráneo inyectado. Brinster *et al.* (1980) demostraron que el mRNA que codifica para los genes de la globina murina y de conejo es traducido después de la microinyección en oocitos de ratón fertilizados.

Un plásmido recombinante constituido de segmentos del virus del herpes simplex y del DNA viral del SV40 insertados en el plásmido bacteriano pBR322 ha sido microinyectado en el pronúcleo de oocitos fertilizados de ratón por Gordon *et al.* (1980). Dos de entre 78 ratones contenían la secuencias de DNA foráneo, demostrándose que los genes pueden ser introducidos en el genoma de ratón por inyección directa de DNA en el núcleo de embriones tempranos. Wagner *et al.* (1981) introdujeron genes foráneos clonados en oocitos de ratón por microinyección en el pronúcleo. El 15% de los fetos analizados ($n = 33$) contenían de 3-50 copias del gen de la β-globina humana y del gen tk de HSV que habían sido retenidos y replicados sin pérdidas significativas ni alteración de secuencias. Por lo menos una copia del gen fue correctamente transcrita y traducida para producir una proteína funcional. Como fue demostrado también por diversos grupos durante el principio de los 80 (Gordon y Ruddle, 1981, 1982; Constantini y Lacy, 1981; Bürki y Ullrich, 1982; Brinster *et al.*, 1981, 1982; Wagner *et al.*, 1981; Palmiter *et al.*, 1982), las moléculas recombinantes de cualquier tipo pueden ser introducidas en embriones en el estado de 1 célula (para revisiones ver Gordon y Ruddle, 1982, 1985). En 1985 fueron producidos animales de granja transgénicos por primera vez por microinyección de DNA en el pronúcleo de células de embriones de conejo, cerdo y oveja (Hammer *et al.*, 1985; Brem *et al.*, 1985).

Otra estrategia potencial para la transferencia génica a embriones ha sido proporcionada por la producción satisfactoria de ratones quiméricos por la introducción de células de teratocarcinoma de ratón (Brinster, 1974; Papaioannou *et al.*, 1975; Mintz y Illmensee, 1975) y células madre embrionarias totipotentes (ES) (Evans y Kaufman, 1981; Martin, 1981). Se ha observado que las células ES inyectadas en blastocistos pueden colonizar todos los tejidos del animal en desarrollo, incluyendo la línea germinal (Robertson *et al.*, 1986). Si las células ES son modificadas genéticamente antes de la transferencia a los blastocistos pueden transmitir establemente un transgén en las quimeras y, por tanto, a través de la descendencia, a diversas generaciones (Gossler *et al.*, 1986). Este procedimiento también permite la investigación de los efectos de mutaciones insercionales en los transgenes (Bradley y Robertson, 1986). Con los recientes avances en recombinación homóloga y en la recombinación dirigida de genes, también es posible seleccionar células ES para la producción de quimeras y para la obtención de ratones transgénicos con genes suprimidos o loci génicos recombinados homólogamente (ver Sección 2.2).

2.1 Microinyección

Un objetivo de la generación de animales transgénicos es garantizar que todas las células somáticas, y la línea germinal en particular, portarán el constructo génico foráneo. Por tanto, la transferencia de genes foráneos es llevada a cabo tan pronto como sea posible durante el desarrollo de un animal. Normalmente, esto significa que los genes foráneos son introducidos en oocitos fertilizados o en embriones en estado de dos células como máximo. Por supuesto, esto sólo puede ser logrado utilizando técnicas precisas para el aislamiento, la manipulación y el cultivo de tales estados embrionarios tempranos de las especies de interés.

La técnica que se sugiere con este propósito, y que es una de las más usadas en la transferencia de constructos génicos, es la microinyección directa de soluciones de DNA en el pronúcleo de cigotos y embriones. Teniendo en cuenta la experiencia obtenida con el desarrollo de ratones transgénicos ha sido posible obtener individuos y líneas transgénicas para el desarrollo de animales de granja económicamente viables. En principio, la metodología es similar a la usada para la obtención de ratones transgénicos. Sin embargo, dependiendo de la especie en cuestión, ha sido necesario introducir ciertas modificaciones debido a la diferente morfología de los embriones, al diferente desarrollo embrionario temprano y al manejo de animales donadores y receptores requeridos para la trasferencia embrionaria. Primero, las técnicas esenciales requeridas para generar ratones transgénicos serán discutidas brevemente. Las alteraciones más importantes de la transferencia génica en dife-

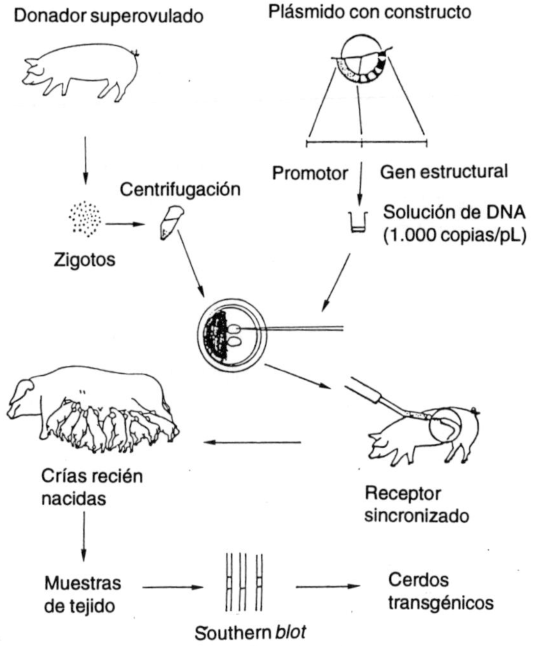

Figura 2. Esquema representando la transferencia génica por microinyección de DNA en cerdos.

rentes especies de mamífero serán presentadas en los párrafos siguientes. Descripciones detalladas de la metodología pueden ser encontradas en las publicaciones originales y en las revisiones concernientes a la generación de ratones transgénicos (GORDON y RUDDLE, 1985; HOGAN *et al.,* 1986; WALTON *et al.,* 1987; PALMITER y BRINSTER, 1985, 1986; WAGNER y STEWART, 1986; DE PAMPHILIS *et al.,* 1988), de conejos (HAMMER *et al.,* 1985; BREM *et al.,* 1985), de cerdos (HAMMER *et al.,* 1985; BREM *et al.,* 1985), de ovejas (HAMMER *et al.,* 1985), de ganado bovino (CHURCH, 1986; BIERY *et al.,* 1988; ROSCHLAU *et al.,* 1989; ROSCHLAU, 1991; MASSEY, 1990; KRIMPENFORT *et al.,* 1991) y de cabra (EBERT *et al.,* 1991).

En principio, un programa enfocado a generar mamíferos transgénicos consiste en los siguiente pasos (Fig. 2):

1. Clonación del constructo génico
2. Preparación de la solución de DNA que será usada en la microinyección
3. Preparación de oocitos y embriones
4. Microinyección del DNA en el pronúcleo
5. Transferencia de embriones inyectados a animales hospedadores adecuados
6. Detección del transgén en animales recién nacidos

El establecimiento de líneas transgénicas por cruces entre animales fundadores transgénicos y el análisis de la expresión del transgén, así como de las actividades biológicas del transgén serán discutidos en las Secciones 3 y 4.

Constructos génicos

Generalmente, es conocido el hecho de que la estructura del DNA de doble hélice es la misma para eucariotas que para procariotas y que el código genético es universal, con la excepción del DNA mitocondrial. En principio, cualquier fragmento de DNA, por ejemplo, químicamente sintetizado, DNA clonado o fragmentos de cromosomas, pueden ser microinyectados y serán integrados en el genoma del hospedador con más o menos la misma frecuencia. El tamaño del DNA microinyectado no parece estar sometido a limitaciones. El hecho de que la mayoría de los constructos génicos transferidos sean menores a 20 kb es debido a limitaciones de los vectores de clonación normalmente usados. El análisis de los constructos génicos integrados sugiere que insertos considerablemente mayores, con longitudes de hasta 1 Mbp o incluso mayores, pueden ser integrados sin dificultades. El análisis del número de copias de un constructo génico discreto en un locus cromosómico individual muestra que la presencia de tales insertos largos puede ser explicada por concatamerización de los fragmentos de DNA inyectados antes o durante el proceso de integración.

La estructura molecular de las moléculas de DNA inyectadas es un parámetro que influye significativamente en la frecuencia de integración (Brinster *et al.,* 1985). Se ha observado que las moléculas de DNA linearizado se integran aproximadamente cinco veces mejor que las moléculas circulares. Bajo condiciones favorables, el uso de constructos lineales de DNA lleva a una frecuencia de integración de aproximadamente el 25% en oocitos de ratón. El uso de fragmentos de DNA con extremos cohesivos en lugar de romos también parece ser una ventaja. Analizando el DNA 24 horas después de la microinyección Brinster *et al.* (1981) observaron que los oocitos de ratón contienen muchas actividades enzimáticas diferentes capaces de modificar el DNA foráneo. También ha sido demostrado que los genes foráneos son transcritos y degradados en una pequeña proporción únicamente durante las primeras 24 horas tras la microinyección. La transcripción de los plásmidos microinyectados se reduce considerablemente después de la primera división celular (Chen *et al.,* 1986).

Con el objetivo de asegurar que los transgenes son también transcritos es aconsejable eliminar de los constructos de DNA cualquier secuencia procariótica del vector, ya que éstas pueden inhibir más adelante la actividad del gen. También se ha visto que es más ventajoso usar transgenes en su forma genómica original en lugar de usar copias de cDNA. Las estructuras exón-intrón correctas favorecen la transcripción eficiente de los transgenes (Brinster *et al.,* 1985). Si las secuencias genómicas no están disponibles o hay dificultades en la preparación del constructo génico, tales constructos deberían contener al menos una o más secuencias intrónicas más cortas. En muchos casos el cDNA que codifica el gen a ser transferido es ampliado en su extremo 3' con secuencias exón-intrón derivadas de una región no traducida de otro gen disponible. Frecuentemente, la región de poliadenilación del gen en cuestión o de otro gen es usada con este propósito.

En una serie de experimentos destacables Palmiter *et al.* (1991) demostraron que los intrones heterólogos también pueden activar la expresión de un transgén y que la posición de estos intrones en relación a la fracción de cDNA del constructo parece ser importante.

En principio, un constructo génico funcional debe portar secuencias reguladoras localizadas en 5' con respecto a las regiones codificantes. Secuencias aisladas de DNA sin

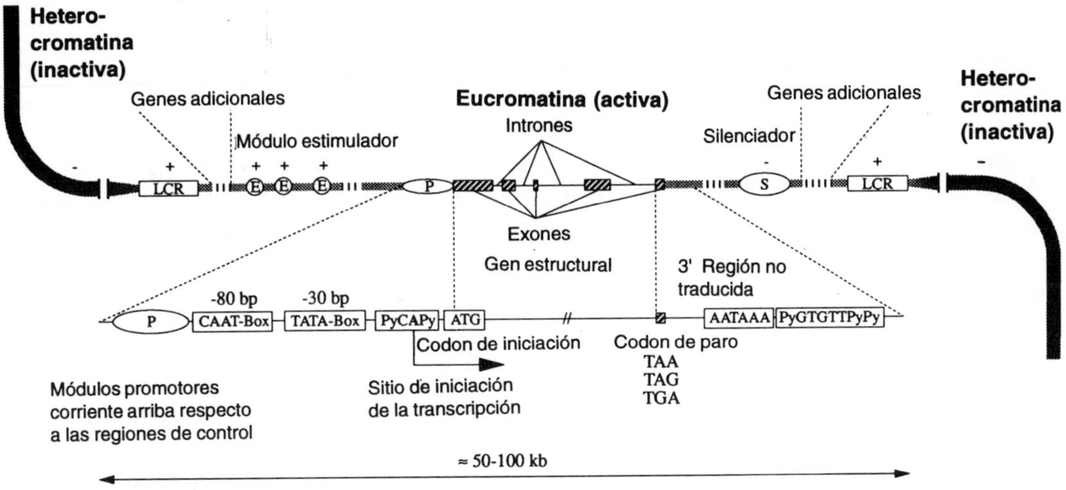

Figura 3. Estructura de una unidad de transcripción eucariótica típica.

regiones promotoras/estimuladoras también serán integradas pero no expresadas. La expresión génica puede ser observada sólo en aquellos casos raros en los que por integración accidental se han situado exactamente en la posición 3' de un promotor endógeno.

Los genes estructurales pueden ser combinados con elementos reguladores, incluso con aquellos que normalmente no están asociados a dichos genes. El promotor para el gen a ser transferido es elegido con el objetivo de maximizar la especificidad tisular, la cantidad deseada y el tiempo de expresión del transgén (ver Sección 3). Si la proteína codificada por el transgén ha de ser secretada, una secuencia apropiada que codifique una secuencia señal debe ser unida a la región 5' de la secuencia codificante.

Además de secuencias reguladoras y codificantes, una unidad de transcripción eucariótica completa (Fig. 3) puede contener en su región 3' secuencias que permitan un procesado correcto en el extremo 3' del mRNA y que también influyan en el procesado, la translocación del transcrito al citoplasma y la traducción del transcrito. Estas secuencias comprenden el hexanucleótido 5'-AATAAA-3', que es esencial para la poliadenilación, y otra secuencia altamente conservada con la secuencia consenso 5'-PyGTGTTPyPy-3', que es requerida para la formación de mRNAs traducibles (McLaughlan *et al.,* 1985).

El diseño y la clonación de un constructo génico es el paso fundamental en la generación de animales transgénicos, determinando esencialmente el éxito o el fracaso de todos los pasos subsiguientes, y si todas las cuestiones planteadas pueden ser realmente contestadas analizando el animal transgénico. Una aproximación que ayuda a evitar los problemas potenciales asociados con la expresión del constructo génico en animales transgénicos es probar el constructo antes de usarlo por transfección *in vitro* de células. Sin embargo, debería mencionarse que las pruebas *in vitro* deben ser interpretadas con precaución porque no siempre proporcionan resultados suficientes e inequívocos para los animales transgénicos.

Finalmente, otra técnica no menos importante, que permite la transferencia de fragmentos de DNA muy largos de origen cromosómico, debería ser mencionada. RICHA y LO (1989) obtuvieron fragmentos centroméricos con una longitud de aproximadamente 0,5-1,0 μm (correspondiente a 15-30 Mbp) por microdisección de cromosomas en metafase (Fig. 4, *ver páginas de color*) y los introdujeron por microinyección directa en el pronúcleo de oocitos de ratón. El fragmento cromosómico transferido era detectable en aproximadamente el 50% de los estados mórula/blastocisto de los embriones desarrollados *in vitro* y también en fetos de 13 días. Por transferencia de fragmentos no centroméricos debería ser posible obtener líneas estables de animales transómicos, esto es, animales que portan subfragmentos cromosómicos de otras especies.

Solución de microinyección del DNA

Los plásmidos recombinantes o los cósmidos que contienen el constructo génico usado para el establecimiento de animales transgénicos son aislados como moléculas de DNA superenrrolladas por procedimientos estándar a partir de cultivos bacterianos. Son subsiguientemente cortados por enzimas de restricción apropiadas para obtener el inserto que puede ser purificado por electroforesis en gel de agarosa o poliacrilamida. El DNA es subsiguientemente extraído (NaDod-SO_4/fenol/cloroformo), precipitado (etanol), lavado (etanol) y resuspendido en el tampón de inyección (TE, pH 7,5) a una dilución apropiada. Dependiendo de la longitud del constructo, una solución de aproximadamente 1 μg/ml contendrá varios cientos de copias del constructo por picolitro. Esta concentración parece ser óptima para obtener las frecuencias mayores de integración (BRINSTER *et al.*, 1985). Las soluciones de DNA para la microinyección deben estar absolutamente libres de partículas con el objetivo de evitar una obstrucción de la micropipeta o un daño de las células inyectadas. Todas las soluciones usadas para la preparación de DNA deben ser esterilizadas por filtración usando filtros de 0,22 μm de tamaño de poro. El material de vidrio debe ser completamente lavado con agua esterilizada por filtración (BRENIG, 1987).

Preparación de los embriones

a) Ratones

Los oocitos fertilizados de ratón para la microinyección pueden ser obtenidos de cepas fértiles endogámicas, exogámicas o híbridas. El número máximo de oocitos inyectables de un animal donador individual se obtiene tratando la hembra de ratón con hormonas a la edad de 6-8 semanas. Tres días antes de la microinyección estos animales reciben una inyección intraperitoneal de 5-10 IU de PMSG (gonadotropina de suero de madre preñada). Esto es seguido 48 horas después por una inyección intraperitoneal de gonadotropina coriónica humana (HCG). La ovulación inducida por este tratamiento usualmente tiene lugar, aproximadamente, 12 horas después de la última administración de hormonas. Cada hembra superovulada es a continuación puesta junto a un macho en una celda separada. El apareamiento, normalmente, tiene lugar en medio del período de oscuridad y puede ser detectado por control del orificio vaginal a la mañana siguiente. Las hembras que han apareado satisfactoriamente son usadas para obtener embriones, mientras que las hembras negativas pueden ser usadas para otro procedimiento de superovulación después de aproximadamente dos semanas. Dependiendo del fondo genético del ratón, entre 5 y 8 de cada 10 ratones hembra superovuladas son normalmente apareadas satisfactoriamente y cada una producirá 15-30 oocitos que pueden ser usados para experimentos de transferencia génica.

Las hembras positivas son sacrificadas dislocando su cervical en el curso de la mañana del día siguiente. Los órganos reproductivos son extraídos para obtener los oocitos. Tras la separación de los oviductos a la altura de la unión uterotubular y una vez separados de los ovarios, se inserta una aguja fina en el infundíbulo y el oviducto se lava con medio M2 (solución Krebs-Ringer modificada con tampón HEPES). La solución de lavado es recogida en una placa de Petri pequeña, de forma que los oocitos, todavía rodeados de células cúmulo, puedan ser recogidos bajo observación al microscopio. Las células cúmulo, que son bastante pegajosas, pueden ser separadas de los oocitos añadiendo hialorunidasa (300 μg/mL). Los oocitos purificados son a continuación lavados otra vez con medio M2 reciente y son transferidos a medio M16 (similar al medio Witten) a 37°C y 5% de CO_2 hasta que son usados para la microinyección.

b) Conejos

Los animales adultos son distribuidos en celdas individuales 21 días antes de la superovulación. Cuatro días antes de la extracción de los embriones, los animales reciben inyecciones intramusculares de 20 IU de PMSG/peso corporal en kg. La ovulación es inducida por inyección intravenosa de HCG (180 IU). Inmediatamente antes o después de la inyección de HCG los animales donadores son inseminados artificialmente o bien puestos junto con machos fértiles. La cópula es repetida una hora más tarde para asegurar la fertilización de un número máximo de oocitos. La actividad de la PMSG puede ser neutralizada después de la fertilización usando anticuerpos anti-PMSG. Los animales son sacrificados 19-21 horas después de la fertilización para obtener los órganos reproductores (ovarios, oviductos y cuernos del útero). El mesosalpinx y el tejido graso son separados de los oviductos, que son entonces enjuagados a través del infundíbulo. El medio BSM II (MAURER, 1978) o el PBS (tampón fosfato salino), suplementados con un 20% de suero fetal de ternera, son medios apropiados para el almacenaje de embriones y para los cultivos a corto plazo. Los oocitos fertilizados de buena calidad están libres de células cúmulo y pueden ser usados para la microinyección inmediatamente después de haber sido lavados con medio. Nuestros propios experimentos han mostrado que un animal donador individual aporta aproximadamente 25 oocitos fertilizados que pueden ser microinyectados.

c) Cerdos

Las cerdas jóvenes prepuberales son distribuidas en celdas individuales 132-135 horas antes de que los embriones sean extraídos. Los animales reciben una inyección de 1.250 IU de PMSG. 72 horas después la ovulación es inducida por administración de 750 IU de HCG. Los animales son artificalmente inseminados 24 y 36 horas después. Los embriones son recogidos 24-27 horas después de la segunda inseminación por cirugía o bien sacrificando los animales. Por cirugía, los animales son anestesiados con 160 mg de Azaperón (Stresnil®) y 400 mg de hidrocloruro de metomidato (Hypnodil®). Tras la fijación de los animales sobre su lomo el punto de operación es limpiado y cubierto con tejido estéril. La piel es abierta por una incisión medial de aproximadamente 10 cm entre el último par de mamas. Los músculos son apartados por un corte romo, quedando expuesta la línea alba. A través de la cavidad abdominal se alcanzan el útero, el oviducto y los ovarios. Una cánula de vidrio (1 cm de diámetro) es insertada dentro e inmovilizada en el cuerno uterino, que ha sido separado en la unión úterotubal por un corte romo. Una cánula de ojo curvado de 8 cm de longitud con un tubo de goma es insertada en el oviducto a través de las fimbrias del tubo uterino e inmovilizada. 50 ml de PBS de Dulbecco son usados para limpiar el oviducto. El fluido de lavado es recogido en una placa de Petri para recolectar los oocitos (Fig. 5; *ver páginas de color*). Un animal donador aportará aproximadamente 30-35 oocitos y el 50-60% de éstos serán apropiados para la microinyección.

d) Ovejas

14-20 días antes de la inseminación de la oveja, ésta recibe una esponja intravaginal impregnada en progesterona (Simons *et al.,* 1985; Hammer *et al.,* 1985; Rexroad y Pursel, 1988; Murray *et al.,* 1989). Tres días antes de la extracción de la esponja se inyecta a los animales 5 mg de FSH (hormona estimulante del folículo). 2,5 mg de FSH son administrados por la mañana y por la noche en los 3 días siguientes. En la tarde del día en el que la esponja es extraída muchos animales estarán en celo y podrán ser inseminados quirúrgicamente. La extracción quirúrgica de los embriones tiene lugar en la mañana del segundo día después del inicio del estro. El medio de lavado es PBS suplementado con un 10% de FCS, mientras que el medio TCM 199 es usado para el cultivo subsiguiente. Por término medio, un animal dará lugar aproximadamente a 5 embriones, y aproximadamente el 50-70% de éstos pueden ser usados para la microinyección.

e) Cabras

Un protocolo experimental para la producción de cabras transgénicas ha sido publicado por Ebert *et al.* (1991). El tiempo del estro fue sincronizado en las donadoras con implantes en la oreja de Norgestomet. Después de los primeros 7-9 días se administró prostaglandina a fin de eliminar las fuentes internas de progesterona. En el día 13 después de la administración de progesterona se inyectó a los animales FSH a una concentración de 18 mg, dos inyecciones al día durante tres días. 24 horas después de extraer el implante, los animales donadores fueron apareados varias veces para fertilizar las hembras, durante un período de 2 días. Los embriones fueron extraídos quirúrgicamente 72 horas después de eliminar el implante. Cada animal aportó aproximadamente seis oocitos/embriones, la mitad de los cuales fueron adecuados para la microinyección.

f) Ganado bovino

Entre el octavo y el duodécimo día después del inicio del estro, los animales recibieron 2.000-3.000 IU de PMSG. Dos días después de la inyección de PMSG los animales donadores recibieron 2 ml de la prostaglandina F2α (cloprostenol) para inducir la luteolisis del cuerpo lúteo. El estro observado 48 horas después es aprovechado para la inseminación artificial. 12 horas después se realiza una segunda inseminación. Habitualmente, los embriones son recuperados tras el sacrificio de los animales. Sin embargo, también es posible recuperar los oviductos por castración y recuperar los embriones por un procedimiento que consume mucho tiempo y que es laborioso, como es la extracción por lavado quirúrgico de los embriones. El momento más apropiado para recuperar los embriones es 78-82 horas después del tratamiento con prostaglandina. Aproximadamente, 12 oocitos pueden ser recuperados de cada animal donador y la mitad de ellos son apropiados para la microinyección. Una fuente alternativa de oocitos es la producción *in vitro* de embriones de ganado bovino a través de la extracción, maduración y fertilización de oocitos obtenidos por extirpación de los ovarios en el matadero de animales no tratados (BERG y BREM, 1989). Inyectando embriones producidos *in vitro* KRIMPENFORT *et al.* (1991) consiguieron 21 gestaciones de las cuales nacieron 19 terneras. En dos de los casos el DNA microinyectado se integró en el genoma del hospedador.

Microinyección del DNA

La microinyección de embriones requiere una mesa de trabajo estable y preferentemente protegida de golpes. El equipamiento consiste en un microscopio de inversión, dos micromanipuladores para manejar las pipetas de inyección y de sujeción, y un aparato de inyección que permita regular la presión de inyección. Una cámara de inyección que contiene los embriones en medio de cultivo cubiertos con una capa de aceite de parafina es colocada bajo el microscopio. El embrión a ser inyectado es sujetado con la pipeta de sujeción bajo una presión reducida y posicionado de forma que el pronúcleo sea visible. La pipeta de inyección tiene en la punta un diámetro de 1 μm y está llena de solución de DNA en el extremo. Para la inyección de DNA, la punta es insertada cuidadosamente a través de la zona pelúcida y la membrana celular hasta que es colocada en el interior del pronúcleo (Fig. 6; *ver páginas de color*). El volumen del pronúcleo aumenta aproximadamente un 50% si se inyectan 1-2 pl de solución de DNA. Este aumento visible del volumen del pronúcleo es la única indicación de que la solución de DNA ha sido inyectada satisfactoriamente en el núcleo. Después de la inyección el oocito es liberado de la pipeta de sujeción. Todos los embriones inyectados son transferidos a medio de cultivo y son mantenidos a 37°C o 39°C hasta que son transferidos a un animal receptor. Los pronúcleos de los embriones fertilizados de ratón o de conejo que fueron recogidos a la edad apropiada son fácilmente distinguibles e inyectados con facilidad y precisión. En los embriones de animales de granja los pronúcleos están ocultos por la presencia de gránulos lipídicos oscuros. Estos pueden ser desplazados hacia un lado de los oocitos por centrifugación a 13.000-15.000 g durante 3-5 minutos, de forma que el pronúcleo, que normalmente está en el centro, llega a ser visible (Fig. 6.3; *ver páginas de color*). El pronúcleo de los embriones de oveja puede ser visualizado bajo ópticas Nomarski de contraste de fase. A pesar del paso de centrifugación, los oocitos de animales de granja a menudo pueden ser más difíciles de microinyectar y no siempre pueden ser inyectados con la misma precisión que los de ratón y conejo.

Transferencia de embriones

Normalmente, los embriones serán transferidos a animales receptores sincronizados después de un corto período de cultivo *in vitro* (de hasta varias horas). Los embriones morfológicamente defectuosos son, por supuesto, descartados y no usados para la transferencia embrionaria. Una alternativa a la transferencia de embriones llevada a cabo el mismo día que la microinyección es el cultivo intermediario de embriones durante 3 días (ratón) o de hasta más de 7 días (ganado bovino). Este cultivo intermediario ofrece la ventaja que los embriones que han sido dañados en el proceso de inyección son identificados. Por otro lado, el cultivo intermediario también puede introducir un factor adicional de estrés de forma que en ciertas especies ésto puede producir dificultades adicionales. Bajo condiciones óptimas de cultivo, los embriones de conejo, por ejemplo, se desarrollarán hasta el estado de mórula/blastocisto. Sin embargo, estos embriones no se pueden implantar apropiadamente por ellos mismos en el útero tras la transferencia al animal receptor porque la capa de mucina, que es característica de estas especies, no se puede desarrollar *in vitro*. Los embriones de ganado bovino sólo se desarrollan bien *in vitro* si son cocultivados con células de la granulosa (BERG y BREM, 1989), células de oviducto o células similares, o bien si son cultivados con medio apropiadamente acondicionado.

El ciclo del estro de los animales receptores debe ser sincronizado con el de los animales dadores de embriones de forma que los ovarios, los oviductos, y el útero estén en condiciones que garanticen el desarrollo fisiológico de los embriones transferidos. La sincronización es alcanzada en las especies mencionadas por apareamiento con machos vasectomizados (estériles) (en ratones), por inducción de la ovulación con HCG (en conejos), por superovulación «suave» en cerdos, ovejas y cabras o por luteolisis con prostaglandinas en el ganado bovino. Si los embriones han de ser cultivados *in vitro* durante períodos más largos, es ventajoso usar donadores y receptores cuyo ciclo sea asincrónico por un día. Las opciones del embrión de desarrollarse normalmente parecen ser mucho mayores si los embriones cultivados *in vitro* están acoplados con respecto al estado de desarrollo de los animales receptores. Este efecto es bastante pronunciado en ratón: los blastocistos de 3 días, normalmente, se desarrollan mucho más frecuentemente si son transferidos a receptores que están en el día 2 del ciclo (1 día de asincronía) que si se transfieren a receptores exactamente sincronizados.

La transferencia directa de oocitos microinyectados a oviductos de receptores definitivos requiere siempre cirugía. El ambiente necesario para el desarrollo correcto de los oocitos puede ser proporcionado sólo por el oviducto. Por razones anatómicas, los oviductos no pueden ser alcanzados sin intervención quirúrgica (laparatomía) incluso en animales grandes de granja. Los animales receptores son anestesiados, el campo de operaciones es preparado adecuadamente y la cavidad abdominal es abierta. Los embriones son recogidos con un catéter apropiado para la transferencia que es a continuación usado para liberarlos en el oviducto. Antes de la transferencia, se controla la reacción de los ovarios con respecto a la inducción de la ovulación (puntos de ovulación, desarrollo del cuerpo lúteo en relación con el cuerpo rúbreo) con el objetivo de excluir a los animales no sincronizados que no son apropiados para la transferencia embrionaria. Ocasionalmente, también pueden ser usados receptores temporales para la transferencia de todos los oocitos inyectados. Los oocitos pueden ser almacenados en el oviducto ligado durante 4-7 días antes de ser reaislados. Sólo aquellos oocitos que se han desarrollado apropiadamente son a continuación transferidos al animal receptor definitivo. Esta técnica es usada especialmente con animales grandes de granja porque el número de receptores requeridos puede ser reducido considerablemente. Los receptores intermediarios son frecuentemente empleados en particular con los embriones de ganado bovino, en cuyo caso los oviductos de oveja o de conejo pueden

Tabla 1. Comparación de datos reproductivos importantes para generar animales transgénicos en diferentes especies.

Especies	*Ratón*	*Conejo*	*Cerdo*	*Oveja*	*Ganado bovino*
Número de huevos inyectables por donador (D) superovulado	15	20	15	4	5
Número de donadores por receptor (R)	2	2	2	1,5	1
Porcentaje de preñez	60%	50%	40%	40%	20%
Animales nacidos/embriones inyectados	10-20%	10%	5%	15%	10%
Frecuencia de integración	15%	10%	10-15%	5-10%	5-10%
Animales transgénicos/huevos inyectados	2%	1%	0,5%	1%	0,5%
Número de animales (D+R) requeridos por animal transgénico	10	15	20	40	80

ser usados como receptores intermediarios. Los embriones de ganado de 7 días de edad pueden ser transferidos sin cirugía a las vacas receptoras.

Los ratones y conejos receptores usualmente reciben de 20 a 30 embriones distribuidos equitativamente entre los dos oviductos. En cerdos aproximadamente 30-40 embriones son transferidos a un oviducto, porque los embriones se distribuyen subsiguientemente entre los dos cuernos uterinos por sí mismos (espaciado). La transferencia a oviducto en ovejas, cabras y ganado bovino usualmente implica la transferencia de 2-4 embriones por animal receptor. Una comparación del éxito de los programas de transferencia génica en granjas experimentales se muestra en la Tabla 1.

Dependiendo de las especies, una gravidez satisfactoria puede ser diagnosticada varios días o semanas después y debe ser controlada hasta el nacimiento. El diagnóstico precoz de la gravidez también proporciona datos inmediatos de los índices de supervivencia de los embriones.

Detección de la integración

Las muestras de tejido o de sangre de animales obtenidas después de la transferencia de oocitos inyectados pueden ser usadas para la preparación de DNA. En ganado bovino, ovejas, cabras y cerdos también es posible obtener datos acerca de la integración de los constructos génicos transferidos en el día del nacimiento. Habitualmente, en ratones y conejos el DNA será analizado para detectar secuencias integradas 3 y 6 semanas, respectivamente, tras el nacimiento. Cuando son tomadas muestras de tejidos o de sangre, los animales deben ser marcados permanentemente y de forma que no se confundan. En casos raros, los animales que portan un constructo transferido integrado pueden mostrar alteraciones fenotípicas al nacer. La expresión de fenotipos que distingan los animales transgénicos de los no transgénicos depende del constructo específico usado. Dado que los transgenes normalmente no son expresados en todos los individuos, pruebas inequívocas de la presencia de un constructo génico integrado pueden ser obtenidas por análisis del DNA genómico.

Diversas técnicas diferentes están disponibles para investigar la integración del transgén en el DNA de los animales. Se ha observado que DNA con un tamaño medio por fragmento de 25-35 kb es suficiente para llevar a cabo el análisis. Por tanto, no es necesario usar específicamente preparaciones de DNA de alto peso molecular.

Las muestras de tejido son normalmente lisadas completamente por tratamiento a 55°C durante varias horas con un tampón de lisis que contiene proteinasa K. El DNA es extraído con fenol/cloroformo y puede ser precipitado con acetato sódico y etanol. Un segundo paso de precipitación puede ser llevado a cabo después de la centrifugación del primer precipitado. La concentración de DNA es medida por espectrofotometría en una alícuota diluida.

Evidencias concluyentes de la integración de un constructo génico pueden ser obtenidas por análisis de Southern *blot* (Southern, 1975). El análisis puede ser llevado a cabo con aproximadamente 20-40 μg de DNA genómico de alto peso molecular.

Un protocolo rápido para analizar un gran número de diferentes muestras de DNA ha sido descrito por Brenig *et al.* (1989). El procedimiento evita protocolos estándar para realizar transferencia a filtros, e implica esencialmente la transferencia de alícuotas de preparaciones crudas de DNA desnaturalizado por transferencia al vacío a membranas adecuadas y permite la detección de los constructos génicos microinyectados en el DNA de los animales en 25-30 horas. Las sondas para la hibridación y la detección de constructos génicos están normalmente marcadas por traslación de mella *(nick translation)* o utilizando deoxinucleósidos trifosfato radiactivamente marcados para construir los cebadores. Una alternativa del uso de marcaje radiactivo es el uso de dUTP unido a biotina (Langer *et al.*, 1981). Este procedimiento de marcaje también permite la detección de cantidades mínimas de DNA unido a biotina aprovechando la alta afinidad de la biotina por la avidina que puede ser detectada a su vez por anticuerpos, enzimas o por colorimetría.

La elección correcta de enzimas de restricción para el corte del DNA genómico de alto peso molecular es de gran importancia para el análisis por Southern *blot*. Si el DNA celular es cortado con la enzima usada para extraer el constructo génico del vector, el análisis por Southern *blot* del DNA genómico dará fragmentos de hibridación de tamaño correspondiente al constructo génico entero y, frecuentemente, también puede evidenciar la presencia de uno o dos fragmentos que son mayores que el constructo génico original (Fig. 7).

El análisis de tales patrones de hibridación permite extraer diversas conclusiones acerca de la integración del constructo génico en el genoma de los animales transgénicos. Se sabe que muchos animales transgénicos no portan una sola copia integrada del constructo génico inyectado sino que contienen varias copias orientadas de la forma cabeza-cola o cola-cola, dependiendo de la naturaleza del sitio de corte. También se ha observado que varias bases pueden ser perdidas en la integración del constructo, especialmente si están implicados fragmentos con extremos cohesivos. Bajo estas circunstancias, los sitios de corte en los extremos 5' y 3' del fragmento de DNA integrado pueden haber desaparecido. Si el DNA genómico es entonces cortado con una enzima que corta en los extremos del constructo génico, los concatámeros integrados son cortados de manera que se liberan copias completas del constructo génico original. Si los puntos de corte terminales han desaparecido, las regiones 5' y 3' darán lugar a fragmentos más largos constituidos por el

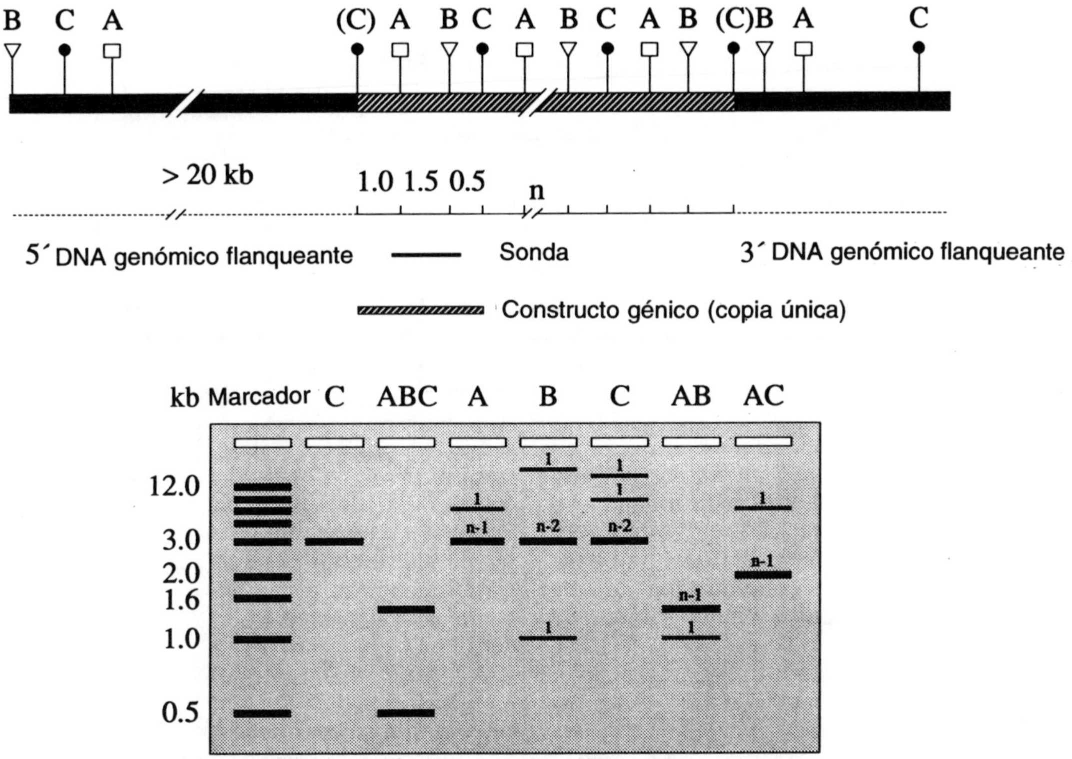

Figura 7. Ejemplo teórico de un análisis por Southern *blot* de un animal transgénico. Los números bajo las bandas indican el número de copias calculado.

constructo génico original más una pieza de DNA genómico cuya longitud dependerá de la posición del punto de corte correspondiente en el DNA genómico. Las longitudes de estos fragmentos génicos terminales no pueden ser predichas de antemano y dependerán de la presencia de puntos de corte para la enzima de restricción en cuestión en el DNA genómico colindante.

En casos raros, el constructo génico se integrará en dos o más sitios del genoma del animal transgénico. Algunas veces es posible detectar la existencia de tales puntos de integración diferentes por Southern *blot* (Fig. 8). Sin embargo, frecuentemente, la existencia de diferentes sitios de integración no es detectada en animales primarios y sólo se puede detectar tras la segregación de los transgenes en la progenie de los animales primarios.

Si la transferencia génica implica constructos que contienen secuencias homólogas, esto es, secuencias derivadas del genoma de la misma especie, el Southern *blot* llevado a cabo para detectar la integración tendrá que ser planeado cuidadosamente y será más complicado. Un evento de integración específica puede ser detectado sólo si se dispone de enzimas de restricción apropiadas y de sondas de DNA para la hibridación que permitan

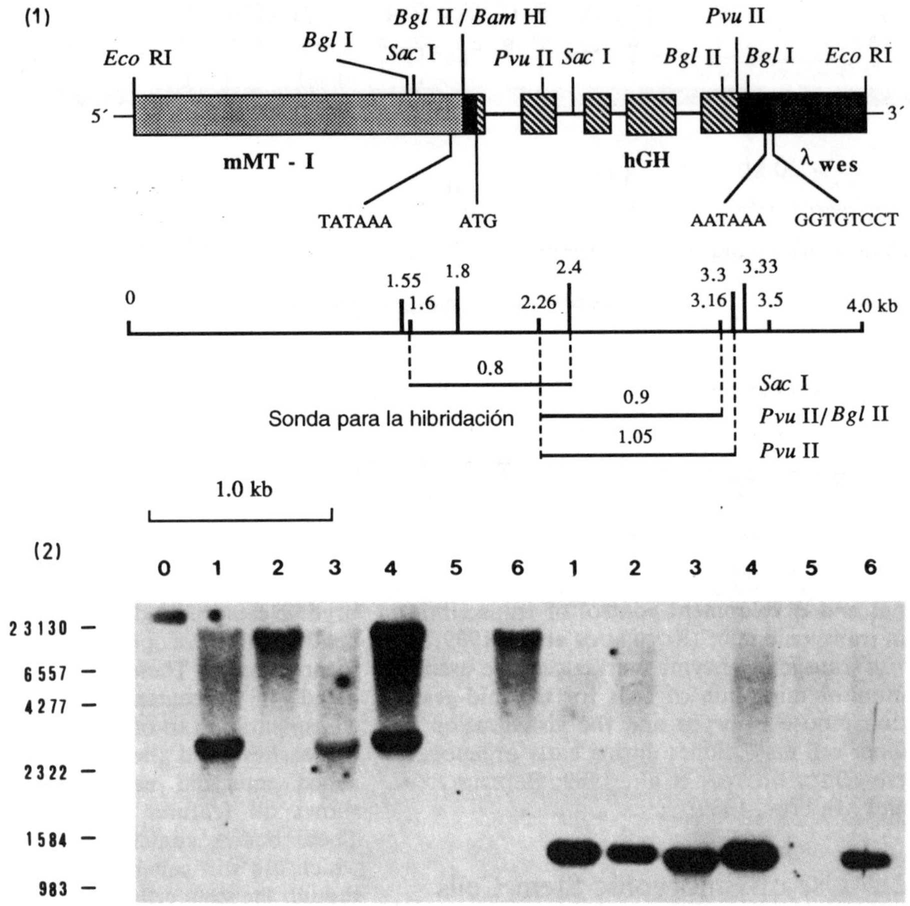

Figura 8. Estructura del constructo génico MThGH (1) y análisis por Southern *blot* (2) de la descendencia de ratón transgénico con dos sitios de integración (Brenig y Brem, 1988).
Los carriles 1-4 y 6 muestran el DNA de la descendencia. El carril 5 contiene el DNA control de un ratón no transgénico; la mitad izquierda muestra DNA cortado con *Eco*RI (fragmentos terminales), mientras que la mitad derecha muestra DNA cortado con *Pvu*II (fragmentos internos).

diferenciar el DNA endógeno del transferido. Dado que el orden de las regiones no traducidas, de las regiones promotoras y de los genes estructurales en el constructo génico, normalmente difiere del observado en el genoma, las uniones entre estos diferentes elementos estructurales serán particularmente útiles para ser utilizadas como sondas de hibridación. Sin embargo, la hibridación cruzada de estas sondas con secuencias genómicas puede generar señales que son difíciles de interpretar unívocamente.

Ocasionalmente, un Southern *blot* puede aportar patrones de hibridación completamente inesperados que no pueden ser explicados por los patrones de restricción del constructo original. En tales casos, la restricción diferencial del DNA con diversas enzimas de restricción y el subsiguiente análisis por Southern puede ayudar a resolver el complejo patrón de integración. Una razón para que ocurran tales patrones de integración complicados puede ser la generación de deleciones o mutaciones en el constructo génico inyectado. Si estos constructos alterados son amplificados antes de la integración, algunas de las copias integradas pueden mostrar las mismas alteraciones. También es posible que fragmentos de DNA genómico estén situados entre varias copias integradas del constructo, alterando también el patrón de restricción esperado.

La ligación intermolecular normalmente genera estructuras complejas concataméricas. La ligación de los constructos de DNA inyectados usualmente ocurre más rápido que la integración de los constructos en el DNA cromosómico. Si las estructuras concateméricas son integradas en regiones cromosómicas provocando reestructuraciones, las posiciones de los transgenes también pueden cambiar incluso después de la integración.

El número de copias del constructo integrado puede ser determinado por análisis *dot-blot* de DNA inmovilizado en filtros. Las autorradiografías de los filtros hibridados son analizadas por densitometría generando datos que pueden ser usados para calcular el número de copias del transgén (tamaño del genoma haploide, aproximadamente 3×10^9 bp). Esta aproximación es particularmente útil porque no requiere electroforesis de DNA y el DNA no tiene que ser de la misma calidad que el DNA usado en el análisis por Southern *blot.*

PCR

La reacción en cadena de la polimerasa (PCR) es un método extremadamente eficiente para detectar transgenes en el DNA genómico aislado de cantidades mínimas de tejidos en un tiempo relativamente corto (ver Fig. 15). King y Wall (1988) han demostrado por primera vez la detección de transgenes por PCR en embriones para preimplantación. Esta técnica también debería permitir la identificación de embriones potencialmente transgénicos en la ganadería. Su aplicación puede ayudar a clarificar un punto que todavía es de considerable interés, la bajísima eficiencia de la producción de ganado transgénico.

Hibridación in situ

Si el sitio de integración de un transgén ha de ser determinado a nivel cromosómico, el método de elección es la hibridación *in situ* en cromosomas en metafase, que también puede ser usado para detectar DNA y RNA en secciones criostáticas. Por experimentos de hibridación *in situ* de cromosomas en metafase Constantini *et al.* (1984) demostraron que la integración de un transgén (constructo de la β-globina) ocurrió en un locus cromosómico específico único en cada ratón pero no en el locus homólogo de la β-globina en el genoma del ratón. La hibridación *in situ* ha sido usada para examinar el control espacial y del desarrollo de la transcripción en ratones transgénicos (Koopman *et al.,* 1989). Marcadores enzimáticos transgénicos pueden ser usados *in situ* para monitorizar la migración de células de embriones de ratón a mitad de la gestación y para visualizar los clones de la masa celular interna durante la organogénesis temprana (Beddington *et al.,* 1989; Beddington y Martin, 1989).

2.2 Uso de células madre embrionarias

Líneas celulares pluripotenciales no diferenciadas pueden ser obtenidas y establecidas bien directamente a partir de embriones o bien indirectamente a partir de teratocarcinomas. Las primeras son conocidas como células ES (células madre embrionarias) mientras que las últimas han sido llamadas células EC (células de carcinoma embrionario).

El establecimiento de líneas celulares madre pluripotenciales ha sido investigado en detalle en ratón. El primer signo visible de diferenciación de los embriones de mamíferos es la formación del blastocisto en el que las células trofoectodérmicas se desarrollan hasta una línea celular extraembrionaria. Sólo algunas células constituyen la llamada masa celular interna (ICM) que da lugar a todos los órganos del feto incluyendo la línea celular germinal. En el ratón, la ICM es presumiblemente constituida a partir de sólo tres células. Durante muchos años se ha sabido que las células madre pluripotenciales son un constituyente esencial de los teratocarcinomas. Estos tumores malignos de origen ectodérmico se desarrollan en las gónadas de los mamíferos machos y hembras, consistiendo en células diferenciadas y no diferenciadas de diferentes tejidos tales como músculos, cerebro, piel, glándulas, sangre, huesos, pelo, dientes y otros, en diferentes estados de desarrollo. La forma benigna del teratoma puede evolucionar hacia una forma maligna, mostrando un crecimiento incontrolado en los teratocarcinomas. Este proceso normalmente tiene lugar si el teratoma contiene células indiferenciadas. Los teratomas fueron observados por primera vez en testículos y ovarios de ciertas cepas de ratón (STEVENS y VARNUM, 1974).

Diversos estudios que involucran el transplante y la transferencia de teratomas han mostrado que los teratocarcinomas se originan a partir de células germinales primordiales. El transplante ectópico al riñón o a los testículos de embriones de ratones singénicos de 5-6 días, o de células derivadas de la cresta embrionaria de fetos de ratón de 12 días dará lugar al desarrollo de teratomas o teratocarcinomas. Estos tumores pueden ser propagados por transplante subcutáneo o intraperitoneal a otro ratón. Cuando han crecido en el fluido ascítico, estas células se desarrollan en los llamados cuerpos embrionarios cuya morfología muestra todas las características de un embrión muy temprano. Estos cuerpos contienen células madre pluripotenciales que aún son capaces de diferenciarse. Aunque las células madre pueden ser propagadas fácilmente por el pase continuo de tumores, su cultivo *in vitro* parece ser muy difícil.

El aislamiento satisfactorio de células ES ha sido descrito por EVANS y KAUFMAN (1981) y MARTIN (1981). El material de partida en ambos casos fueron blastocistos murinos, principalmente porque tales células eran obtenidas fácilmente, pero también debido al hecho que se conocían algunas equivalencias entre las células EC y las ICM. La observación de que las células EC que habían sido inyectadas en blastocistos eran capaces de tomar parte en el desarrollo de tejidos somáticos ha sido una observación importante indicando la naturaleza pluripotencial de tales células (PAPAIOANNOU y ROSSANT, 1983).

En contraste con las células de carcinoma embrionario (EC), las células madre embrionarias (ES) pueden ser cultivadas *in vitro* (EVANS y KAUFMAN, 1981). Tales células son obtenidas cultivando blastocistos expandidos de 3,5 días hasta el día 6,5-7 de su desarrollo. La fracción ICM es fácilmente discernible porque forma una masa celular localizada en la capa celular trofoectodérmica. Tales células son recogidas por rotura enzimática y mecá-

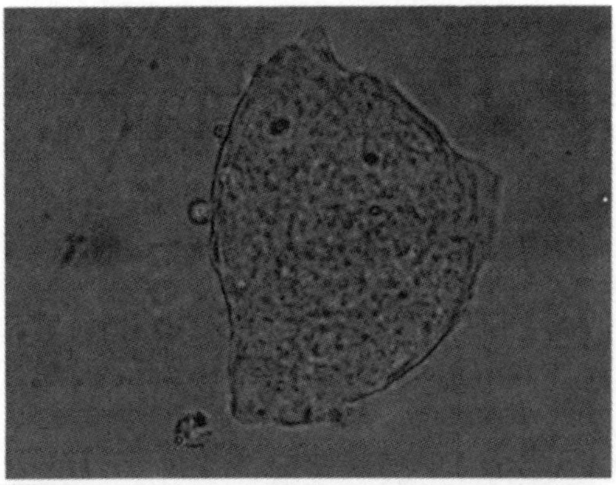

Figura 9. Colonia de células madre embrionarias (ES). Micrografía: cortesía de E. WOLF (1991).

nica del tejido y cultivadas sobre una capa de soporte de fibroblastos inactivados para la mitosis (Fig.9). Además de una serie de líneas celulares diferenciadas este procedimiento también genera líneas de células madre. Por subcultivos continuos de células cada 4-5 días es posible obtener líneas en crecimiento permanente de células madre pluripotenciales. Aproximadamente un 10% de todos los embriones cultivados de esta manera dan lugar a líneas celulares continuas (HOGAN *et al.,* 1986). El paso crucial en el establecimiento de líneas permanentes de células madre pluripotenciales es la extracción de las células indiferenciadas de los agregados de células ectodérmicas que se desarrollan a partir de los cultivos de blastocistos. Tres parámetros rigen el aislamiento de células ES (BRADLEY, 1990):

1. Las células deben estar presentes en el cilindro del embrión en el momento de la disgregación inicial.
2. Las células deben ser privadas de forma efectiva de señales de diferenciación.
3. Las células deben ser capaces de continuar proliferando *in vitro.*

Producción de quimeras

Las células EC pueden perder su potencial tumorogénico una vez que han sido inyectadas en los blastocistos (Fig. 10) y crecen en el ambiente embrionario. Las células pueden entonces diferenciarse en células normales que participan en el desarrollo de todos los órganos y que dan lugar a animales quiméricos (BRINSTER, 1974; MINTZ y ILLMENSEE, 1975; ILLMENSEE y MINTZ, 1976).

Las quimeras también pueden ser obtenidas por la agregación de células madre con estados de mórula de embriones. Las células de diferentes líneas EC pueden no mostrar el mismo potencial para generar quimeras; sólo un 20% de los embriones y aproximadamente un 10% de todos los animales que nacen serán quiméricos. Algunos de estos animales pueden más tarde desarrollar tumores. La presencia de células EC en la línea germinal es un evento relativamente raro dado que como mucho un 10% de las quimeras transmitirán el genotipo específico EC a la descendencia.

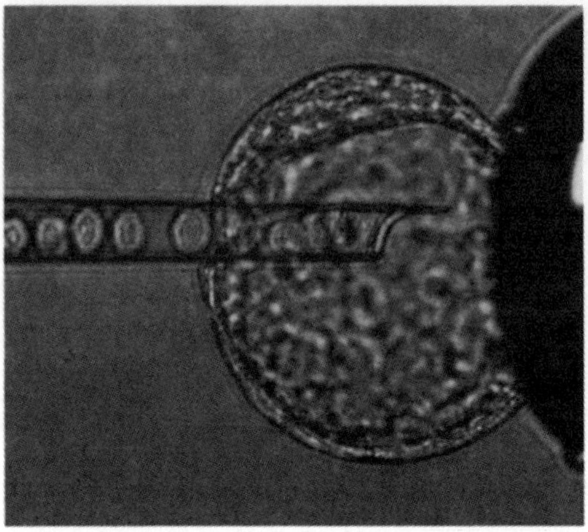

Figura 10. Inyección de blastocito usando células ES. Micrografía: cortesía de E. WOLF (1991).

Mucho mejores resultados se obtienen si las células madre embrionarias son usadas para generar quimeras. La mayoría de las líneas celulares ES disponibles son capaces de participar normalmente en el desarrollo del embrión. Las quimeras resultantes son idénticas en todos los aspectos a aquellas obtenidas por transferencia de células ICM. De forma resumida, las quimeras obtenidas a partir de células ES pueden ser caracterizadas como sigue (ROBERTSON, 1986; ROBERTSON *et al.,* 1986):

1. La frecuencia con la que las quimeras son observadas entre todos los animales nacidos es del orden del 35%. Las pérdidas prenatales no son significativamente mayores que las observadas en los embriones control, dado que el 70% de todos los embriones inyectados se desarrollan hasta adultos.
2. La frecuencia de células ES presentes en las quimeras usualmente sobrepasa el 50%.
3. Normalmente todos los órganos son quiméricos.
4. La frecuencia de líneas germinales quiméricas es normalmente bastante alta. EVANS *et al.* (1985) publicaron que 31 de 78 machos fenotípicamente quiméricos no eran fértiles; sin embargo, 15 de 37 machos fértiles transmitían el genoma de las células cultivadas *in vitro* a su descendencia.

La obtención de quimeras, en particular obtenidas después de la transformación de DNA o de la recombinación homóloga (ver posteriormente), es normalmente llevada a cabo con líneas celulares XY por tres razones:

1. Los caritotipos macho XY parecen ser más estables *in vitro* que los cariotipos hembra XX.
2. Los machos quiméricos producen espermatozoides funcionales y generan, normalmente, mucha más descendencia que las hembras.

3. Se ha observado que una gran contribución de células madre XY en el desarrollo de fetos XX puede causar el desarrollo de un macho en muchos casos (conversión sexual).

Actualmente, se realizan grandes esfuerzos para establecer líneas de células madre de ganado comercial. Algunos resultados obtenidos con cerdos demuestran que es posible cultivar colonias de células similares a las células madre a partir de embriones (PIEDRAHITA *et al.,* 1988). EVANS *et al.* (1990) tuvieron éxito en el cultivo de células derivadas de cerdos y ganado bovino durante un período de hasta nueve meses en cultivo continuo *in vitro* (NOTARIANNI *et al.,* 1990). El fenotipo de estas células parece ser idéntico al de las células madre embrionarias, pero todavía no ha sido probado que estas células también sean pluripotenciales porque no se han obtenido quimeras. Sin embargo, se puede esperar que las células madre embrionarias también sean establecidas para el ganado comercial y lleguen a estar disponibles para la transferencia génica.

Transferencia génica vía transformación de células madre

Métodos considerablemente mejorados para la transformación de células cultivadas *in vitro* han sido usados durante años para transferir constructos génicos a líneas de células madre embrionarias. El uso de células madre embrionarias como vehículo para la introducción de genes ha sido sugerido por MINTZ (1977). Un modelo experimental para el establecimiento de animales transgénicos comerciales mediante la producción de quimeras con células madre transformadas también ha sido propuesto (BREM, 1986). Sin embargo, la aplicación de esta técnica de transferencia génica no ha sido comprobada por el momento debido a la carencia de líneas celulares apropiadas.

Existen una serie de técnicas que permiten alterar *in vitro* el genoma de las células ES. Estas incluyen la transferencia de cromosomas, la hibridación celular, la fusión microcelular, la transferencia de DNA por la técnica de precipitación con fosfato cálcico, la infección con vectores retrovíricos, la microinyección de DNA y la electroporación.

STEWART *et al.* (1985) y ROBERTSON *et al.* (1986) observaron en ratón que los constructos génicos introducidos en las células madre embrionarias son expresados en los tejidos somáticos de los ratones quiméricos resultantes. La frecuencia de animales quiméricos entre todos los animales nacidos fue muy alta y, en algunos casos, la transmisión del transgén a la descendencia también ha sido demostrada.

La transferencia génica mediante el uso de la transformación de células madre embrionarias tiene varias ventajas. Por un lado, la integración y posiblemente también la expresión del transgén pueden ser monitorizadas en las líneas celulares resultantes. Además, la transferencia puede ser realizada por manipulación de los estados de mórula y blastocisto. Dado que en estos estados los embriones pueden ser aislados de un modo no quirúrgico, en particular en el ganado bovino, este procedimiento facilitaría mucho los programas de transferencia génica.

La ventaja definitiva de la transferencia génica que implica células madre embrionarias es la posibilidad de manipular directamente genes individuales por recombinación homóloga. La transferencia de DNA en células ES es, generalmente, llevada a cabo por electroporación. Esta técnica tiene la desventaja de que la frecuencia de transformantes estables es del orden de 10^{-2} a 10^{-3} y, por tanto, relativamente baja. Por otro lado, la técnica permite tratar muchas células al mismo tiempo. Bajo condiciones apropiadas es posible favorecer enormemente la formación de transformantes que contengan principalmente inserciones de una sola copia en un solo sitio. Debido a la baja eficiencia, la electroporación requiere el uso de marcadores dominantes seleccionables tales como el neo^R que permite eliminar selectivamente las células no transformadas de los cultivos.

Los primeros experimentos de recombinación homóloga en células ES han sido llevados a cabo con el gen HPRT porque este gen está localizado en el cromosoma X y, por tanto, sólo hay una copia en las células XY. Además, la actividad del gen HPRT proporciona resistencia contra el análogo de la purina 6-tioguanina. THOMAS y CAPECCHI (1986, 1987) demostraron que el uso de vectores de inserción y de reemplazamiento, los cuales requieren uno y dos eventos de entrecruzamiento, respectivamente, producen la recombinación homóloga casi con la misma frecuencia. La frecuencia de recombinación depende en gran medida de la longitud de las secuencias de DNA homólogas mientras que es relativamente independiente de la longitud de las secuencias no homólogas que han de ser insertadas en el gen diana. La gran importancia de la homología de secuencias entre el DNA del vector y el gen diana ha sido recalcada por TE RIELE *et al.* (1991).

La búsqueda de recombinación homóloga es una tarea difícil y que consume mucho tiempo por lo que el uso de PCR es casi indispensable. El análisis por PCR implica el uso de un cebador que es específico para el locus salvaje y de otro que es específico para la alteración genómica presente en el vector. Bajo estas condiciones los productos de PCR son obtenidos sólo si ocurre recombinación homóloga.

Para evitar las dificultades asociadas con las estrategias de búsqueda han sido desarrollados diversos protocolos de enriquecimiento de recombinantes homólogos (para revisión ver MANSOUR, 1990). Un protocolo se aplica sólo a los genes que son expresados en células ES (neo^R, HPRT, c-abl, N-myc). La estrategia conocida como selección positiva/negativa (PNS) puede ser usada para enriquecer las células portadoras de genes que ya no son expresados después de la recombinación homóloga. El vector PNS usado en este

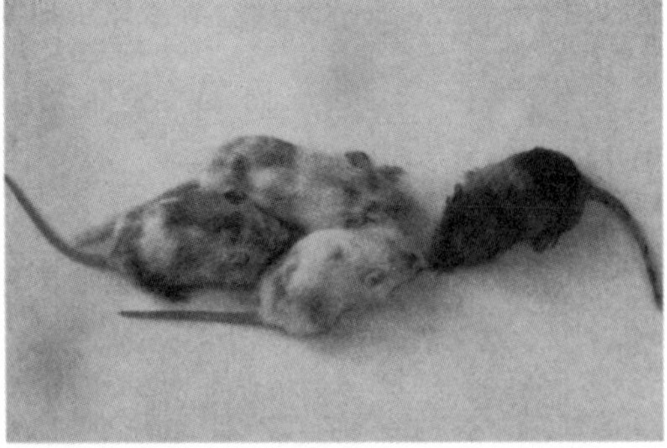

Figura 11. Cuatro ratones quiméricos obtenidos tras la inyección de células ES. Inyección de células D3 ES (agouti) en blastocistos Balb/c (albino). Cortesía de E. WOLF (1991).

Tabla 2. Introducción de mutaciones dirigidas en el genoma de ratón usando células madre embrionarias.

Gen	*Línea celular ES*	*Número de clones con mutación dirigida*	*Donadores de blastocitos*	*Número de blastocitos inyectados y transferidos*	*Número de crías nacidas*	*Número de quimeras (machos)*	*Número de líneas germinales quiméricas*	*Fenotipo de los ratones heterocigóticos*	*Fenotipo de los ratones homocigóticos*	*Ref.*
Hox-1.1	D3	5	C57Bl/6	–	–	4 (–)	–	–	–	(1)
Hox-1.5	CC1.2	1	C57Bl/6	–	–	7 (7)	3	normal	Muerte próxima al nacimiento; atímicos, aparatiroideos, tiroides y tejido submaxilar reducidos, anormalidades de garganta; defectos en corazón y arterias	(2)
Hox-1.6	D3	2	C57Bl/6	822	96	29 (16)	3	normal	Muerte próxima al nacimiento; retraso en el cierre del tubo neural posterior del cerebro; ausencia de ciertos nervios craneales y ganglios; oídos internos y huesos del cráneo malformados	(3)
En-2	D3	3	CD1 C57Bl/6	261 104	162 24	48 (–) 6 (–)	– –	–	–	(4)
β_2-microglobulina	D3	10	C57Bl/6	89	24	10 (10)	6	normal	Pérdida de las células T $CD4^- 8^+$ maduras; son defectivos en la citotoxicidad mediada por células $CD4^- 8^+$	(5, 6)
N-myc	D3	7	C57Bl/6	–	–	–	4	–	–	(7)
HPRT	E14TG2a	1	C57Bl/6J Lac; x CBA/CaLac	396	266	63 (50)	19	normal	–	(8)
HPRT	CCE	3	MF1	629	384	203 (133)	11	normal	–	(9)
HPRT–	E14TG2a	1	C57Bl/6/Ola xCBA/Ca/Ola	93	26	15 (12)	1	–	–	(10)
HPRT–	ES98-12	1	C57Bl/6	–	11	9 (6)	2	–	–	(11)
Wnt-1 (int-1)	AB-1	6	C57Bl/6	75	27	26 (24)	19	normal	Muerte en las 24 h después del nacimiento; ausencia del cerebro medio y del cerebelo	(12)

(Continúa)

Tabla 2. *(Continuación).*

Gen	*Línea celular ES*	*Número de clones con mutación dirigida*	*Donadores de blastocitos*	*Número de blastocitos inyectados y transferidos*	*Número de crías nacidas*	*Número de quimeras (machos)*	*Número de líneas germinales quiméricas*	*Fenotipo de los ratones heterocigóticos*	*Fenotipo de los ratones homocigóticos*	*Ref.*
IGF II	CCE.33	2	CD-1 MF1 C57Bl/6	64 58 135	24 24 61	6 (–) 13 (7) 22 (15)	– 3 4	Enanos, si es heredado por un macho, normal, si es transmitido por una hembra	Enanos (60% menores que los controles)	(13, 14)
MHC de Clase II	D3	5	C57Bl/6	–	45%	28%	si[a]	normal	Eliminación casi completa de timocitos $CD4^+$ del bazo y de los nódulos linfáticos; alteraciones en la compartimentalización de células B	(15)
c-abl	CCE	7	CD-1 MF1 C57Bl/6	156 189 331	49 80 106	20 (15) 42 (27) 29 (21)	0 0 6	normal	Mortalidad perinatal; mal desarrollados; desarrollo anormal de bazo, cabeza y ojos	(16, 17)
c-abl	CCE	15	C57Bl/6	78	29	21 (–)	1	normal	Letalidad neonatal, atrofia tímica y del bazo	(18)
IL-2	E14	2	C57Bl/6	–	40	8 (–)	3	normal	Desregulación del sistema inmune, cambios en los niveles de isotipo de las inmunoglobulinas del suero	(19)
c-src	AB2.1	4	C57Bl/6	51	30	27 (22)	14	normal	Muerte en las primeras semanas de vida, deficientes en el modelado óseo, función osteoclástica dañada, osteopetrosis	(20)

(1) Zimmer y Gruss (1989), (2) Chisaka y Capecchi (1991), (3) Lufkin *et al.* (1991), (4) Joyner *et al.* (1989), (5) Ziljstra *et al.* (1989), (6) Ziljstra *et al.* (1990), (7) Stanton *et al.* (1990), (8) Hooper *et al.* (1987), (9) Kuehn *et al.* (1987), (10) Thompson *et al.* (1989), (11) Koller *et al.* (1989), (12) McMahon y Bradley (1990), (13) DeChiara *et al.* (1990), (14) DeChiara *et al.* (1991), (15) Cosgrove *et al.* (1991), (16) Schwartzberg *et al.* (1989), (17) Schwartzberg *et al.* (1991), (18) Tybulewicz *et al.* (1991), (19) Schorle *et al.* (1991), (20) Soriano *et al.* (1991).

[a] Han sido obtenidos.

procedimiento porta un marcador seleccionable positivo expresado independientemente localizado en un exón y un marcador seleccionable negativo que está localizado fuera de la región de homología usada para la recombinación (Mansour *et al.*, 1988).

Valancius y Smithies (1991) han introducido una inserción de 4 bp en el gen del HPRT de una línea celular ES usando un procedimiento de inserción dirigida *dentro-fuera*. Después del paso *dentro*, que implica integración homóloga usando un vector de inserción, los recombinantes fueron aislados por búsqueda directa. Las células fueron a continuación cultivadas para seleccionar revertientes resultantes de la escisión de secuencias integradas del vector.

La alteración creada por inserción dirigida puede ser introducida en la línea germinal inyectando las células ES en blastocistos y produciendo quimeras (Fig. 11). La crianza de la descendencia de homocigotos F2 determina los fenotipos que resultan del evento de recombinación (Tabla 2). Estas tecnologías son muy importantes para generar modelos en ratones de enfermedades genéticas recesivas humanas, dado que los animales obtenidos de esta forma proporcionarían sistemas útiles para el diagnóstico, la profilaxis y la búsqueda de agentes y estrategias terapéuticos.

2.3 Vectores retrovíricos

Los retrovirus son virus con un genoma de RNA monohebra que es replicado vía un intermediario estable de DNA de doble cadena integrado en el DNA celular (= provirus). La mayoría de retrovirus no destruyen sus células hospedadoras y pueden incluso proporcionarles ventajas selectivas de crecimiento. Los provirus cuyos genes son transcritos y traducidos por la maquinaria celular también son establemente heredados junto a las secuencias de DNA flanqueantes.

Los retrovirus presentan una serie de características que sugieren su uso como vehículos para la transferencia génica. Estos virus pueden infectar células por sí mismos y son integrados eficientemente en el genoma celular. Los genes retrovíricos también son eficientemente expresados en el interior de las células. Muchos retrovirus contienen secuencias celulares (oncogenes) y pueden ser considerados como vectores naturales que permiten la transferencia de secuencias de DNA no virales y celulares.

Las ventajas de usar vectores retrovíricos como vehículos para la transferencia génica a células son la relativamente alta eficiencia de infección, la integración de una copia individual y la facilidad con la que la transferencia génica puede ser efectuada en las células diana adecuadas. Una desventaja de estos vectores es el hecho de que el límite máximo de tamaño de los genes que pueden ser incorporados en los genomas de los retrovirus es del orden de 6-8 kb. También debe ser señalado que varios aspectos relativos al riesgo biológico de estos vehículos aún no han sido clarificados.

Ciclo de vida de los retrovirus

Los retrovirus con un rango de hospedador relativamente restringido, esto es, aquellos que sólo se replican en una especie hospedadora o en una especie muy relacionada son llamados ecotrópicos. Con el objetivo de entender los mecanismos funcionales de los vectores retrovíricos es necesario resumir brevemente el ciclo celular de los retrovirus (Fig. 12; *ver páginas de color*) (SALMONS *et al.,* 1991). Un ejemplo de retrovirus ecotrópico es el MLV que replica en células de ratón y de rata. Los retrovirus amfotrópicos tienen un amplio rango de hospedador y son capaces de replicar en diversas especies de mamífero. El genoma de los retrovirus consiste en RNA (Fig. 12). La infección es iniciada por la interacción del virus con la membrana celular e involucra la unión de la proteína vírica de cubierta (env) con un receptor específico (Fig. 12; 2). En el caso del MLV el receptor es un transportador de aminoácidos catiónicos (KIM y CUNNINGHAM, 1991). El retrovirus es captado por las células por micropinocitosis (Fig. 12; 3), que es a continuación seguida por la liberación del cuerpo vírico. La estructura del cuerpo consiste en la proteína gag, la transcriptasa reversa, la integrasa y también contiene el RNA retrovírico (Fig. 12; 4). En algunos retrovirus la estructura del cuerpo es transportada al interior del núcleo (Fig. 12; 5, 6) mientras que en otros la transcripción reversa se da en el citoplasma. La transcriptasa reversa, que es parte de un complejo enzimático del cuerpo, convierte el genoma de RNA del virus en una copia de DNA de doble cadena (Fig. 12; 7). Algunas secuencias en los extremos del genoma del virus son duplicadas durante el proceso de transcripción. En su forma de DNA estas secuencias son conocidas como LTR (repeticiones terminales largas) (Fig. 13). Los LTRs consisten en un conjunto de tres elementos secuencia distintos, U3-R-U5, donde el U3 se deriva del extremo 3' y el U5 del extremo 5' del genoma vírico. El DNA de doble cadena es transportado al interior del núcleo e integrado en el genoma celular (Fig. 12; 8) (revisado por GRANDGENETT y MUMM, 1990).

El evento de integración requiere la presencia de 9 pares de bases en cada extremo del DNA (BUSHMAN y CRAIGIE, 1990). Estas bases son reconocidas y cortadas por la integrasa vírica específica que también es parte del complejo enzimático del cuerpo (SCHWARTZBERG *et al.,* 1984). La integrasa puede estar asociada con el DNA provírico, dado que la integración no tendrá lugar si la enzima es provista en *trans* (KRIEGLER y BOTCHAN, 1983). La reacción de corte es un paso específico y esencial para el proceso de integración e implica la eliminación sucesiva de dos pares de bases a ambos extremos del provirus (FUJIWARA y CRAIGIE, 1989). Todavía es una cuestión abierta si el corte inespecífico del DNA del hospedador es mediado por un ataque nucleofílico por parte de la integrasa o del DNA vírico (MIZUUCHI y CRAIGIE, 1991).

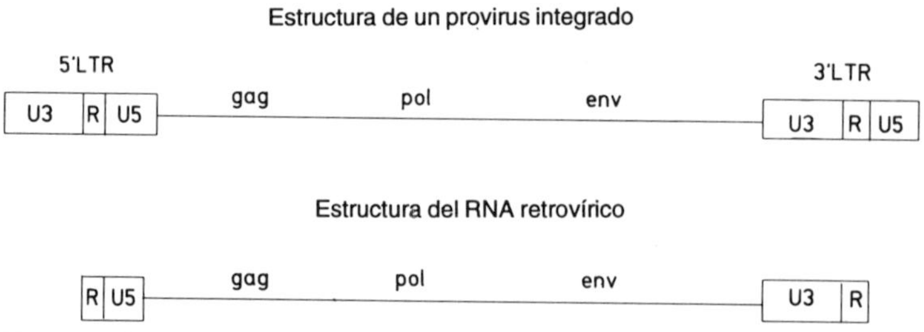

Figura 13. Estructura de un provirus integrado y del RNA retrovírico (SALMONS *et al.,* 1991).

El evento de integración está siempre asociado con la pérdida de dos pares de bases en los dos extremos del DNA provírico (MAJORS y VARMUS, 1981; DONEHOWER *et al.*, 1981) y una duplicación de 3-6 pares de bases del DNA celular (4 bp en el MLV) (McCLEMENTS *et al.*, 1980; SHIMOTOHNO y TEMIN, 1981; SHOEMAKER *et al.*, 1981). Varios sistemas de integración *in vitro* han sido desarrollados recientemente, permitiendo el análisis del proceso de integración con más detalle. Complejos de nucleoproteína de aproximadamente 160 S que son suficientes para la integración del DNA han sido aislados de células infectadas por el MLV (BROWN *et al.*, 1987; FUJIWARA y MIZUUCHI, 1988; BOWERMAN *et al.*, 1989). El complejo específico del MLV contiene por lo menos la proteína p30gag, la integrasa p46pol y, presumiblemente, también la transcriptasa inversa (BOWERMAN *et al.*, 1989).

El DNA del provirus integrado en el genoma del hospedador (Fig. 12; 8) es transcrito (Fig. 12; 9) y traducido (Fig. 12; 10) como otros genes celulares. Las proteínas víricas gag y pol traducidas forman un complejo con el RNA vírico genómico y forman el cuerpo vírico, el cual abandona la célula por un proceso de brotado convirtiéndose en una partícula vírica infecciosa (Fig. 12; 12). Durante el proceso de brotado el cuerpo es rodeado con parte de la membrana celular del hospedador que también contiene proteínas víricas env (Fig. 12; 13).

El crecimiento de células no está normalmente afectado por la infección con un retrovirus. Pueden ser observados efectos dramáticos, sin embargo, si el provirus se ha integrado cerca de un gen celular. Algunos protooncogenes son activados por tal evento de integración (VARMUS, 1983; PETERS *et al.*, 1983; NUSSE, 1986). El retrovirus también se puede integrar en un gen celular, por ejemplo, genes represores tumorales tales como el p53 o el gen del retinoblastoma, llevando a una inactivación de estos genes (GRIDLEY *et al.*, 1987).

Vectores retrovíricos

Se han desarrollado distintos vectores retrovíricos basados en diferentes retrovirus. Los vectores retrovíricos más frecuentemente usados están basados en el virus de la leucemia murina (retrovirus de tipo C) (para revisión ver EGLITIS y ANDERSON, 1988; McLACHLIN *et al.*, 1990). Estos vectores consisten en dos componentes: el constructo vectorial y la línea celular de empaquetamiento (Fig. 14). Los genes que codifican las proteínas estructurales gag, pol y env han sido eliminados de los vectores (DNA del provirus) y reemplazados por genes como el de la β-galactosidasa (gal) o el de la resistencia a neomicina (neo). Dado que las proteínas estructurales son esenciales para el ciclo de replicación de los retrovirus, una línea celular de empaquetamiento apropiada puede ser usada para proporcionar estas proteínas en *trans*. Tales líneas celulares contienen un provirus que dirige la síntesis de grandes cantidades de genes estructurales. El provirus ha sido modificado de forma que se evita el empaquetado del RNA retrovírico en el complejo de la ribonucleoproteína: el RNA carece de la llamada señal de reconocimiento ψ, que es esencial para el empaquetamiento del RNA del retrovirus. Dado que esta secuencia de reconocimiento está presente en el constructo vectorial introducido en la línea celular de empaquetamiento, puede ser empaquetado correctamente. Por tanto, las partículas víricas infecciosas que portan la información genética del vector retrovírico pueden ser producidas. La célula diana infectada con tales partículas es incapaz de producir más partículas infecciosas porque carece de los genes retrovíricos que codifican proteínas estructurales.

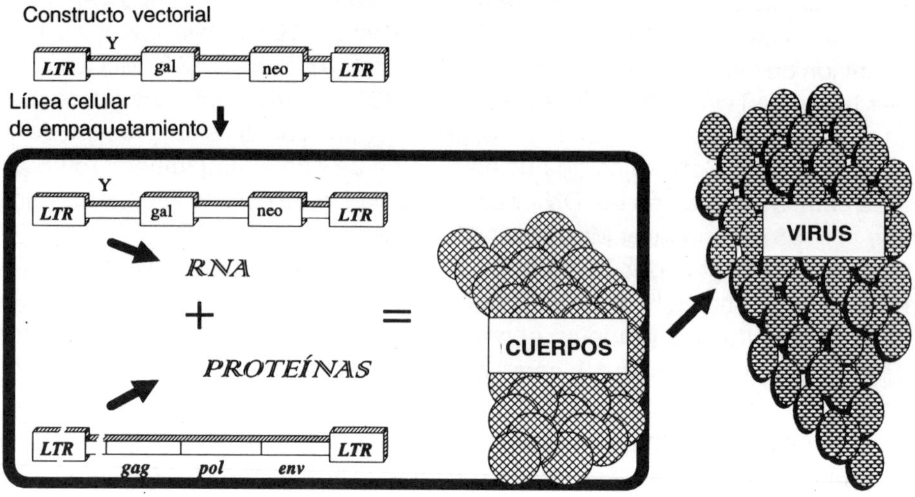

Figura 14. Línea celular de empaquetamiento para vectores retrovíricos (Salmons *et al.*, 1991).

La producción de animales transgénicos por vectores retrovíricos tiene muchas ventajas. Las más notables son la integración estable de los genes deseados, el bajo número de copias –normalmente una– y la integración colinear en el DNA de la célula hospedadora con el gen heterólogo siempre flanqueado por las secuencias LTR (Salmons *et al.*, 1991). Desafortunadamente, el uso de vectores retrovíricos está todavía asociado con un cierto riesgo, aunque pequeño, de producir virus salvajes por recombinación entre secuencias retrovíricas. Esto podría producir enfermedades tales como tumores o inmunosupresión.

La transferencia de genes foráneos por medio de vectores retrovíricos no está restringida a la transferencia génica a oocitos fertilizados. Estos vectores también permiten la transferencia génica a la línea germinal durante el desarrollo prenatal. Los vectores retrovíricos recombinantes son particularmente apropiados para la transformación de células madre hematopoyéticas y podrían ofrecer algunas posibilidades para la terapia génica somática (ver Sección 2.4). Estos vectores también pueden ser usados para la investigación de mutaciones de inserción y para marcar sitios cromosómicos. Desde un punto de vista práctico la mayor ventaja del sistema retrovírico es la facilidad con la que la transferencia génica puede ser efectuada porque, en principio, sólo requiere el cocultivo de embriones (sin zona pelúcida) con células productoras del vector.

En 1974 se observó por primera vez que la inyección del DNA del SV40 en el blastocele de blastocistos murinos conducía a animales adultos con células que contenían este DNA (Jaenisch, 1974; Jaenisch y Mintz, 1974). Los experimentos subsiguientes con DNA del provirus Mo-MuLV demostraron que el DNA estaba integrado en el genoma y que era establemente transmitido a la descendencia, permitiendo el establecimiento de líneas estables (Jaenisch, 1976; Stuhlmann *et al.*, 1981). El siguiente paso ha sido el desarrollo de vectores retrovíricos y la transferencia de genes heterólogos a ratones usando sistemas de vectores recombinantes.

Una estrategia general para la inserción eficiente de vectores retrovíricos recombinantes en la línea germinal de ratón es la infección de embriones de ratón antes de la implantación. Van Der Putten *et al.* (1985) han generado ratones transgénicos que portan un retrovirus recombinante competente para la replicación (ΔMo + Py M–MuLV) que carece de la secuencia estimuladora tipo del M–MuLV en el LTR. Fueron generados 16 ratones portando el DNA provírico de un retrovirus recombinante defectivo que llevaba un gen mutante de la dihidrofolato reductasa (Van Der Putten *et al.*, 1985).

Huszar *et al.* (1985) fueron capaces de integrar el gen bacteriano neo^R en la línea germinal de ratón por transferencia génica mediada por retrovirus. Después de 24 horas de cocultivo de embriones de 8 células libres de zona pelúcida con células Rat-2 expresando constitutivamente el vector retrovírico MLV-NEO.1, se halló que 65 embriones de 119 (55%) se desarrollaron hasta nacer. El 12% de los animales contenían secuencias del gen neo tal y como fue observado por el análisis del DNA extraído de la cola. Seis sitios de integración independientes fueron detectados. Sin embargo, el gen neo^R estaba altamente metilado y no fue expresado. Al menos un provirus fue heredado como un gen mendeliano en la generación F3, generando algunos ratones transgénicos homocigóticos en el proceso. Rubinstein *et al.* (1986) tuvieron éxito al crear ratones con provirus integrados mediante cocultivo de embriones de 2 células libres de zona pelúcida con células productoras del vector.

Soriano *et al.* (1986) produjeron líneas de ratón transgénicas por la infección de embriones aún no implantados con retrovirus recombinantes que contenían el gen completo de la β-globina humana bajo el control de su propio promotor y el gen bacteriano de la neomicina fosfotransferasa bajo el control de un promotor vírico. Tres de 69 (5%) de los ratones nacidos eran transgénicos. En comparación a las frecuencias obtenidas con el M–MuLV (> 50%) es una eficiencia relativamente baja, y puede ser debida al hecho que se usaron reservas de virus con un título 25 veces más bajo. En todas las líneas transgénicas el gen de la β-globina fue expresado predominantemente en el sistema hematopoyético. Además, una línea expresó el gen de la β-globina ectópicamente en los mismos tejidos que también contenían altos niveles de RNA expresado a partir del promotor vírico. Parece que, en contraste con el promotor interno, el LTR que dirige la expresión génica también está influenciado por el sitio de integración (Soriano *et al.*, 1986). Como conjunto, la expresión del transgén fue marcadamente más baja que el nivel de expresión del gen de la globina murina endógena o que el nivel de la β-globina humana en la circulación.

Stewart *et al.* (1987) infectaron embriones de ratón preimplantados con un vector retrovírico que contenía el gen v-myc y un gen de resistencia a neomicina bajo el control del promotor del gen de la timidín quinasa. De 104 embriones 17 (17%) se desarrollaron hasta adultos. De éstos, 6 (35%) animales eran positivos y 3 ratones fueron usados como animales fundadores y transmitieron el transgén a aproximadamente el 8% de su descendencia. Se observó un 34% de supervivencia de los embriones con otro constructo génico retrovírico que contenía el cDNA del gen humano de la adenosina desaminasa y un promotor del SV40 (ratones M-SAX). El 19% de los animales desarrollados a partir de los embriones eran positivos y 4 de 7 animales primarios transmitieron el transgén al 10% de su progenie. En una línea (M-TKneo1) el transgén fue encontrado integrado en el cromosoma X. El macho fundador transmitió el transgén sólo a la progenie femenina (5/11), mientras que una hembra F1 positiva dio lugar a machos y hembras positivos. Las 35 hembras obtenidas por el macho F2 positivo eran todas positivas mientras que ninguno de los machos de la descendencia heredó el transgén.

El análisis por Southern *blot* reveló que todas las líneas transgénicas contenían una copia integrada intacta del transgén. Los virus competentes para la replicación no fueron detectados en ninguno de los ratones. El gen neo^R bajo el control del promotor TK fue expresado en las tres líneas mientras que el cDNA del gen ADA no fue detectado en ninguna de las cuatro subcepas M-SAX. No fueron observados ratones que expresaran los genes bajo el control del 5' LTR.

Actualmente, hay sólo unos pocos informes de la aplicación de vectores retrovíricos en animales domésticos. El uso de tales vectores en las aves de corral es descrito en la Sección 7.

Se dispone de algunos datos que se refieren al uso de vectores retrovíricos en ovejas y cerdos. Un grupo de Glasgow ha publicado experimentos en los que soluciones concentradas de virus conteniendo el virus de la leucemia felina (FeLV) fueron inyectadas en el espacio perivitelino de embriones de 2 a 4 células. Estos embriones fueron entonces transferidos a receptores apropiados y los fetos en desarrollo fueron analizados después de 50 días. Secuencias específicas del FeLV fueron detectadas en 2 de 17 fetos (12%) (HARVEY *et al.,* 1990). El trabajo está en progreso para desarrollar una línea de empaquetamiento apropiada para el FeLV.

PETTERS *et al.* (1989) han propagado un retrovirus de aves de corral (SNV, virus de la necrosis del bazo) en una línea celular de perro. Aproximadamente, 100-150 células infectadas fueron inyectadas en el blastocele de 122 blastocistos de cerdo que fueron subsiguientemente transferidos a 12 receptores. Se recuperaron 21 fetos desarrollados normalmente a partir de 4 hembras preñadas después de 6 semanas. En 17 casos (80%) el análisis por PCR de diversos tejidos, incluyendo cerebro, corazón, hígado y músculo revelaron la presencia de secuencias del SNV en al menos uno de estos tejidos. El mismo grupo también ha investigado la supervivencia de embriones porcinos prematuros aún no implantados después del cocultivo con células que producen un retrovirus aviar (JIN *et al.,* 1991). Usando células caninas D-17 (ver también Sección 7) un 58% de todos los embriones de pollo cocultivados se desarrollaron hasta el estado de blastocisto y un 12% de ellos se desarrollaron hasta fetos normales ($n = 6$).

Una desventaja seria de la generación de animales transgénicos con vectores retrovíricos parece ser la pérdida de expresión del transgén en ratón. Parece que algunos factores suprimen la expresión de estos vectores en embriones tempranos y también en células madre embrionarias y sólo permiten una expresión muy limitada en animales adultos. Inicialmente, la metilación del DNA fue considerada responsable de este fenómeno, pero ésta puede no ser la única causa porque el grado de metilación no se correlaciona con los niveles observados de expresión génica. Esta desventaja se puede solventar mediante la construcción de vectores que contengan el gen estructural deseado y, además, una secuencia promotora externa apropiada.

Otra complicación es la capacidad limitada de los retrovirus, dado que el límite superior de DNA foráneo que puede ser incorporado en tales vectores es de 8 kb. Por tanto, este sistema no es apropiado para muchos experimentos de transferencia génica que requieren la transferencia de largos fragmentos de DNA genómico.

Además, hay tres problemas asociados con la transferencia génica mediada por retrovirus que son más o menos específicos de retrovirus. El primer problema se refiere a la dispersión del vector vírico en el organismo infectado. Esta posibilidad puede descartarse en muchos casos porque el vector vírico usado normalmente no requiere sistemas víricos ayudantes. En segundo lugar, se ha observado que la integración de un retrovirus en el genoma del hospedador puede llevar a la activación de oncogenes celulares por señales de transcripción vírica.

El tercer problema potencial asociado con la transferencia génica vía vectores retrovíricos ha de ser discutido con mayor detalle. Se refiere a la probabilidad de crear formas activas de retrovirus por recombinación entre los retrovirus defectivos usados, generalmente como vectores con secuencias retrovíricas endógenas del hospedador. La posibilidad de tal evento no puede descartarse, aunque es considerada extremadamente baja. También debería ser señalado que la activación de un retrovirus celular mediada por el proceso de transferencia génica es equivalente a la reactivación de virus ecotrópicos independientes del procedimiento de transferencia. Parece aconsejable llevar a cabo experimentos de larga duración que impliquen la transmisión de transgenes retrovíricos durante muchas generaciones en ratón con el objetivo de determinar si tales casos ocurren realmente y qué consecuencias pueden tener. Eventualmente, debería ser posible diseñar sistemas de vectores retrovíricos que excluyan el riesgo residual. DOUGHERTY y TEMIN (1987) construyeron un vector retrovírico, por ejemplo, que carece de todas las señales de transcripción víricas. Este vector es mucho más seguro para su uso en experimentos de transferencia génica porque no contiene ninguna secuencia U3 aparte de los 10 pares de bases derivados del extremo derecho del LTR y que son absolutamente necesarios para la integración.

Para reducir el riesgo de generar virus salvajes hemos aislado partículas subretrovíricas (cuerpos) como un sistema de integración eficiente para el establecimiento de mamíferos transgénicos. Estos cuerpos sólo contienen aquellas secuencias retrovíricas que son requeridas para una integración colinear satisfactoria del constructo génico en el genoma de la célula hospedadora. Este sistema de vector subretrovírico contiene tan poca información retrovírica que la posibilidad de un evento de recombinación que dé lugar a un virus salvaje puede ser excluida. Por supuesto, debido a la pérdida de partículas víricas infecciosas esta estrategia de seguridad requiere que los constructos génicos recombinantes sean transferidos al interior de las células diana (por ejemplo, oocitos fertilizados) por microinyección, que es mucho más tediosa que la introducción del gen foráneo por infección de un retrovirus. Sin embargo, esta técnica de transferencia es mucho más eficiente que la inyección de DNA desnudo. Tiene la ventaja de que el uso de cuerpos víricos se traduce en una frecuencia más alta de integración y de una integración colinear del DNA en un bajo número de copias, garantizando así una estabilidad mayor del DNA transferido.

2.4 Otros métodos de transferencia génica

La búsqueda de alternativas a las técnicas convencionales de transferencia génica por microinyección ha llevado a la conclusión de que las técnicas apropiadas para la transferencia de genes a mamíferos o a embriones podrían ser desarrolladas a partir del conjunto de métodos basados en la transformación de células eucarióticas. Algunas de estas técnicas, tales como la transfección por la precipitación con fosfato cálcico o los procedimientos químicos que implican el uso de DEAE dextrano, pueden ser excluidas desde el principio: son relativamente ineficientes y también llevan a eventos de integración inestables porque el DNA foráneo frecuentemente es mutado y reordenado. La electroporación permite la transferencia de DNA a células de mamífero con una buena eficiencia. Sin embargo, en la mayoría de los casos, la expresión del gen transferido es transitoria y el gen no se integra en el DNA de la célula hospedadora. Otra técnica que puede ser usada para la transferencia génica en blastocistos es la microinyección de DNA empaquetado en liposomas. ROTTMANN *et al.* (1985) unieron el LTR del virus Moloney del sarcoma de ratón a un fragmento genómico que codificaba el antígeno de superficie del virus de la hepatitis B. El constructo fue encapsulado en liposomas que fueron inyectados en el blastocele de embriones de ratón. 80 embriones inyectados y transferidos dieron lugar a 24 animales de los cuales 5 eran transgénicos. REED *et al.* (1988) encapsularon DNA recombinante en liposomas y los inyectaron en blastocistos de ganado bovino. Sin embargo, aún no se han publicado datos positivos.

Un procedimiento muy simple para producir ratones transgénicos, que implica la incubación de espermatozoides con DNA antes de la fertilización *in vitro*, ha sido publicado por LAVITRANO *et al.* (1989). Aproximadamente un 30% de los animales obtenidos de esta manera contenían el DNA foráneo integrado en sus genomas y también transmitían su DNA a la descendencia. Además, también se ha informado de la expresión del constructo génico pSV-CAT usado en este estudio también. El mismo constructo génico ha sido incubado con espermatozoides de cerdo. Después de una inseminación quirúrgica de 22 hembras de cerdo 16 quedaron preñadas y dieron lugar a 48 descendientes. 10 (21%) de estos descendientes eran transgénicos y expresaban el gen CAT (GANDOLFI *et al.,* 1989). Otro resultado publicado en el mismo año describía la generación de embriones de erizo de mar en el estado de blástula expresando el gen CAT después del tratamiento de los espermatozoides con el constructo CAT (AREZZO, 1989). Tan pronto como en 1971 BRACKETT *et al.,* describieron la incubación de espermatozoides de conejo con DNA del SV40 y el transporte de DNA foráneo a oocitos tras la inseminación artificial. Sin embargo, en ambos casos, la integración cromosómica del DNA del SV40 no fue observada.

Debido a la gran importancia de la transferencia génica mediada por espermatozoides muchos grupos han intentado repetir estos experimentos inmediatamente después de su publicación. En octubre de 1989, BRINSTER *et al.* (1989b) publicaron los resultados de un análisis de 1.300 ratones nacidos después de la fertilización *in vitro* con espermatozoides tratados con DNA. Ellos fueron incapaces de detectar un solo caso de transformación genética.

Sin embargo, han sido publicados actualmente más datos acerca de la permeabilidad de los espermatozoides de diversas especies al DNA exógeno y de la repetición en varias ocasiones de la transferencia génica mediada por espermatozoides. Para el trabajo desarrollado en aves de corral ver la Sección 7.

DE LA FUENTE *et al.* (1990) han empleado la cepa B6D2F1 de ratón y el plásmido pUC-HBV. Treinta y siete de los animales nacidos fueron examinados para la presencia del gen foráneo y tres fueron encontrados positivos cuando el suero fue analizado. El análisis de tejidos de riñón de estos animales por Southern *blot* también generó señales positivas mientras que el DNA de las colas fue negativo.

La técnica de PCR puede ser utilizada para monitorizar el destino del DNA exógeno transportado a los oocitos por los espematozoides. HOCHI *et al.* (1990) incubaron espermatozoides de ratón con el constructo pSV2-gpt y los usaron para la fertilización *in*

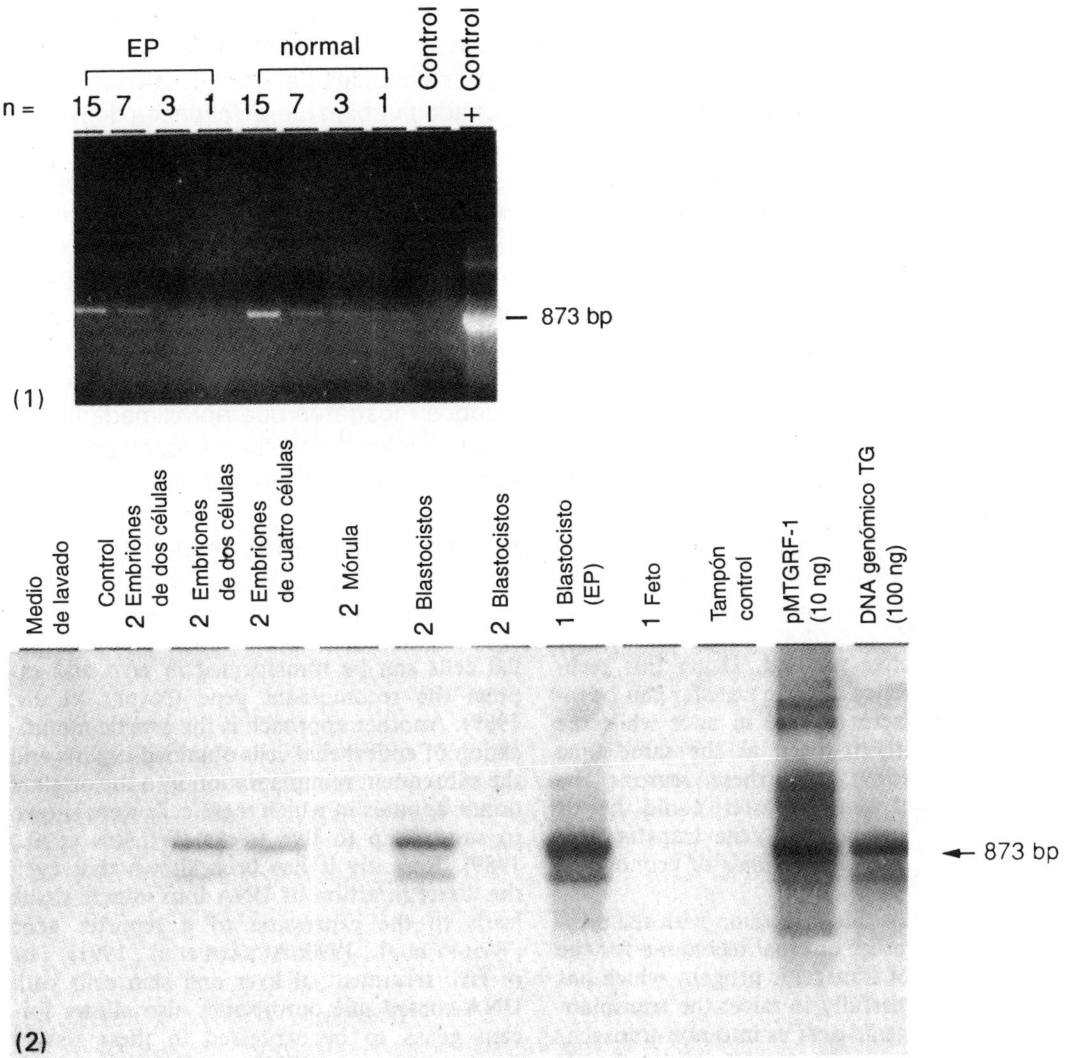

Figura 15. Análisis por PCR de embriones obtenidos por fertilización *in vitro* con espermatozoides tratados con DNA (1) y análisis por Southern *blot* (2) tras la PCR de embriones y fetos obtenidos tras la fertilización *in vitro* con espermatozoides tratados con MT GRF^{-1}, controles positivo y negativo y fluido de lavado.

vitro. Los embriones de 1, 2, 4 y 8 células, mórulas y blastocistos fueron analizados por PCR y el DNA foráneo fue detectado en 46 de los 50 embriones. Sin embargo, el constructo génico no fue detectable en 130 ratones nacidos después de la transferencia de los embriones de este programa de fertilización *in vitro*. Nuestras propias investigaciones con un constructo MT-GHRH mostraron la presencia de una señal positiva por análisis de PCR en embriones de ratón obtenidos con espermatozoides tratados con DNA. Sin embargo, los constructos de DNA foráneo estaban ausentes en los fetos de 10 días y en los animales adultos.

Algunos estudios se han enfocado hacia el destino del DNA foráneo en los espermatozoides. El equipo de LAVITRANO detectó DNA plasmídico marcado radiactivamente en la superficie y también en el núcleo de los espermatozoides de ratón (LAVITRANO *et al.*, 1991 a, b). Los espermatozoides de cerdo y de ganado también fueron capaces de unirse y de incorporar DNA foráneo (Fig. 15).

El DNA foráneo es normalmente encontrado en el segmento ecuatorial y en la región postacrosomal. Los índices mayores de incorporación son observados después de la incubación de los espermatozoides con DNA durante 20-40 minutos. Otra investigación del destino de las moléculas de DNA foráneo sobre y dentro de espermatozoides ha sido llevada a cabo por HORAN *et al.* (1991), quienes usaron espermatozoides de cerdo móviles y no móviles tratados durante 15 minutos con DNA radiactivamente marcado. Los espermatozoides se lavaron 5 veces, se examinaron alícuotas en un contador de centelleo y se prepararon para autorradiografía. Los resultados mostraron que aproximadamente 400 moléculas de DNA se unieron por cada espermatozoide. Los espermatozoides móviles estaban asociados con concentraciones mucho más altas de DNA marcado que los no móviles.

FRENCH *et al.* (1990) han sugerido que la unión de moléculas de DNA a espermatozoides es reversible. ATKINSON *et al.* (1991) publicaron experimentos en los que espermatozoides de toro eran tratados con DNA OY 11.1 radiactivamente marcado. Después de diversos procedimientos de lavado la mitad fueron tratados con DNAsa I mientras que la otra mitad permaneció sin tratar. El 19% de los espermatozoides tratados con nucleasa y el 39% de los no tratados todavía retenían DNA foráneo. Los análisis posteriores mostraron la existencia de cuatro regiones distintas de unión: el capuchón acrosómico (I), el segmento ecuatorial (II), la parte caudal de la cabeza del espermatozoide (III) y el extremo de la cabeza (IV). El DNA marcado se repartió en los espermatozoides de la forma siguiente: fracción sin tratamiento de DNAsa I: 0,28% en I, 2,25% en II, 84,79% en III y 12,68% en IV; fracción tratada con DNAsa I: 0,28% en I, 0,56% en II, 11,70% en III y 87,47% en IV. Los espermatozoides que habían sido sometidos a un choque frío y los espermatozoides no móviles tenían DNA foráneo unido exclusivamente a las posiciones III y IV.

La absorción del DNA por los espermatozoides puede ser incrementada por electroporación. Los espermatozoides electroporados pueden ser usados para transferir el DNA foráneo a oocitos fertilizados. Una fracción de embriones de ganado bovino de 5 días mostró una reacción positiva por el DNA foráneo, tal y como se detectó por PCR (GAGNÉ *et al.*, 1991).

LAVITRANO *et al.* (1990) publicaron que aproximadamente el 70% de las moléculas de DNA permanecen unidas a la cabeza de los espermatozoides tratados con DNAsa I. Se ha observado que la transferencia génica mediada por liposomas permite una transferencia eficiente de DNA al interior de los espermatozoides. Aunque la frecuencia de fertilización no resultó afectada, ha sido imposible obtener ratones transgénicos por este método (BACHILLER *et al.*, 1991).

Observaciones similares han sido hechas con espermatozoides de ratón y carpa (CASTRO *et al.*, 1990). Aproximadamente un 4% menos de los espermatozoides tratados con DNAsa I respecto a los no tratados presentaban DNA foráneo unido. Los espermatozoides de varias especies que fueron tratados con formaldehído captaron DNA sólo marginalmente. CASTRO *et al.*, publicaron que a cada espermatozoide se unen aproximadamente 1.000-6.000 moléculas de DNA cuando la cantidad de DNA añadida es del orden de 10^4-10^6 moléculas de DNA. ATKINSON *et al.* (1991) publicaron que los espermatozoides de insecto *(Apis mellifera, Lucilla cuprina)* pueden unir DNA sobre la totalidad de su superficie y que no se retiene DNA después del tratamiento con DNAsa I.

MILNE *et al.* (1989) usaron espermatozoides de abeja *(Apis mellifera)* como vector para un fragmento de DNA de 1 kb derivado del plásmido pSP6/T7-19 e inseminaron reinas jóvenes. El DNA foráneo fue encontrado en un 29,6% de las larvas de abejas obreras.

La transferencia génica mediada por liposomas vía espermatozoides a células de huevo de ave (ROTTMANN *et al.*, 1991) y a ratones (BACHILLER *et al.*, 1992) fue descrita recientemente. Los liposomas fueron usados para transfectar el DNA al interior de la cabeza del espermatozoide antes de la fertilización. Aunque la transferencia de DNA a espermatozoides mediada por liposomas fue muy eficiente y no fue detectada una reducción obvia en la frecuencia de fertilización de oocitos, BACHILLER *et al.*, (1991) no pudieron generar ratones transgénicos por este método. Después de la inseminación de 200 gallinas con espermatozoides tratados con liposomas ROTTMANN *et al.* (1991) detectaron en el 26% de los fetos patrones de bandas del plásmido transferido, pero las secuencias indicaban que el DNA foráneo no se integró en el cromosoma sino que permaneció en forma episómica.

Una glicoproteína cargada positivamente, con una masa molecular de 35 kD, presente en los espermatozoides del epidídimo de erizo marino así como en espermatozoides de otras especies, incluyendo humanos, parece jugar un importante papel en la interacción de los espermatozoides con las moléculas de DNA (LAVITRANO *et al.*, 1991a).

De acuerdo con LAVITRANO y sus colaboradores (1991b) la protección contra la introducción no deseada de DNA foráneo es mediada por dos mecanismos diferentes. Una proteína encontrada en el plasma seminal puede evitar la unión de DNA al espermatozoide por una interacción de alta afinidad con la proteína de 35 kD. Además, una glicoproteína cargada negativamente con una masa molecular de aproximadamente 70 kD ha sido aislada de los espermatozoides. Está completamente ausente en espermatozoides del epidídimo y también reduce la permeabilidad de los espermatozoides por el DNA foráneo.

Mucho más trabajo es necesario antes de que la transferencia génica a la línea germinal vía espermatozoides llegue a ser un método efectivo. Usando esta técnica la eficiencia de transferencia génica puede ser incrementada por un factor de 3-5 en ratón mientras que al mismo tiempo se reducen enormemente los costos (BARINAGA, 1989). Por estas razones la transferencia génica mediada por espermatozoides podría ser de enorme importancia para los programas de transferencia génica llevados a cabo con animales de importancia económica.

Concluiré esta discusión con la presentación de una técnica bastante inusual para el establecimiento de una progenie transgénica que ha sido usada satisfactoriamente en ratón: el transplante de ovarios transgénicos a hembras no transgénicas. Esta aproximación puede ser de un valor incalculable en el caso de que no se pueda obtener descendencia, por ejemplo, si el desarrollo y la fertilidad de los ratones transgénicos producidos por técnicas convencionales, como la microinyección de DNA, hayan resultado deteriorados completamente por la expresión del constructo génico. Transplantando quirúrgicamente ovarios transgénicos en ratones no transgénicos ovariectomizados será posible obtener descendencia transgénica (Baunack *et al.,* 1988). En nuestros propios experimentos hemos transplantado los ovarios de 8 ratones transgénicos MTI-hGH, que son normalmente infértiles, a 15 ratones receptores ovaroctomizados recibiendo cada hembra la mitad del par de ovarios. Diez ratones receptores fueron fértiles y generaron 20 camadas con un total de 112 animales. Aproximadamente, el 50% de éstos fueron transgénicos (Brem *et al.,* 1990b).

Con la intención de ser exhaustivo, me gustaría mencionar brevemente otra aplicación de la transferencia génica: la transferencia de genes a células somáticas. Además de las diferentes técnicas que permiten la transferencia de genes foráneos a la línea germinal se ha hecho un gran esfuerzo en el establecimiento de técnicas para la transferencia génica somática que podría aportar métodos seguros para la terapia génica somática. Las células más frecuentemente usadas son las células madre hematopoyéticas que pueden ser transformadas con vectores retrovíricos. Selden *et al.* (1987) han usado la transfección de fibroblastos de ratón con un gen de fusión hGH y el transplante de estas células a diferentes localizaciones en el ratón como un modelo de terapia génica somática. Esta técnica llamada implantación transcariótica permite la síntesis y la secreción de la hormona de crecimiento en el suero.

También ha sido demostrado que las células endoteliales pueden ser transformadas *in vivo* y, posteriormente, expresar el gen recombinante (Nabel *et al.,* 1989). Otra aproximación es la modificación genética de células endoteliales obtenidas *ex vivo* y su subsiguiente reimplantación en el animal donador original en el que estas células sobrevivieron durante cinco semanas (Wilson *et al.,* 1989). Recientemente, se ha observado que incluso la inyección directa del DNA en el tejido muscular conduce a la expresión de un gen marcador (Wolff *et al.,* 1990; Acsadi *et al.,* 1991). El tratamiento *in vivo* de células de hígado y de piel con microproyectiles recubiertos de DNA también permite que los genes foráneos sean expresados en estos tejidos (Williams *et al.,* 1991). Ratas analbuminémicas fueron inyectadas intravenosamente con un plásmido que contenía el gen estructural de la seroalbúmina humana, dirigido por los elementos promotor de la albúmina de ratón y estimulador de la albúmina de rata. Dos semanas tras la infección se halló que el DNA introducido existía principalmente en las células en la forma plasmídica. La albúmina humana circulante fue detectada en el suero a una concentración de 34 mg/ml (Wu *et al.,* 1991).

Una aproximación interesante y prometedora para transformar células somáticas puede ser la transferencia génica mediada por receptor de membrana que puede ser usada para una variedad de diferentes tejidos somáticos. Wagner *et al.* (1990) usaron el receptor de la transferrina con este propósito. Aparentemente, el concepto de transferencia génica mediada por receptor específico también puede ser aplicado a receptores específicos de células T (M. Birnstiel, comunicación personal, citado en Rusconi, 1991). Una estrategia alternativa para mejorar la transferencia génica mediada por receptor ha sido descrita por Curiel *et al.* (1991). Esta estrategia esencialmente explota la habilidad de los adenovirus para destruir los endosomas. Las infecciones con adenovirus incrementan la eficiencia de la transferencia génica por el conjugado de la transferrín-polilisina, de una manera dependiente de la dosis, por un factor de más de 2.000. Esta mejora de la transferencia génica ha sido observada en varios tipos de células, algunos de los cuales no podrían ser transformados sin una infección adicional por adenovirus. El tratamiento de tejidos de la piel y del hígado con microproyectiles cubiertos de DNA también parece ser apropiado para la transformación génica de las células.

3 Transmisión de transgenes

3.1 Establecimiento de líneas transgénicas

La transmisión del gen transferido es de decisiva importancia para el establecimiento de líneas transgénicas y la aplicación de la transferencia génica en la crianza de animales de interés económico. La transmisión del transgén requiere que todas o por lo menos alguna de las células de la línea germinal de los animales primarios (aquellos derivados de los embriones inyectados) contengan el transgén. Desafortunadamente, se sabe poco acerca del proceso biológico molecular asociado con la integración del DNA inyectado en el genoma. Por ejemplo, se desconoce el tiempo exacto en el que la integración tiene lugar, ni tampoco se sabe si el estado integrado permanece estable en todas las células durante el desarrollo de los embriones. El análisis de animales transgénicos recién nacidos y los intentos para el establecimiento de descendencias transgénicas han demostrado que los mosaicos genéticos se pueden desarrollar aunque el DNA haya sido inyectado en el pronúcleo de oocitos fertilizados (Wilkie *et al.,* 1986).

Los mosaicos genéticos son animales que consisten en líneas celulares derivadas del mismo cigoto pero que poseen diferentes genotipos. Los mosaicos transgénicos contienen células transgénicas y no transgénicas. El establecimiento de líneas transgénicas puede, por tanto, crear problemas. Si, por ejemplo, las gónadas no contienen células transgénicas el constructo génico inyectado no puede ser transmitido a la descendencia. La experiencia previa con animales transgénicos ha mostrado que aproximadamente el 30% de los animales transgénicos primarios obtenidos después de la microinyección no transmitirán el transgén con la frecuencia esperada de un 50% y estos animales serán, por tanto, de valor limitado.

En animales que han integrado establemente el constructo génico en sus genomas y lo transmiten a la descendencia, el modo de herencia es normalmente mendeliano porque la integración normalmente ha ocurrido en un sitio individual dentro de un cromosoma. Por definición tales animales son transgénicos hemicigóticos. El término heterocigótico no puede ser aplicado porque el alelo correspondiente no está presente en el cromosoma homólogo. Se podría esperar que el 50% de la descendencia de tales animales transgénicos contenga el transgén. Si las gónadas son mosaicos de líneas de células transgénicas y no transgénicas la frecuencia de descendencia transgénica puede variar entre un 0 y un 50%, dependiendo de la fracción de células transgénicas dentro de las gónadas (Fig. 16). Los mosaicos son normalmente observados sólo en la generación F0. Los animales transgénicos F1 y todas las generaciones subsiguientes contendrán el transgén en todas las células somáticas y en la línea germinal. Sin embargo, se ha observado que la integración puede no ser estable y, por consiguiente, el transgén puede no ser heredado establemente.

En casos raros, se observa más de un sitio de integración en un animal transgénico primario. Si las distancias entre estos sitios son suficientemente grandes como para permitir recombinaciones genéticas independientes que tengan lugar entre estos dos loci, se puede obtener una frecuencia más alta de descendencia transgénica (Fig. 16). En un animal transgénico con dos sitios de integración independientes se puede esperar que el 75%

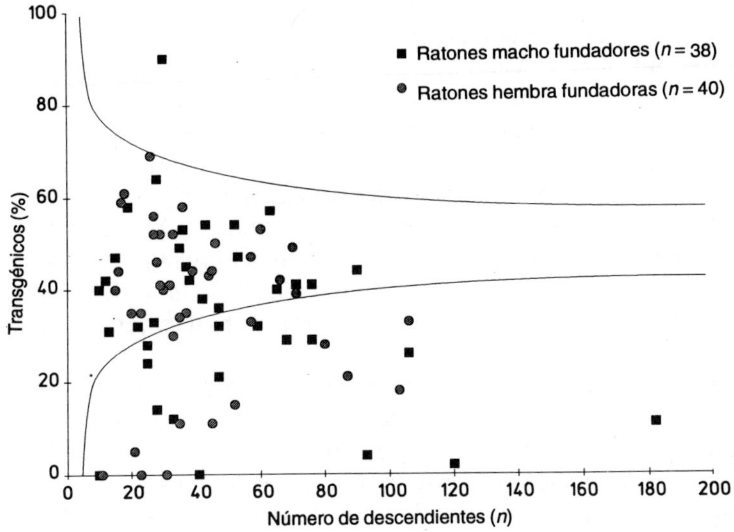

Figura 16. Patrón de herencia de varios transgenes en ratones transgénicos primarios. Cada símbolo representa un ratón fundador. La posición dentro del esquema depende del número total de descendientes y de la frecuencia de descendencia transgénica (las desviaciones significativas del valor esperado del 50% de descendencia transgénica verificadas por el test de signos de Dixon & Mood).

de la descendencia herede un transgén, siendo un 25% de los animales portadores de uno de los dos transgenes y un 25% heredando ambos sitios de integración (ver Fig. 8). Si los animales transgénicos hemicigóticos son cruzados, un 50% de la progenie resultante será transgénica hemicigótica, un 25% será transgénica homocigótica y un 25% de animales no serán transgénicos (Fig. 17).

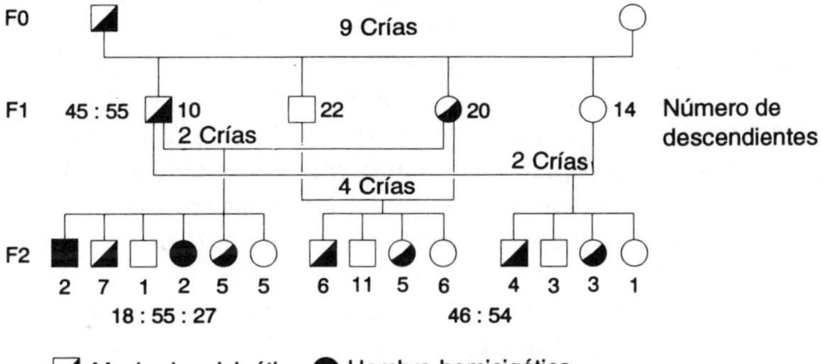

Figura 17. Pedigrí de una línea de ratón transgénica con apareamiento de la descendencia hemicigótica y crianza de los ratones transgénicos homocigóticos.

Dado que la integración de constructos génicos en animales primarios es esencialmente un proceso aleatorio, el transgén se puede integrar en un locus que sea crucial para el desarrollo normal del animal. Siempre que haya otro alelo intacto de este gen en el cromosoma homólogo, estas mutaciones por inserción no llevarán a aberraciones severas en el desarrollo. Sin embargo, los problemas pueden llegar si los efectos del gen afectado son aditivos, esto es, si la integración reduce la expresión del rasgo aditivo afectado. Si el gen afectado por la inserción del transgén es esencial para el desarrollo del feto, puede no ser posible obtener animales transgénicos homocigóticos por cruces entre animales transgénicos hemicigóticos. La proporción de animales hemicigóticos en la descendencia obtenida de tales cruces será aproximadamente un 66% (un 25% de los fetos morirán en el útero y/o serán reabsorbidos y un 50% de los animales hemicigóticos se corresponderán con los $^2/_3$ de los animales nacidos).

WAGNER *et al.* (1983) observaron este fenómeno con ratones hGH transgénicos. Aunque los animales transgénicos homocigóticos no fueron obtenidos debido a la letalidad prenatal, fue posible obtener una continuidad de la línea hemicigótica apareándola con animales normales, alcanzándose un 50% de descendencia transgénica normal.

Tales mutaciones por inserción pueden ser de gran interés científico. WOYCHIK *et al.* (1985) encontraron mutaciones por inserción en ratones transgénicos que producían un defecto conocido en el desarrollo de los miembros. Tales mutaciones por inserción pueden ser útiles en el aislamiento y caracterización del gen responsable de los defectos observados (ver también la Sección 5.1).

3.2 Programas de crianza con animales transgénicos

La generación de mosaicos genéticos y las mutaciones por inserción, así como el hecho de que hay diferencias en los niveles de expresión de los transgenes, tienen importancia y consecuencias a largo plazo para la crianza. La introducción de ciertos constructos génicos en una población en crecimiento requerirá más de un animal transgénico. Al menos entre 5 y 10 animales transgénicos primarios serán necesarios para asegurar que las líneas transgénicas apropiadas serán establecidas con una probabilidad aceptable.

En general, se requieren efectos biológicos muy fuertes por parte de los transgenes para conseguir mejorar caracteres que sean importantes como objetivo de la crianza en los programas de selección por inseminación artificial en los que se pretende tener el mismo nivel de mejora genética. La experiencia ha demostrado que los efectos biológicos extremadamente intensos de un gen están frecuentemente asociados con reacciones secundarias no deseadas. Parece apropiado, por tanto, que los objetivos de la crianza de líneas transgénicas incluyan aquellos caracteres que no pueden ser mejorados por las técnicas convencionales o que sólo pueden ser mejorados únicamente de un modo poco satisfactorio en los programas tradicionales de crianza, por ejemplo, debido a la baja heredabilidad del carácter deseado. Algunos ejemplos son aquellos caracteres que influyen en la resistencia contra enfermedades o en la calidad de los productos animales.

El uso de líneas transgénicas para la crianza en la población no requiere ninguna medida especial. Aparte del efecto del transgén, la constitución del conjunto genético de la población de inicio (árbol genealógico del núcleo de la población) será otro factor significativo.

Tabla 3. Ejemplos del incremento requerido de comportamiento en líneas transgénicas para un desarrollo equivalente al de poblaciones seleccionadas.

Rasgo	*Media*	*Mejora estimada por año en los programas de crianza AI*	*Años necesarios para establecer líneas transgénicas (F3) (ver Tabla 4)*	*Incremento mínimo requerido en el comportamiento por efecto transgénico*
Ganado bovino				
Producción de leche	6.000 kg	1,5%	11	16,0% (= 960 kg)
Ganancia de peso	1.200 g	1,5%	11	16,5% (= 200 g)
Fracción no grasa	60 %	0,5%	11	5,5% (= 3,3%)
Cerdo				
Grosor de la grasa del lomo	20 mm	2,0%	4	8% (= 1,6 mm)
Ganancia de peso	700 g	2,5%	4	10% (= 70 g)
Fracción no grasa	57 %	1,5%	4	6% (= 3,4 %)

Como en cualquier otro programa de crianza, la crianza de líneas transgénicas está gobernada por el objetivo que se persigue y por la velocidad con la que se alcancen las alteraciones genéticas (mejora genética). Para las alteraciones genéticas que no pueden ser alcanzadas por selección tradicional las consideraciones de costo/efecto son parecidas a las de los programas tradicionales de crianza. Si el objetivo de la crianza incluye aspectos que también son parte de los programas tradicionales será necesario comparar la mejora genética alcanzada con y sin el empleo de líneas transgénicas. Tal comparación puede ser llevada a cabo para las características más importantes de la producción de ganado bovino y cerdos (Tabla 3). En ella se muestra que, dependiendo de cada carácter individual, el uso de las líneas transgénicas debería incrementarse en un 5,5-16,5% con el objetivo de alcanzar el mismo nivel de mejora genética que se alcanza en los programas óptimos de crianza mediante inseminación artificial en el mismo tiempo (Brem, 1989).

Considerando el intenso trabajo necesario para el establecimiento de líneas transgénicas y el alto costo asociado, la selección de animales apropiados para la tranferencia génica será de vital importancia. En la Tabla 4 se presenta un esquema del tiempo requerido para el establecimiento y la evaluación de las líneas transgénicas en diferentes especies. Las líneas transgénicas serían de gran ayuda especialmente como líneas parentales dado que el transgén podría ser propagado de forma relativamente rápida tanto por inseminación artificial como de modo natural, especialmente si el alelo transgénico ya produce el efecto deseado en animales hemicigóticos. Smith *et al.* (1987) han discutido la implantación de un conjunto de transgenes en el núcleo y en los programas de crianza MOET (transferencia de embriones de ovulación múltiple). Los transgenes pueden ser considerados como genes endógenos únicos identificados; su ventaja es su efecto potencialmente intenso y la adición de variación genética en la población, y su desventaja es algún retraso genético una vez que han entrado en la población (Gibson, 1991). El estado actual de nuestro conocimiento es aún demasiado limitado como para evaluar exactamente las consecuencias de una acumulación de alelos transgénicos en un conjunto génico.

Tabla 4. Esquema del tiempo (en meses) requerido para generar líneas transgénicas en diferentes especies de mamífero.

Paso	*Ratón*	*Conejo*	*Cerdo*	*Oveja*	*Ganado bovino*
Recolección, microinyección y transferencia de embriones	1	1	6	6	12
Partos de los animales de la F0	0,75 (1,75)	1 (2)	4 (10)	5 (11)	9 (21)
Intervalo entre generaciones (Nacimiento de la descendencia de la F1)	2,50 (4,25)	6 (8)	12 (22)	18 (29)	30 (51)
Animales de la F2 transgénicos homocigóticos disponiles para la crianza	3,25 (7,50)	6 (14)	16 (38)	23 (52)	39 (100)
Uso de animales de la F3 en la población	2,50 (10,00)	6 (20)	12 (50)	18 (70)	30 (130)

Los valores entre paréntesis son las sumas acumuladas de meses necesarios para finalizar el programa hasta este momento.

4 Expresión de transgenes

4.1 Estructura y función de los genes eucarióticos

El problema crucial en los programas de transferencia génica es la predicción de la expresión específica de tejido o de célula de los genes transferidos. En los primeros experimentos que implicaban el establecimiento de animales transgénicos la mayoría de los genes microinyectados eran expresados, aunque a niveles bajos y/o extremadamente variables. Estudios posteriores han demostrado que a menudo la localización cromosómica del gen foráneo integrado afecta el patrón de expresión, y que las secuencias del vector procariótico deberían ser eliminadas antes de la transferencia de los constructos génicos porque, frecuentemente, inhiben la expresión.

En animales transgénicos es posible dirigir la expresión de genes transferidos a distintos o varios tipos celulares usando constructos génicos que combinen el gen estructural con distintos elementos reguladores. Como se muestra en la Fig. 3, un gen eucariótico típico consiste en varias porciones operacionalmente distinguibles (ver revisión RUSCONI, 1991):

1. Región codificante (que es sólo parcialmente conservada en el transcrito maduro). Los intrones son eliminados durante la maduración del mRNA mientras que los exones dan lugar a una secuencia líder, a una señal de pauta abierta de lectura y a las secuencias tráiler del mRNA maduro.
2. Elementos proximales de control que actúan en *cis:* el promotor, una región corriente arriba respecto al sitio de iniciación de la transcripción, determina la intensidad, la exactitud de la iniciación y la polaridad de la transcripción.
3. Elementos distales que actúan en *cis*. El ritmo de la transcripción viene especificado por un elemento estimulador o silenciador en cooperación con el promotor.
4. Elementos más lejanos de control. Las regiones de control dominantes y/o otras secuencias reguladoras pueden especificar el estado de activación/desactivación de la cromatina que contiene y flanquea la región transcrita.

La visión aceptada de la regulación de la transcripción en células de mamífero sostiene que los genes que codifican mRNAs están precedidos de la secuencia TATA y una región de control corriente arriba con respecto al sitio de iniciación de la transcripción (posiciones –25 a –30 y –40 a –110, respectivamente). Algunos promotores aparentemente se desvían de esta organización consenso. Estos nuevos promotores tienen un contenido en G+C muy alto, no presentan secuencias TATA evidentes y, aparentemente, dirigen la transcripción de los genes mantenedores como el HPRT y el DHFR (DYNAN, 1986).

Los promotores y estimuladores de mamífero están compuestos de múltiples elementos genéticos o módulos. La maquinaria de transcripción celular es capaz de manejar e integrar la información reguladora transmitida por cada módulo, permitiendo la evolución de distintos, y a menudo muy complejos, patrones de regulación transcripcional en diferentes genes (DYNAN, 1989). Un buen ejemplo son los promotores de la metalotioneína que contienen módulos separados que responden a glucocorticoides, metales y otros estímulos.

4.2 Especificidad tisular de la expresión de los transgenes

El desarrollo de los animales y otros organismos depende de la activación y de la expresión diferencial de muchos genes en varios tipos celulares. Los ratones transgénicos han sido instrumentos para la localización de algunos elementos que actúan en *cis* responsables de la regulación génica específica de tejido. Algunos genes son expresados exclusivamente en un tipo celular, otros son expresados sólo en unos pocos tipos celulares y algunos son expresados en la mayoría de las células (ver revisión en PALMITER y BRINSTER, 1986; JAENISCH, 1988; CUTHBERTSON y KLINTWORTH, 1988; BABINET *et al.,* 1989; RUSCONI, 1991). La especificidad tisular de la expresión génica es normalmente estudiada transfiriendo constructos génicos que contienen secuencias reguladoras flanqueantes en 5', proximales o distales respecto al promotor, intrones y secuencias flanqueantes en 3'. Los diversos tejidos de ratones transgénicos son analizados entonces para detectar el mRNA específico de la proteína producto del gen transferido. El análisis funcional de la expresión génica ha sido facilitado por el uso de genes marcadores cuyos productos son fácil y fiablemente detectables. Diversos genes, incluyendo el antígeno del tumor tardío del SV40 y la proteína de la cápside del SV40, el gen de la cloranfenicol acetil transferasa, el gen de la luciferasa de luciérnaga, el gen de la timidín quinasa del virus del herpes simplex (HSV-TK), el gen de la β-galactosidasa de *E. coli*, varios oncogenes y los genes de la hormona del crecimiento han sido usados con este propósito. Con el objetivo de discriminar entre los productos de los genes inyectados y de los endógenos, el transgén puede proceder de una especie diferente o puede ser un minigén con algunos exones delecionados o modificados por la inserción o deleción de algunos nucleótidos.

Los efectos de algunos elementos reguladores están sujetos a modulación por estímulos externos tales como iones metálicos, hormonas, calor, frío, aditivos alimentarios y otros. Las propiedades intrínsecas de tales elementos también son retenidas en los ratones transgénicos. Por tanto, la expresión *in vivo* de cualquier transgén que ha sido unido a tales elementos también estará sujeta al control de estos factores externos. El promotor de la metalotioneína, por ejemplo, puede ser estimulado suplementando con metales pesados los alimentos o el agua de los ratones transgénicos que contienen este promotor (Fig. 18). Desafortunadamente, no hay posibilidad de desactivar este promotor una vez ha sido activado por un estímulo externo.

La expresión específica de tejido de un gen deseado puede determinarse por la combinación de elementos estimuladores específicos de tejido con secuencias promotoras particulares. Recientemente, los elementos reguladores llamados regiones de control dominantes (DCR) o regiones de control del locus (LCR) han sido caracterizados (GROSVELD *et al.,* 1987; STIEF *et al.,* 1989; VAN ASSENDELFT *et al.,* 1989; BONIFER *et al.,* 1990). Estas regiones, que constituyen los sitios de hipersensibilidad a la DNAsa I, están localizadas 65 kb co-

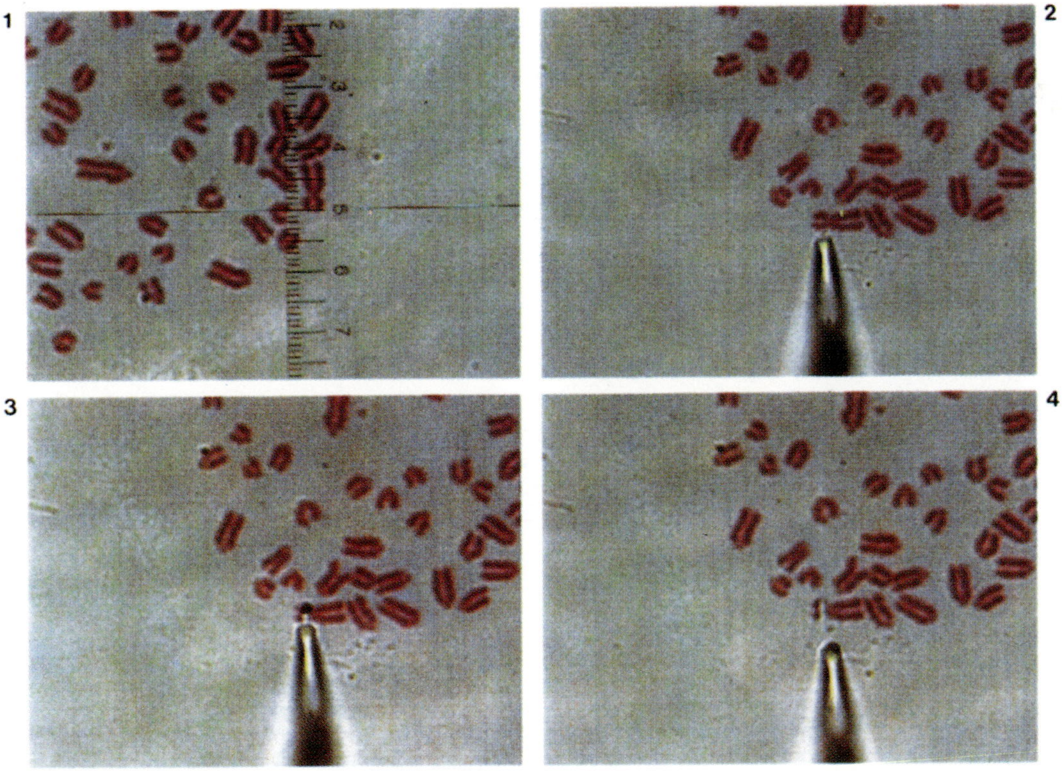

Figura 4. Microdisección de cromosomas en metafase ejemplificado para el cromosoma X de ganado bovino.

Micrografía: cortesía de M. FÖRSTER (1991)

El cromosoma X bovino tiene una longitud de aproximadamente 160 centiMorgan (cM). En una longitud total de 8 μm, 1 μm corresponde a aproximadamente 20 cM. El fragmento de cromatina eliminado corresponde a aproximadamente 20 Mbp.

(1) Longitud total del cromosoma X aproximadamente 8 μm (unidad de longitud = 1 μm)

(2) Colocación de la aguja en la región Xp 1,4-1,5

(3) Disección cuidadosa del fragmento deseado con una longitud del orden de 1 μm.

(4) Disección completada y separación del fragmento de cromatina con la punta de la aguja. El fragmento es reconocible como un punto negro (comparar con la aguja previa).

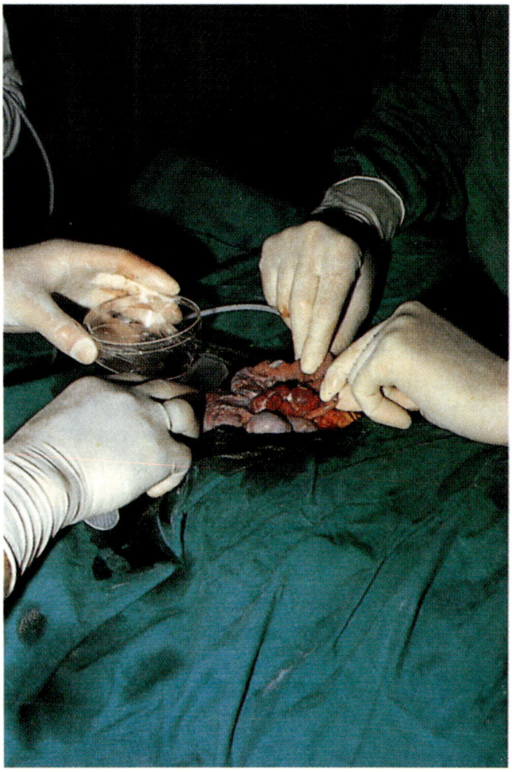

Figura 5. Recuperación quirúrgica de embriones de cerdo mediante lavado del oviducto.

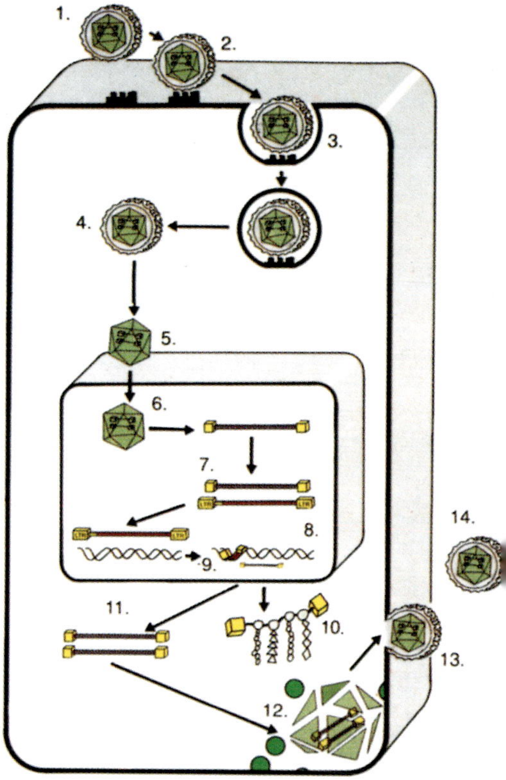

Figura 12. Ciclo de vida de los retrovirus (SALMONS *et al.*, 1991). Para detalles ver el texto.

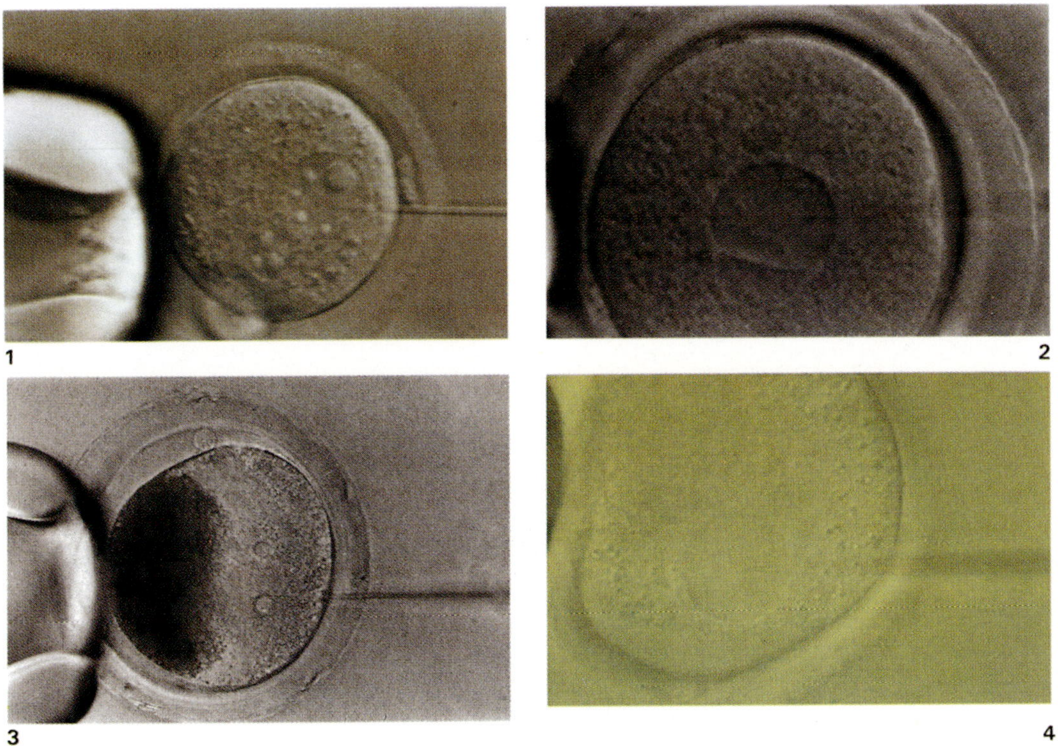

Figura 6. Microinyección de DNA en el pronúcleo de oocitos fertilizados de ratones (1), conejos (2), cerdos (3) y ganado bovino (4).

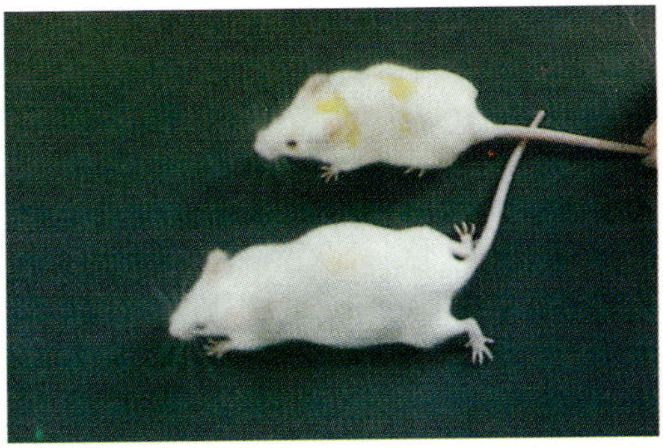

Figura 19. Ratón gigante transgénico MT-hGH en comparación con un hermano total no transgénico (marcado en amarillo).

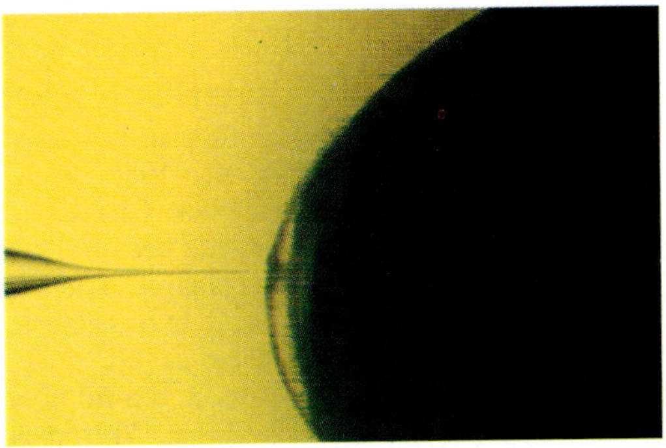

Figura 33. Inyección de DNA através del micropilo de un oocito de tilapia (Brem *et al.*, 1988).

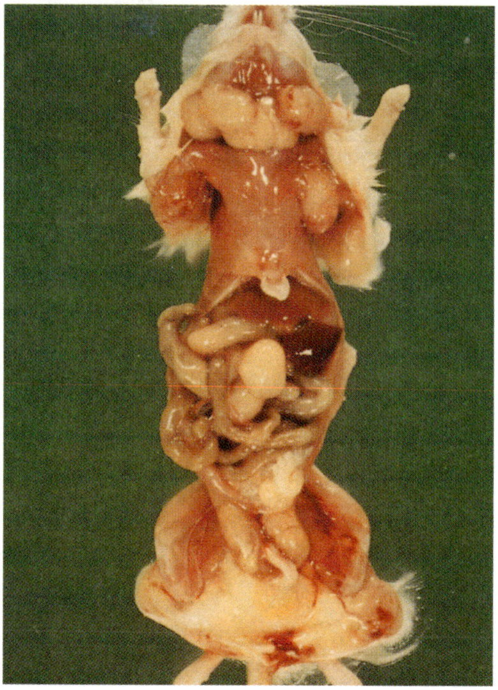

Figura 22. Ratón transgénico Myc.

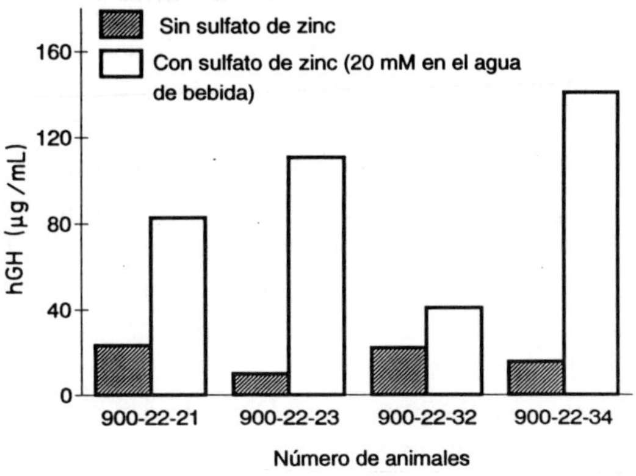

Figura 18. Concentración de hGH en el suero de ratones transgénicos MT-hGH antes y después de la administración de sulfato de zinc con el agua de bebida (Wolf, 1990).

rriente arriba respecto al sitio de iniciación de la transcripción de ciertos genes. Pueden contener elementos independientes capaces de conferir altos niveles de expresión a genes con los que están asociados.

4.3 Eficiencia de la expresión de los transgenes

Una pronunciada variabilidad con respecto a la expresión de los transgenes es observada mucho más frecuentemente que la aparición de integraciones inestables. Todas las formas de alteraciones que van desde incrementar o disminuir la expresión hasta una ausencia virtual de la expresión pueden ser observadas durante varias generaciones. Incluso dentro de los grupos de hermanos completos, los animales individuales que expresan el transgén pueden presentar una variabilidad más o menos pronunciada en los niveles de expresión. Los mecanismos que subyacen a estas diferencias son muy poco conocidos. Sin embargo, puede suponerse que el fenómeno conocido como impresión genética puede ser un factor que influye en la expresión del transgén. Entre otros mecanismos aún no conocidos, la metilación diferencial puede influir en la expresión génica, dependiendo de si el gen fue heredado del padre o de la madre del animal en cuestión.

Hasta el momento, no hay ningún método disponible para predecir los niveles de actividad transcripcional de los genes que se han integrado aleatoriamente en el genoma del hospedador. Los niveles de transcripción pueden variar con el sitio de integración cromosómica. Este efecto de la posición en la expresión del gen puede reflejar la organización de los cromosomas en lazos topológicamente constreñidos y en dominios funcionales. Se ha observado que el efecto no aparece en ratones transgénicos que porten el gen de la β-globina humana si se ha incorporado en el constructo génico un sitio apropiado de hipersensibilidad a la DNAsa (LCR) (Grosveld *et al.*, 1987). El patrón de expresión correcto del gen de la β-globina puede no ser dependiente de la competición *per se,* sino del orden relativo de los genes con respecto al LCR (Hanscombe *et al.,* 1991).

Las regiones que actúan en *cis* y que median la unión de la cromatina con el andamio nuclear han sido observadas recientemente flanqueando el gen de la lisozima de pollo. Estos dominios han sido llamados elementos A y han sido localizados en los límites 5' y 3' de la región de sensibilidad general a la DNAsa en la cromatina activa que contiene el gen y sus elementos reguladores en *cis.* Stief *et al.* (1989) demostraron que la expresión en células establemente transfectadas con un gen marcador flanqueado en 5' por elementos A del gen de la lisozima era significativamente elevada y no estaba muy influenciada por la posición de este gen en el cromosoma.

Reitman *et al.* (1990) usaron un fragmento de DNA de 4,5 kb que portaba el gen de la β^A-globina y su estimulador corriente abajo, sin ningún otro elemento corriente arriba, y observaron que todas los ratones transgénicos expresaban el mRNA de la globina en niveles proporcionales al número de copias del transgén.

Los constructos de cDNA son frecuentemente usados para la transferencia génica en ratones porque hay más secuencias de cDNA disponibles y porque muchos genes naturales no pueden ser clonados e insertados en constructos génicos debido a su tamaño. Muchos de esos constructos de cDNA son expresados bastante bien en cultivos celulares, pero no son expresados o lo son pobremente en ratones transgénicos. Brinster *et al.* (1988) han comprobado el efecto de los intrones en la expresión génica. Cuatro pares de constructos génicos diferentes (un miembro de cada par carece de todos los intrones) fueron usados para generar ratones transgénicos. Por término medio, se produjo entre 10 y 100 veces más mRNA a partir de los constructos que contenían intrones. Estos experimentos demuestran que los intrones pueden facilitar la transcripción de los transgenes y este efecto puede ser manifiesto sólo en genes expuestos a influencias del desarrollo.

Usando constructos mMT-rGH como modelo, Palmiter *et al.* (1991) observaron que el primer intrón del gen rGH es esencial para obtener altos niveles de expresión, mientras que la contribución de los otros tres intrones es menos pronunciada. Los intrones heterólogos localizados en 3' del cDNA de rGH también fueron inefectivos. La inserción de intrones heterólogos entre el promotor MT y el gen GH activó la expresión. Parece que la expresión de genes está influenciada por eventos aún desconocidos que tienen lugar durante el desarrollo, lo cual no ocurre en cultivos celulares *in vitro.* Los elementos LCR pueden servir como instrumentos eficaces en el establecimiento de dominios cromosómicos activos; en conjunción con elementos estimuladores y secuencias contenidas en intrones, estos elementos pueden alterar las interacciones nucleosomales del DNA y pueden influir en el ensamblaje en el promotor de complejos transcripcionales funcionales.

5 Aplicación de ratones transgénicos

En el espacio asignado a este capítulo es, por supuesto, imposible presentar y discutir todas las diferentes aplicaciones de los datos obtenidos del uso de las técnicas de transferencia génica en el ratón. El número estimado de publicaciones referidas a transgenes está cerca de las dos mil. Los siguientes apartados serán una pequeña y subjetiva visión de temas seleccionados. Por estas razones las secciones acerca de modelos de enfermedades, oncogenes y el sistema inmune estarán restringidas a discusiones de algunos hallazgos fundamentales y a experimentos que sirvan como ejemplo. Se remite al lector a revisiones especiales y a la literatura básica pertinente citada, al menos en parte, en este capítulo.

5.1 Modelos de enfermedades

La aplicación de las técnicas de transferencia génica ofrece nuevas estrategias para el establecimiento de modelos de enfermedades. En principio hay dos aproximaciones diferentes: el establecimiento directo y específico de modelos de enfermedades, y las observaciones fortuitas hechas acerca del ratón transgénico o de su progenie, las cuales pueden ser usadas como modelos de enfermedades. La Tabla 5 resume las posibilidades fundamentales de establecer modelos transgénicos de enfermedades.

Tabla 5. Posibles modelos de enfermedades en ratones transgénicos.

Modo de establecimiento	*Modo de acción*
Alteraciones relacionadas con la expresión	Producto del gen transgénico con efectos aditivos en el organismo
Mutaciones negativas dominantes	En lugar de las proteínas endógenas expresadas normalmente, un producto génico mutado provoca las alteraciones requeridas
Mutaciones por inserción	Interrupción al azar (mutación) de un gen endógeno con las consecuencias correspondientes, observables predominantemente en ratones transgénicos homocigóticos
Ratones transgénicos de RNA antisentido	Neutralización de la función de un gen endógeno
Ratones transgénicos con promotor/toxina de la difteria	Ablación dependiente de promotor de una línea celular o de un tipo celular
Recombinación homóloga	Reemplazamiento homólogo de un gen endógeno por un nuevo constructo obtenido por recombinación *in vitro*
Oncogenes	El transgén induce la formación de un tumor

Los genes normalmente se integran aleatoriamente (ver también Sección 2) y algunas veces este proceso puede tener consecuencias. Si el constructo génico usado para generar un animal transgénico se integra en las proximidades de un gen endógeno, esto podría llevar a una mutación por inserción detectable. Tales mutaciones por inserción han sido observadas en aproximadamente el 5% de las líneas transgénicas establecidas. En ratones transgénicos hemicigóticos tales inserciones normalmente son relativamente poco llamativas. Son usualmente detectadas sólo cuando se intentan obtener animales transgénicos homocigóticos, observándose o bien que no se obtienen animales homocigóticos o bien que los animales nacidos se caracterizan por una enfermedad genética cuya naturaleza depende del gen afectado. Con la ayuda de tales mutantes es posible detectar y aislar el gen afectado por la mutación. El método preferido de búsqueda para genes interesantes es la mutagénesis por inserción al azar mediante el uso de vectores retrovíricos. Esta técnica tiene la ventaja de que las mutaciones por inserción ocurren mucho más frecuentemente debido a la relativamente alta frecuencia de integración. Una ventaja adicional es que la integración de una sola copia facilita el aislamiento del gen afectado porque las secuencias províricas pueden ser usadas como sondas para la hibridación. Esta aproximación también puede ser empleada para la mutagénesis *in vitro* de células madre embrionarias. Las células ES que portan la mutación por inserción deseada, esto es, aquellas en las que un cierto gen ha sido interrumpido, son entonces usadas para generar ratones transgénicos (ver Sección 2.2).

Las mutaciones por inserción en animales transgénicos han sido descritas por primera vez por WAGNER *et al.* (1983). Después de la inyección de un gen hGH obtuvieron seis líneas de ratón transgénicas de las cuales sólo cuatro podían ser usadas para producir ratones transgénicos homocigóticos mediante el cruce con los animales transgénicos fundadores. En dos líneas los tamaños de las camadas fueron reducidos y no se identificaron ratones transgénicos homocigóticos. En estas líneas la integración del DNA foráneo causó un defecto letal recesivo que se caracterizaba por muerte prenatal de los fetos homocigóticos. Hasta el momento se han descrito varias mutaciones letales causadas por la inserción de DNA foráneo (HARBERS *et al.,* 1984; STEWART *et al.,* 1985; WOYCHIK *et al.,* 1985; MARX, 1985; MCNEISH *et al.,* 1988).

La inserción de DNA foráneo en el gen del colágeno β-1 produjo una mutación letal en la que los fetos degeneraban aproximadamente entre los días 12-15 de la gestación (JAENISCH *et al.,* 1983).

Los ratones procedentes de la línea mutante Mpv 17 se generaron después de realizar mutagénesis por inserción. Los ratones homocigóticos desarrollaron síndrome nefrótico e insuficiencia renal crónica asociada con una esclerosis glomerular progresiva. Esta condición recuerda a la de los pacientes humanos con un deterioro progresivo de la función renal (WEIHER *et al.,* 1990) y, por consiguiente, el mutante Mpv 17 puede ser un sistema experimental útil para el estudio de los mecanismos que conducen este tipo de desórdenes renales en humanos.

Un caso especial de mutación por inserción ha sido descrito por PALMITER *et al.* (1984), en el que una línea de ratón transgénico presentaba la transmisión de un transgén restringida a las hembras. La descendencia de los machos fértiles no heredaba el transgén, presumiblemente porque la inserción afectaba a un gen expresado durante la espermatogénesis.

Muchas mutaciones letales se caracterizan porque la muerte de los embriones ocurre muy pronto durante el desarrollo embrionario o fetal, comenzando normalmente en el momento de la implantación. Se podría argumentar que la actividad transcripcional excepcional de las células durante este estado puede ser una razón para esta sensibilidad aparente (COVARRUBIAS *et al.,* 1986).

Mutaciones negativas dominantes

STACEY *et al.* (1988) desarrollaron una nueva aproximación para el establecimiento de modelos para ciertas enfermedades humanas. Introdujeron mutaciones bien conocidas en el gen del colágeno pro-alfa (I) y usaron estos genes mutados para la producción de ratones transgénicos. Observaron que la función normal del colágeno ya era alterada si el nivel de expresión del transgén mutado era del orden del 10% del nivel del gen endógeno. Supusieron que la acumulación intracelular del producto del transgén inducía no sólo la degradación del colágeno mutado sino también la del normal, causando o bien una reducción en el nivel de colágeno o bien una interrupción del alineamiento correcto del colágeno y de la formación de fibrillas. La transferencia de un gen mutado del colágeno a embriones de ratones normales ha aportado un modelo de enfermedad para la osteogénesis imperfecta perinatal del tipo II. Hay muchas aplicaciones potenciales de la introducción de mutaciones negativas dominantes en los ratones vía transferencia génica. Esta aproximación parece ser particularmente prometedora para el estudio de los genes del colágeno y de otros genes que codifican proteínas del citoesqueleto tales como la actina o los filamentos (STACEY *et al.*, 1988).

El papel del HTLV-I como uno de los agentes etiológicos de la artritis crónica en humanos ha sido elucidado por la obtención de ratones transgénicos HTLV-I. Estos ratones desarrollan la artritis crónica de manera parecida a la artritis reumatoide (IWAKURA *et al.,* 1991). La inflamación sinovial y periarticular con erosión articular causada por la invasión de tejidos granulados fue muy pronunciada.

Los ratones transgénicos que expresan proteínas priónicas mutantes desarrollan espontáneamente disfunciones neurológicas y neuropatología espongiforme (SCOTT *et al.,* 1989; PRUSINER *et al.,* 1990; HSIAO *et al.,* 1990; WESTAWAY *et al.,* 1991). Los estudios con ratones transgénicos establecieron que el gen de la proteína priónica influye en todos los aspectos de la enfermedad, incluyendo la barrera de especie, la replicación de priones, los tiempos de incubación, la síntesis de proteínas específicas de la enfermedad y los cambios neuropatológicos (PRUSINER, 1991).

La gran ventaja de los modelos de enfermedades basados en el uso de mutaciones negativas dominantes reside en el hecho de que los efectos de tales mutaciones son aditivos y que tales mutaciones pueden ser introducidas por simple transferencia génica de los genes mutados.

Efectos relacionados con la expresión de los transgenes

La expresión de un transgén depende mayoritariamente de las secuencias reguladoras que han sido usadas en el diseño del constructo génico. Una sobreexpresión masiva del transgén puede ser obtenida empleando promotores fuertes que, al mismo tiempo, sean independientes de los circuitos de control endógeno gobernados por el gen estructural en cuestión. Un ejemplo clásico son los ratones transgénicos gigantes en los que la expresión del gen de la hormona del crecimiento (GH) es dirigida por el promotor de la metalotioneína (mMTI) (PALMITER *et al.*, 1982, 1983).

Se ha sugerido que, por su naturaleza, estos ratones transgénicos gigantes (Fig. 19; *ver páginas de color*) pueden ser modelos útiles para el estudio de las desviaciones humanas del crecimiento tales como el gigantismo y la acromegalia. Son modelos excelentes para el estudio del espectro completo de actividades de las hormonas del crecimiento en ausencia de procesos inmunológicos que interfieran (WOLF *et al.*, 1991a, b, c). Nuestras propias investigaciones con los ratones transgénicos mMTI-hGH fueron enfocadas a profundizar en el conocimiento del proceso de crecimiento. Las consecuencias patológicas observadas en estos ratones son un ejemplo de un modelo fortuito de enfermedades. Nosotros observamos, por ejemplo, que la expresión del transgén GH causa invariablemente lesiones nefropatológicas (BREM *et al.*, 1988, 1989; WANKE *et al.*, 1991) que son excelentes modelos, no sólo para el estudio de la patogénesis de la glomeruloesclerosis renal (Fig. 20) sino también para la evaluación de nuevos conceptos terapéuticos.

Un ejemplo reciente de un modelo transgénico de enfermedades dependientes del nivel de expresión de un transgén es la enfermedad de Alzheimer para la que aún no ha sido descrito un sistema experimental animal apropiado. WIRAK *et al.* (1991a, b) han producido líneas transgénicas de ratón que expresan la proteína β-amiloide humana bajo el control del promotor de la proteína precursora de la proteína amiloide humana en las dendritas de algunas, pero no todas, neuronas del hipocampo en ratones de 1 año de edad. Los agrega-

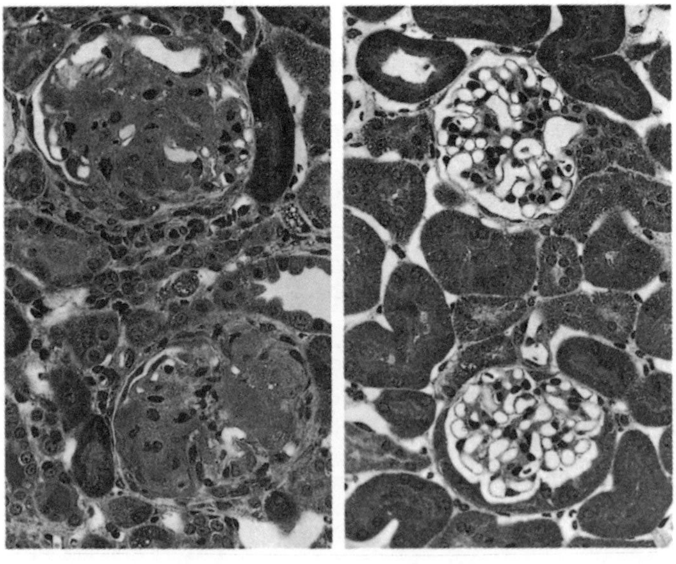

Figura 20. Glomeruloesclerosis global en un ratón transgénico MT-bGH de 24 semanas de edad (derecha); para comparar, glomérulos de un riñón control son mostrados con la misma ampliación (izquierda). Secciones de glicol/metacrilato; tinción de hematoxilina/eosina (WANKE *et al.*, 1991).

dos de la proteína β-amiloide formaron fibrillas de tipo amiloide que fueron muy parecidas a aquellas que aparecen en el cerebro de los enfermos de Alzheimer. La formación de los depósitos de proteína β-amiloide en los cerebros de los ratones transgénicos también fue descrita al mismo tiempo por Quon *et al.* (1991).

Ablación genética

Las técnicas usadas actualmente para generar ratones transgénicos por microinyección de DNA expanden el genoma normal por la adición de múltiples copias de un gen. Este proceso aditivo no permite eliminar secuencias endógenas. Sin embargo, dos procedimientos diferentes permiten la supresión específica de actividad génica.

La actividad de un gen individual puede ser neutralizada por la transferencia de un constructo génico que contenga un gen estructural que codifique un RNA antisentido para el correspondiente transcrito endógeno. La hibridación intracelular del RNA antisentido con el mRNA (RNA con sentido) codificado por el gen en estudio o bien inhibe la traducción o bien provoca la síntesis de fragmentos proteicos funcionalmente afectados. La eficiencia de la inhibición de la expresión del gen endógeno depende principalmente de la expresión sincrónica o solapada del transgén antisentido y el gen endógeno. También depende de un exceso relativo de transcrito antisentido porque sólo así se garantizará que, más o menos, todas las moléculas de RNA endógeno del gen estructural en cuestión estarán acomplejadas con el RNA antisentido.

Si en un modelo transgénico particular el objetivo es reprimir el crecimiento de ciertas poblaciones celulares más que la actividad de un gen individual, éste puede lograrse mediante un proceso conocido como ablación genética o amputación. Breitmann *et al.* (1987) demostraron la fiabilidad de tal procedimiento construyendo un gen de fusión en el que el gen que codifica la cadena A de la toxina de la difteria fue acoplado al promotor génico de la cristalina δ2. Debido al efecto tóxico del gen ha sido posible suprimir parcialmente y también completamente el crecimiento de una población celular particular de los cristalinos, esto es, produciendo microftalmia en los ratones transgénicos que portan el constructo. Palmiter *et al.* (1987) usaron una aproximación similar para suprimir el crecimiento de una población celular en el páncreas.

En principio, la técnica de la ablación genética permitiría la supresión específica del crecimiento de cualquier línea o tipo celular deseado si se dispusiera de secuencias reguladoras que fueran específicas de dicho tipo celular. Debería mencionarse, sin embargo, que la expresión de la toxina podría ejercer su efecto en las fases tempranas del desarrollo embrionario, dependiendo del constructo particular usado. Esta podría suprimir también el desarrollo posterior del feto.

Recombinación homóloga

Hay muchas ocasiones en las que un modelo de enfermedad apropiado puede ser establecido sólo si la función de un gen endógeno es inactivada de forma efectiva por la introducción de una mutación. Las mutaciones de animales de experimentación convencionales son normalmente espontáneas o inducidas. Durante mucho tiempo la mutagénesis directa y específica *in vivo* no ha sido posible. Smithies *et al.* (1985) demostraron que la

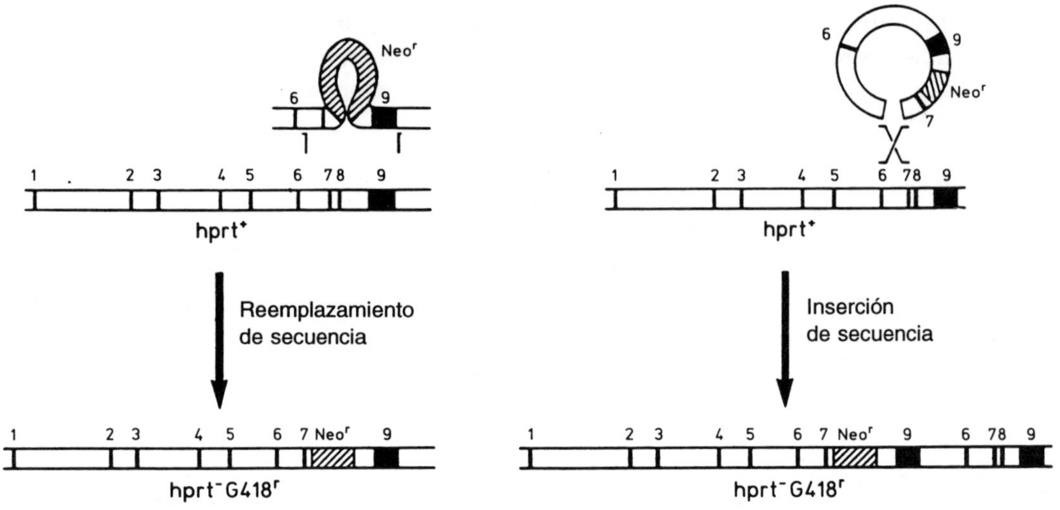

Figura 21. Recombinación homóloga (CAPECCHI, 1989a, b).

recombinación homóloga (Fig. 21) de un constructo génico foráneo con un gen endógeno es realmente posible (ver Sección 2.2). Transformaron células de carcinoma con un constructo génico consistente en 4,6 kb del locus de la β-globina y los genes neo y supF. En aproximadamente el 0,1% de todos los casos, fueron capaces de demostrar que este constructo se había integrado en el gen endógeno de la β-globina por recombinación homóloga.

El siguiente paso en el desarrollo de esta técnica ha sido el uso de la recombinación homóloga para la mutagénesis dirigida en células madre embrionarias de ratón (THOMAS *et al.*, 1986; DOETSCHMAN *et al.*, 1987). El gen de la hipoxantina de la fosforribosil transferasa (HPRT) ha sido elegido como gen diana porque está localizado en el cromosoma X y hay disponible un procedimiento de selección para mutaciones HPRT-negativas (ver Sección 2.2). Otra razón para escoger este gen fue el hecho de que los ratones transgénicos HPRT-negativos pueden ser modelos útiles para el síndrome de Lesh Nyhan. Ha sido posible mutar el gen endógeno HPRT en células madre embrionarias por recombinación génica dirigida (THOMAS *et al.*, 1987) e incluso corregir el defecto en las células madre HPRT-negativas por recombinación homóloga, produciendo así ratones transgénicos (DOETSCHMAN *et al.*, 1987). Los resultados de estos experimentos han sido muy prometedores y se ha sugerido que sería posible usar estas células madre embrionarias para producir quimeras y ratones que porten un gen mutado en un locus deseado. Dado que es difícil mutar ambos alelos del gen en los dos cromosomas homólogos, los ratones transgénicos resultantes son quiméricos y su descendencia F1 es hemicigótica. Cruzando estos ratones transgénicos hemicigóticos es posible obtener mutantes homocigóticos en la siguiente generación, si el gen mutado no es letal o crea otros problemas. ZIMMER y GRUSS (1989) han usado la recombinación homóloga para mutar el gen homeobox 1.1 y han obtenido quimeras que portan la mutación esperada tras la inyección de células de una línea clonada de células madre mutadas (ver Tabla 2).

También ha sido introducida una mutación en el proto-oncogén c-src por recombinación homóloga en células ES. La generación F2 homocigótica de las quimeras murió en la primera semana tras el nacimiento. Eran deficientes en el remodelado de los huesos y sufrían osteopetrosis, indicando deficiencias en la función osteoclástica (Soriano *et al.,* 1991).

Actualmente, parece que el uso de las técnicas disponibles podría permitir mutar cualquier gen directa y específicamente (Capecchi, 1989a, b). La expresión del gen endógeno no es un factor crítico para la recombinación homóloga en células madre embrionarias aunque las frecuencias de mutación parecen ser más altas si el gen en cuestión también es expresado. Produciendo células madre quiméricas, las células mutadas pueden ser usadas para producir ratones que porten la mutación deseada en sus genomas. Un resumen de los genes mutados en células ES y los fenotipos resultantes de los ratones que portan estas mutaciones es presentado en la Tabla 2.

Se ha descrito recientemente que la microinyección de un constructo de DNA también puede ser usada para corregir los efectos deletéreos de un gen endógeno delecionado. Brinster *et al.* (1989a) inyectaron secuencias 5' de un gen funcional MHC II E en células de ratón que portaban una deleción de 630 bp del locus endógeno. La inyección de más de 10.000 oocitos dio lugar a 1.800 ratones vivos, 500 de los cuales eran transgénicos. La recombinación homóloga del constructo génico inyectado en un locus mutado fue observada en un ratón. El alelo recombinado se caracterizaba por la aparición de muchas mutaciones puntuales nuevas. El mRNA resultante fue expresado de una manera específica de tejido aunque difirió en su longitud del RNA salvaje.

Actualmente, se conocen más de 3.500 diferentes enfermedades genéticas del hombre. En principio, sería posible crear un modelo apropiado para cada uno de estos defectos usando la aproximación discutida previamente, si los genes responsables para cada enfermedad fueran identificados, clonados y mutados apropiadamente en células madre embrionarias murinas. Tales modelos facilitarían el análisis patogenético de estas enfermedades. También serían muy útiles como modelos permitiendo el desarrollo y la evaluación de nuevas aproximaciones terapéuticas, en particular, la terapia génica somática.

5.2 Oncogenes

La transferencia génica es particularmente útil para el estudio de los efectos y las consecuencias de la expresión de oncogenes en animales. Dado que los proto-oncogenes son importantes para el desarrollo normal, la transferencia y la expresión de estos genes puede ser letal en ratones transgénicos. Los genes letales pueden ser investigados si la expresión está restringida a un tejido específico lo cual puede conseguirse mediante la elección de elementos reguladores apropiados. El uso de ratones transgénicos para oncogenes permite estudiar el espectro de tejidos susceptibles a la actividad transformante del oncogén, la relación entre la oncogénesis de múltiples pasos y la cooperatividad de los oncogenes y el efecto de los oncogenes en el crecimiento y la diferenciación (Jaenisch, 1988). Tanto los oncogenes virales como los celulares han sido usados para generar ratones transgénicos. El análisis detallado de estos ratones puede ser una gran ayuda para elucidar a nivel molecular los mecanismos de las funciones (proto-)oncogénicas durante el desarrollo normal y maligno.

Oncogenes víricos

Diversos oncogenes víricos, incluyendo, por ejemplo, el gen del antígeno T mayor del virus SV40, los genes T grande y mediano del virus del polioma, el virus del papiloma bovino, los virus JC y BK humanos, el oncogén tat del virus de la leucemia humana y el virus de la hepatitis B humana han sido usados para generar ratones transgénicos (PALMITER y BRINSTER, 1986; CAMPORE *et al.,* 1988; CUTHBERTSON y KLINTWORTH, 1988; BABINET *et al.,* 1985, 1989; JAENISCH, 1988).

BRINSTER *et al.* (1984) usaron un constructo génico de genes del SV40 (virus de simios) y el promotor de la metalotioneína murina para producir ratones transgénicos. Estos ratones desarrollaron papilomas y carcinomas en el plexo del coroides. Otras investigaciones demostraron que un elemento de 72 bp del promotor del SV40 era de crucial importancia para la génesis de estos tumores (PALMITER *et al.,* 1985). Cuando los promotores de los genes de la insulina y de la cristalina fueron usados los ratones transgénicos resultantes sufrían tumores en el páncreas (HANAHAN, 1985; TEITELMAN *et al.,* 1988) y en el cristalino del ojo (OVERBEEK *et al.,* 1985; MAHON *et al.,* 1987), respectivamente.

WINDLE *et al.* (1990) publicaron que la expresión del oncogén del antígeno T del virus SV40 en la retina de ratones transgénicos produce tumores oculares heredables con una ultraestructura histológica e inmunohistoquímica idéntica a la de los retinoblastomas humanos.

Se ha prestado una atención particular al virus de la hepatitis B (HBV) porque hay más de 200 millones de enfermos crónicos de esta infección. Los ratones transgénicos HBV que portan secuencias que codifican el antígeno de superficie, pre-S, y el antígeno X bajo el control del promotor vírico normal y del mMT han sido producidos para estudiar los mecanismos responsables de los daños hepatocelulares agudos y crónicos en los pacientes infectados (CHISARI *et al.,* 1985). Estos estudios han demostrado que el daño hepático no es una consecuencia directa de la expresión de las regiones pre-S o HB del genoma del HBV. En otro modelo, ratones transgénicos portando el genoma del HBV sin el gen del cuerpo *(core)* han sido establecidos para estudiar la regulación *in vivo* de la expresión del virus (BABINET *et al.,* 1985).

Los ratones transgénicos para la cubierta del HBV han servido para demostrar que los antígenos codificados por el HBV son expresados en la superficie de hepatocitos. Los antígenos de superficie son reconocidos por linfocitos T citotóxicos CD-8 positivos con MHC de clase I restringida específicos para un epítopo dominante de células T en el polipéptido principal de la cubierta y por anticuerpos específicos de la cubierta (MORIYAMA *et al.,* 1990). Ambas interacciones llevan a la muerte de los hepatocitos *in vivo.*

La transferencia del genoma del virus del papiloma bovino I (BPV-I) ha producido ratones transgénicos que desarrollan la imagen típica de fibropapilomas de la piel. El tejido tumoral contenía copias extracromosómicas del DNA del BPV-I mientras que los tejidos normales sólo contenían copias integradas del DNA vírico. No se detectaron efectos cuando sólo se usó un 69% de la región transformante del BPV para la producción de animales transgénicos (LACEY *et al.,* 1986).

Estos ratones transgénicos BPV-I son un modelo excelente para el estudio de la especificidad de tejido en la expresión del BPV, la actividad del oncogén BPV y la actividad genética que gobierna el desarrollo de neoplasias. También pueden ser útiles en el establecimiento de modelos similares que impliquen el uso en ratones de los virus del papiloma humanos.

Las ratones transgénicos que contienen un constructo consistente en la secuencia del LTR del virus del sarcoma de Rous (RSV) y el gen de la cloranfenicol acetil transferasa como gen marcador han mostrado especificidad de tejido predominantemente para huesos y músculos (OVERBEEK *et al.*, 1986). Esta es otra indicación de la importancia de la región LTR en determinar la especificidad de tejido. Las mutaciones por inserción han sido observadas en dos líneas transgénicas de ratón. Una mutación era dominante y produjo la muerte en el embrión mientras que otra fue recesiva, produciendo la fusión de los dedos en todas las extremidades de los animales afectados.

Un modelo de enfermedad transgénica para la leucoencefalopatía multifocal progresiva ha sido establecido por transferencia del gen de la región temprana del JVC bajo el control de su propia región promotora/estimuladora (SMALL *et al.*, 1986). Los ratones transgénicos se caracterizaban por ataques tónicos de 15-30 segundos de duración a la edad de aproximadamente 3 semanas, lo que recordaba a lo observado en los mutantes de ratón *jimpy* y *quaking*. El análisis neuropatológico de estos ratones transgénicos reveló la pérdida de mielina en el sistema nervioso central pero no en el periférico.

Los virus T-linfotróficos humanos del tipo I (HTLV-1) están asociados con enfermedades neurológicas caracterizadas por paraparesis espásticas tópicas y, posiblemente, con esclerosis múltiple. En ratones transgénicos la expresión del gen tat del HTLV bajo el control de su propia región LTR produce tumores que recuerdan mucho a la neurofibromatosis humana generalizada (enfermedad de Von Recklinghausen) (HINRICHS *et al.*, 1987). En tres de ocho animales transgénicos fundadores la expresión del gen tat del HTLV-1 indujo tumores en los tejidos blandos a la edad de 12-17 semanas (NERENBERG *et al.*, 1987).

El virus de la inmunodeficiencia humana (HIV) es un retrovirus cuyo genoma contiene al menos 6 genes además de los genes normales gag, pol y env. Estos genes adicionales son importantes para la regulación de la expresión de genes víricos e influyen también en la replicación del genoma vírico. En particular, el gen tat es un potente transestimulador *in vitro*. Los ratones transgénicos HIV/LTR-tat2 desarrollan alteraciones en la piel que recuerdan a las obervadas en los pacientes con SIDA afectados por el sarcoma de Kaposi (VOGEL *et al.*, 1988). Los ratones transgénicos que portan el provirus intacto no desarrollan una viremia HIV y permanecen sanos. La descendencia F1 transgénica de una línea, sin embargo, desarrolla el síndrome y se recuperan virus infecciosos del bazo, los nodos linfoides y la piel de los animales (LEONARD *et al.*, 1988).

El virus de Epstein Barr (EBV) es un herpesvirus humano y el agente etiológico de un desorden linfoproliferativo. El gen BNLF-1 que codifica la proteína latente de la membrana (LMP) ha sido expresado en ratones transgénicos. La expresión de la LMP en la epidermis induce el fenotipo de dermatosis hiperplásica y la inducción de la expresión de una queratina hiperproliferativa en localizaciones aberrantes (WILSON *et al.*, 1990). Esto implica que la LMP juega un papel importante en el desarrollo de la condición ancatótica del epitelio de la lengua y, posiblemente, también en la predisposición del epitelio nasofaríngeo a la carcinogénesis.

La presencia espontánea de tumores en ratones transgénicos myc fue descrita por primera vez por STEWART *et al.* (1984) quien usó constructos génicos en los que el gen myc normal murino estaba unido al promotor MMTV (virus del tumor mamario murino). Aunque la expresión del constructo difirió mucho en las 13 líneas establecidas en este estudio, dos animales hembra fundadores desarrollaron adenocarcinomas espontáneos de la glándula mamaria durante la gestación temprana. La descendencia de estos animales desarrolló carcinomas mamarios durante la segunda y la tercera gestación. Estos resultados demostraron que la expresión desregulada del gen myc puede ser considerada un factor de predisposición heredable, responsable del desarrollo de adenocarcinomas.

Otros experimentos demostraron que no se desarrolla tumor a pesar de la expresión del gen myc bajo el control de varios promotores en diversos tejidos, incluyendo páncreas, cerebro, pulmones y glándulas salivares. Este hallazgo apoya la noción de que otros factores específicos de tejido adicionales pueden ser responsables de la tumorogénesis. Los ratones transgénicos que portaban un fragmento de 1 kb del estimulador de la inmunoglobulina murina para la cadena pesada insertado en el primer intrón del gen c-myc desarrollaron linfomas clonales originados predominantemente por las células pre B (ADAMS *et al.,* 1985; SCHMIDT *et al.,* 1988). Cuando estos ratones fueron cruzados con otros ratones transgénicos que expresaban una forma unida a la membrana de la cadena pesada de la inmunoglobulina, los animales doblemente transgénicos mostraron una marcada reducción en la incidencia de tumores. Este efecto supresor es el resultado de un cambio sutil en el desarrollo de las células B, que es inducido por el transgén de la inmunoglobulina (NUSSENZWEIG *et al.,* 1988). KNIGHT *et al.* (1988) introdujeron la leucemia linfocítica en ratones transgénicos por transferencia de un oncogén c-myc fusionado con el estimulador de la cadena pesada de la inmunoglobulina.

La expresión a alto nivel del c-myc dirigido por la unidad trasncripcional Thy-1 de ratón ha sido observada en el timo de ratones transgénicos. Estos tumores tímicos desarrollados en ratones contenían timocitos proliferando y poblaciones en expansión de células epiteliales (SPANOPOULOU *et al.,* 1989). STRASSER *et al.* (1990) describieron una marcada sinergia entre el bcl-2 (un oncogén putativo que no muestra propensión hacia la tumorogénesis espontánea en ratones transgénicos) y el myc en ratones doblemente trangénicos. Las ratones Eμ-bcl-2/myc mostraron hiperproliferación de células pre-B y B y desarrollaron tumores mucho más rápido que los ratones Eμ-myc. Sorprendentemente, los tumores derivan de una célula con la marca específica de células hematopoyéticas primitivas, quizás, una célula madre linfoide. En contraste a los Eμ-myc Eμ-pim-1, los ratones transgénicos están predispuestos a linfomas de células T. Los dobles transgénicos Eμ-myc/Eμ-pim-1 desarrollaron leucemia prenatal de células pre-B (VERBEEK *et al.,* 1991).

La activación específica de alelo del gen myc en BL ha sido estudiada en ratones transgénicos que portaban el alelo myc normal o el translocado y mutado de células de linfoma del Burkitt (línea BL64). En los constructos usados para el establecimiento de animales transgénicos el gen funcional de la cadena ligera κ de la BL64 fue unido en 3' a ambos genes myc con la intención de proveer de una cromatina activa para el linaje de células B. Los ratones que portaban el alelo myc mutado (t-myc-κ) o el normal (n-myc-κ) expresaron ambos transgenes con una intensidad similar en el bazo. Los ratones t-myc-κ y n-myc-κ desarrollaron linfomas de células B (Fig. 22; *ver páginas de color*) entre los 3 y 11 meses (de media 6) con bajas frecuencias idénticas (13-15%). Los ratones control (t-myc) que portaban el alelo mutado myc sin la cadena κ no desarrollaron ningún tumor (MÖRITZ *et al.,* 1991). Nosotros concluimos de este estudio que la transposición del myc a una estructura de cromatina activada conferida por el locus de la inmunoglobulina es suficiente para activar su expresión. Las mutaciones somáticas en el gen myc no son un prerrequisito para su desregulación en el linfoma de Burkitt.

Los ratones transgénicos que portan el oncogén ras expresan este gen en una variedad de tejidos y muestran diferentes efectos. Las células acinares del páncreas fueron transformadas por la oncoproteína ras cuando un promotor de la elastasa fue usado y ello condujo al desarrollo rápido de una hipoplasia pancreática (QUAIFE *et al.,* 1987) aunque estas células resultaron no ser tumorogénicas. Cuando se unió a un promotor específico de mama, la expresión del gen ras indujo la formación de tumores mamarios con una larga latencia (ANDRES *et al.,* 1987; SINN *et al.,* 1987). En contraste con los constructos ras, los correspondientes constructos MMTV y WAP-myc mostraron una alta incidencia de tumores. Cruzando las líneas MMTV-myc y ras, SINN *et al.* (1987) fueron capaces de demostrar que la descendencia doblemente transgénica desarrollaba tumores mucho más rápidamente y que éstos se desarrollaban no sólo en las glándulas mamarias sino también en otros órganos. También se han obtenido ratones transgénicos para los oncogenes fos, fms y mos.

Una nueva célula diana para la oncogénesis inducida por el c-fos ha sido descrita recientemente por WANG *et al.* (1991). Se observó una alta frecuencia de tumores de cartílagos desarrollados a la temprana edad de 3-4 semanas en células madre embrionarias quiméricas de manera aparentemente independiente de la extensión del quimerismo.

La expresión de la mayoría de los oncogenes no es generalmente suficiente para inducir, por ejemplo, tumores mamarios sin un estímulo adicional. En contraste, la expresión del oncogén c-neu activado en ratones transgénicos es el único factor responsable de la inducción de adenocarcinomas mamarios (MULLER *et al.,* 1988). Estos ratones transgénicos no desarrollan tumores individuales sino carcinomas mamarios que se extienden sobre el epitelio completo de cada glándula. Parece que la activación del oncogén c-neu es suficiente para inducir transformación maligna en las células de este tejido. En otros tejidos, tales como la glándula paratoidea o el epidídimo, la expresión del oncogén c-neu conduce a una hipertrofia e hipoplasia no acompañada de una transformación maligna. El oncogén activado, por tanto, sólo causa transformación maligna en tejidos especiales.

El factor de crecimiento transformante α (TGF-α) es un mitógeno potente. La superexpresión del TGF-α por el promotor mMT-1 induce una hiperplasia epitelial, una neoplasia hepática y un desarrollo anormal de la glándula mamaria (carcinomas) y del páncreas (metaplasia) (JHAPPAN *et al.,* 1990; SANDGREN *et al.,* 1990).

No cabe duda de que el establecimiento de ratones transgénicos es y será una herramienta de incalculable importancia para el estudio de los efectos de los oncogenes celulares y virales en su ambiente normal. También se ha observado que la pérdida de una correlación entre la expresión del oncogén y la transformación tisular es una indicación de la existencia de una compleja interacción entre los oncogenes y otros factores celulares en tejidos específicos.

5.3 Sistema inmune

El establecimiento de ratones transgénicos también es de gran valor para el análisis del sistema inmune (Storb, 1987), en particular para los estudios del desarrollo de las células B y T y del mecanismo de acción de las linfoquinas. Es suficientemente conocido que el sistema inmune de vertebrados superiores opera con dos líneas de defensa, llamadas el sistema inmune humoral y celular. Los linfocitos B, los precursores de las células plasmáticas que producen y secretan anticuerpos, son responsables de la rama humoral del sistema inmune. Las inmunoglobulinas reconocen y se unen específicamente a antígenos foráneos. Los genes que codifican las inmunoglobulinas (Ig) comprenden varios exones que codifican las regiones constante (C) y variable (V) de los anticuerpos. Las Igs contienen dos cadenas polipeptídicas ligeras idénticas (L) y dos pesadas (H) también idénticas. Ambas cadenas contienen regiones variables que reconocen el antígeno y regiones constantes que están involucradas en funciones efectoras.

La población de células B de un individuo presenta un espectro extremadamente variable y versátil de antígenos a los que se puede unir, lo cual resulta de diferentes regiones variables del anticuerpo. Estas regiones variables no están genéticamente fijadas. Por el contrario, las regiones variables son unidas durante el reordenamiento de las secuencias génicas de las Igs que tiene lugar durante la maduración de las células B hasta dar lugar a la región varible final. Estos reordenamientos unen secuencialmente segmentos génicos, conocidos como V (variable), D (de diversidad) y J (de unión), que codifican los elementos variables de la cadena H y forman el complejo V_HDJ_H. En el segundo paso, los elementos correspondientes de la cadena ligera son reordenados para formar el complejo V_LDJ_L. Aunque las células B son diploides y todos los segmentos génicos involucrados en estos reordenamientos existen, por tanto, en dos copias, sólo un alelo Ig es reordenado y expresado (exclusión alélica).

Desarrollo de las células B

Los ratones transgénicos que expresan los genes para el reordenamiento funcional de cadenas H transgénicas se caracterizan por una expresión reducida de los genes H endógenos (Rusconi y Köhler, 1985). Este mecanismo de exclusión alélica transgénica también opera si las diferencias entre los isotipos transgénico y endógeno son bastante pronunciadas.

En nuestros propios experimentos hemos producido ratones, conejos y cerdos transgénicos que portan los genes para la cadena pesada y para la ligera de un anticuerpo monoclonal de ratón que dio lugar a un gramo de anticuerpo monoclonal por litro de suero en una línea transgénica de cerdo. Mediante análisis de isoelectroenfoque (IEF) del suero se reveló que en cerdos transgénicos sólo una minoría de las moléculas de anticuerpo corresponden exactamente a aquellos anticuerpos monoclonales purificados a partir de ascitos (Fig. 23). En el suero de conejos transgénicos no se observaron bandas IEF coincidentes con aquellas del anticuerpo monoclonal. La existencia de las mismas bandas discretas en las fracciones séricas y en el anticuerpo purificado a partir de suero de cerdo es un argumento en contra de la asociación de cadenas heterólogas con las cadenas de

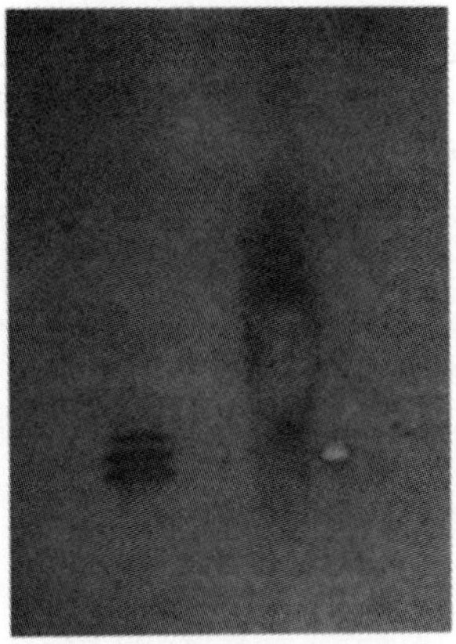

Figura 23. Isoelectroenfoque e inmunofijación subsiguiente del suero (dilución 1:20) de un cerdo transgénico (c) en comparación con un animal control (b, d), y 20 ng de anticuerpo A20/44 (a) (WEIDLE *et al.*, 1991).

ratón. La expresión de la cadena κ puede, por tanto, ser insuficiente para producir la exclusión alélica completa (WEIDLE *et al.*, 1991; BREM y WEIDLE, 1991).

El hecho de que los transgenes también causen exclusión alélica sugiere que la expresión del transgén en células pre-B precede a los reordenamientos endógenos de los correspondientes segmentos génicos del anticuerpo (IGLESIAS, 1991). La expresión de transgenes para las cadenas H y L y la exclusión alélica observada también sugiere que las cadenas L no son suficientes por sí mismas para bloquear el proceso de reordenamiento.

Los ratones transgénicos que expresan genes Ig funcionalmente reordenados son un modelo apropiado para el estudio de la maduración de las células B y de la formación y dinámica interna del reservorio de anticuerpo (revisado por IGLESIAS, 1991). Los ratones transgénicos que expresan inmunoglobulinas dirigidas contra componentes propios del ratón también son herramientas útiles para la investigación de la tolerancia de las células B.

Desarrollo de las células T

El receptor de las células T (TCR) es otra molécula del sistema inmune que se caracteriza por exhibir una gran diversidad de rasgos que permiten al sistema inmune reaccionar a toda clase de diferentes antígenos. Esta diversidad resulta del reordenamiento somático de ciertos elementos genéticos y de la adición de regiones N-terminales discretas. Esta maduración tiene lugar después de la migración de los precursores de los timocitos desde la médula ósea hasta el timo y del comienzo de la proliferación celular durante el desarrollo fetal. La mayoría de las células T portan TCRs formados por cadenas α y β y poseen una región constante y otra variable. Las células T también presentan el fenómeno de la exclusión alélica, que no es un proceso aleatorio sino un evento regulado. En ratones transgénicos que presentan bajos niveles de expresión de las cadenas β transgénicas del TCR, las mismas células que expresan el transgén expresan la cadena TCR endógena (PULLEN *et al.,* 1988). La introducción de una cadena β TCR mutada provoca el bloqueo de la maduración de los timocitos siendo los ratones transgénicos completamente deficientes en células αβ T (Krimpenfort *et al.,* 1989). Los eventos que tienen lugar durante el desarrollo de las células T involucran procesos de selección positiva y negativa que generan células T maduras y autotolerantes, respectivamente. El análisis detallado de este proceso ha sido posible gracias al establecimiento de ratones transgénicos apropiados (Blüthmann, 1991). Recientemente, se ha observado que los ratones transgénicos para un mutante de la molécula MHC de clase I que no interactúa con el CD8 no pierden las células T dependientes del CD8 reactivas contra el fenotipo salvaje (Ingold *et al.,* 1991). Este hallazgo establece inequívocamente que, para la selección negativa en el timo, el CD8 puede interactuar con la misma molécula MHC de clase I que el TCR. Aldrich *et al.* (1991) concluyeron a partir de sus experimentos de transferencia génica que no sólo los dominios α1/α2 de las moléculas MHC de clase I juegan un importante papel en la selección positiva y negativa de células específicas de antígeno sino que también lo hace el dominio α3. La expresión del CD8 bajo las secuencias reguladoras específicas del CD2 de las células T en ratones transgénicos no afecta la selección tímica de células CD4 positivas, aunque la selección de un TCR específico de clase I en el subconjunto CD8 es sustancialmente mejorada (Robey *et al.,* 1991). Esto es consistente con un modelo de seleción positiva en el que la selección ocurre en un estado del desarrollo en el que el CD4 y el CD8 son expresados y la selección positiva por MHC de clase I genera una señal instructiva que dirige la diferenciación hacia un linaje CD8. Interrumpiendo el gen de los MHC de clase $II^{b}\beta$, los ratones deficientes en MHC de clase II pueden ser deplecionados de células T CD4 positivas y son, entonces, deficientes en la respuesta inmune mediada por células (Grusby *et al.,* 1991). Estos hallazgos proporcionan evidencias genéticas para la observación de que las moléculas de clase II son requeridas para la maduración y la función de la células T CD4 positivas maduras.

El estudio de ratones transgénicos permitirá elucidar aquellos procesos implicados en la inducción de la tolerancia (y la pérdida de ella), que conducen a enfermedades autoinmunes. Para evaluar la tolerancia de la respuesta de las células B neutralizantes, Zinkernagel *et al.* (1990) usaron ratones transgénicos que expresaban la glicoproteína asociada a la membrana celular del virus de la estomatitis vesicular como autoantígeno. Los autoanticuerpos no fueron inducidos por el virus vaccinia que expresaba esta glicoproteína sino que fueron activados por la infección con el virus salvaje. Los datos señalan que la tolerancia de las células T ayudantes es crucial en el mantenimiento de la no reactividad de las células B y que el reconocimiento T-B generado es necesario para romper la tolerancia de las células B autorreactivas. Las enfermedades autoinmunes en algunas ocasiones pueden aparecer al eludirse la tolerancia de las células T (Adelstein *et al.,* 1991).

Los transgenes TCR en ratones SCID (inmunodeficiencia combinada severa) y LPF (linfoproliferación) han generado nuevos datos acerca del desarrollo de los timocitos (Blüthmann, 1991). Los ratones homocigóticos para una interrupción del gen de la microglobulina-β2 expresan poco o nada de antígeno MHC de clase I funcional en la superficie celular, aunque son fértiles y aparentemente sanos (Zijlstra *et al.,* 1990). Presentan células CD4-negativas/CD8-positivas no maduras y son defectivos en la citotoxicidad mediada por células T CD4-negativas/CD8-positivas.

Linfoquinas

Las interleucinas juegan un papel decisivo en la mediación del crecimiento y la diferenciación de leucocitos y en estimular la respuesta inmune y los procesos inflamatorios. La sobreexpresión de un transgén que codifica el factor estimulante de colonias de granulocitos-macrófagos (GM-CSF) conduce a alteraciones patológicas en la retina y causa ceguera, así como deterioro muscular y muerte prematura (LANG *et al.,* 1987). En estos ratones se observa un incremento muy pronuncidado de macrófagos activados. Además, el exceso de GM-CSF conduce a la activación de macrófagos maduros que secretan gran cantidad de interleucina 1 y de factor necrótico tumoral. La histopatología revela un marcado incremento de las células progenitoras del linaje monocítico. Resultados similares han sido obtenidos en ratones que han recibido transplantes de células de la médula ósea que portaban un retrovirus recombinante y sobreexpresaban GM-CSF. Debe resaltarse que estos resultados pueden no ser relevantes para la aplicación clínica de este factor. El tratamiento a largo plazo de primates y de ratones con GM-CSF ha mostrado, por ejemplo, que no se observan alteraciones vitales.

La sobreexpresión de la IL-2 y de la IL-4 también tiene consecuencias patológicas características (revisado por IGLESIAS, 1991). Los ratones transgénicos que portan el gen humano de la IL-2 o del receptor TAC-IL-2 expresan constitutivamente IL-2 en el timo, el bazo, la médula ósea, los pulmones, los músculos y la piel. Entre otras cosas, estos animales presentan un crecimiento retardado y una muerte prematura. Histológicamente se observa una pérdida selectiva de células de Purkinje en el cerebelo y una infiltración focal de linfocitos, provocando una pneumonía. El bazo muestra un incremento masivo de células con el conjunto marcador thy1^+/$CD3^-$ 4^- 8^-. La expresión del gen IL-2 humano que ha sido transferido a células T murinas mediante un vector retrovírico conduce a un crecimiento autónomo y a la transformación maligna de estas células (ISHIDA, 1989a, b; NISHI *et al.,* 1988).

La expresión de la IL-4 en animales transgénicos desacopla la maduración de las células T y reduce considerablemente la población de timocitos CD4/CD8 positivos inmaduros y de células T periféricas, mientras que el número de timocitos CD8 positivos maduros se incrementa marcadamente. En las cepas de ratón CD4 negativas el desarrollo de las células CD8 positivas tiene lugar de forma normal. Sin embargo, la actividad de las células ayudantes es reducida de forma drástica. La proliferación de timocitos con el conjunto marcador $CD4^-$ 8^-, $CD4^+$ 8^-, $CD4^-$ 8^+ es estimulada por la interleucina 7 que es, por tanto, un importante factor del desarrollo de diferentes subpoblaciones funcionales de linfocitos T. Los animales transgénicos IL-4 expresan IL-4 en todos sus tejidos y presentan un incremento excesivo de los niveles de IgE en suero. Los niveles de IL-4 no pueden ser incrementados por encima de un cierto nivel porque la sobreexpresión incontrolada conduce a la muerte de estos animales. La introducción de un gen recombinante IL-4 y la superproducción resultante de IL-4 generan una independencia del factor en las células dependientes de IL-4, aunque no causa transformación celular.

Los ratones que sobreexpresan la IL-5 tienen una característica y continua eosinofilia en el bazo y sangre, así como infiltración eosinofílica en los pulmones y en el intestino, aunque permanecen normales y no muestran ningún signo de daños tisulares (DENT *et al.,* 1990). En ratones transgénicos IL-6 se observa una marcada estimulación de la proliferación y la maduración de células B, que no va acompañada de una transformación maligna de las células plasmáticas (KISHIMOTO, 1989; SUEMATSU *et al.*, 1989). Los ratones transgénicos IL-6 que portan el gen IL-6 humano presentan un incremento acusado de los niveles en suero de la IL-6 y de IgG1 policlonal. Además de una plasmacitosis masiva se observan todos los signos típicos de una glomerulonefritis mesangial proliferativa que puede ser atribuida a la síntesis desregulada de citoquinas. La IL-7 promueve preferentemente la proliferación de precursores de células B sin causar un incremento concomitante de granulocitos y macrófagos (SAMARIDIS *et al.*, 1991).

La expresión de IFN-γ en el páncreas de ratones transgénicos provoca la diabetes autoinmune (SARVETNICK, 1988).

6 Aplicación del ganado transgénico

Hasta ahora sólo es posible alterar por transferencia génica aquellos rasgos de los animales económicamente importantes que están codificados por un solo gen o pocos genes. Un prerrequisito para tales intervenciones es el conocimiento detallado de los procesos fisiológicos subyacentes a nivel molecular porque ello permite desarrollar constructos génicos apropiados y aplicarlos satisfactoriamente. Actualmente, sólo se conocen algunos rasgos interesantes desde el punto de vista de un criador y que estén codificados por un único gen. Sin embargo, la generación de ratones gigantes por PALMITER *et al.* (1982, 1983) que expresaban el gen de la hormona del crecimiento humana y de rata bajo el control del promotor del gen de la metalotioneína ha mostrado que los límites entre los rasgos cuantitativos y cualitativos algunas veces pueden ser bastante laxos. Estos experimentos han mostrado que el crecimiento, que es uno de los rasgos cuantitativos clásicos en la crianza de animales, puede ser convertido en un rasgo cualitativo simplemente por transferencia de un gen importante, el gen de la hormona del crecimiento, cuya expresión provoca que la síntesis de hormona del crecimiento sea independiente de cualquier mecanismo de regulación por retroalimentación. Un efecto similar también ha sido descrito para la aplicación de somatotropina bovina en vacas lecheras. Nuestro conocimiento en este campo es todavía insuficiente. Sin embargo, los resultados de estos experimentos y en particular de la gran variabilidad de los efectos en animales individuales sugiere que la contribución con respecto al aumento de las prestaciones de genes importantes, cuyos efectos están sometidos a ciertas referencias internas, puede asemejarse a los efectos de la dosis génica aditiva.

Actualmente, la investigación en animales transgénicos de importancia económica está enfocada a aspectos tales como el crecimiento, nuevas rutas metabólicas, la calidad de los productos animales, las granjas de genes y la resistencia a enfermedades.

6.1 Crecimiento y composición del cuerpo

El crecimiento es un proceso muy complejo que está influenciado por las interacciones de hormonas y factores autocrinos/paracrinos, por las condiciones nutricionales y por los factores ambientales dirigidos contra un fondo genético discreto. De entre todos los factores genéticamente determinados, los genes que codifican proteínas de la cascada de la hormona del crecimiento son de particular interés. Esta cascada es iniciada en el hipotálamo y en la pituitaria, incluye el hígado, y eventualmente afecta a órganos diana periféricos (Fig. 24).

El hipotálamo está sujeto a regulación por diferentes factores, en particular las concentraciones en el suero de hormonas que afectan al crecimiento como la GH, la IGF-I y otras. Entre otras cosas, es responsable de la expresión circadiana de la hormona estimulante somatoliberina (GHRH, hormona de la liberación de la hormona del crecimiento) y de la hormona inhibitoria somatostatina (SRIF, factor de inhibición de la liberación de somatotropina).

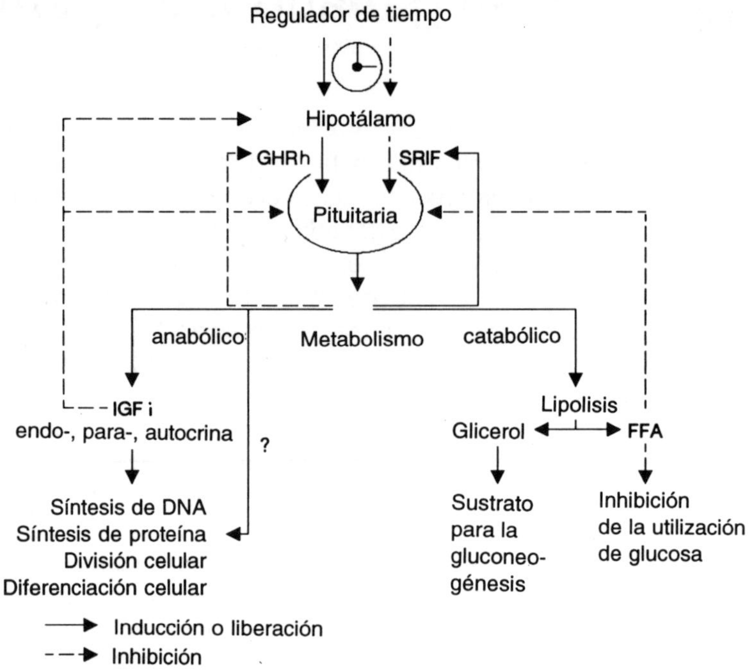

Figura 24. Modos de acción y regulación de la cascada de la hormona del crecimiento (Wolf *et al.*, 1991a).

La GHRH es un oligopéptido de 43 ó 44 aminoácidos que es sintetizado en el núcleo arcuato y en el núcleo ventromedial del hipotálamo. Las proteínas humanas y porcinas difieren en sólo tres posiciones, mientras que las hormonas de rata y humana difieren en 14 posiciones de aminoácidos. La SRIF consiste en dos moléculas diferentes, de 14 y 28 aminoácidos de longitud, cuya secuencia está conservada en diferentes especies. La hormona es sintetizada en el hipotálamo, pero también en el páncreas y en el intestino.

La hormona del crecimiento (GH, hormona del crecimiento, STH, hormona somatotrópica, somatotropina) es sintetizada en las células somatotrópicas del lóbulo anterior de la pituitaria y contiene 190 ó 191 aminoácidos. La proteína contiene dos puentes disulfuro. Además de una forma predominante de 22 kD, otras formas (20, 45, 80-90 kD) también aparecen en humanos. La secuencia señal unida al primer producto de la traducción es cortada en el retículo endoplásmico. Se conocen las secuencias de aminoácidos y los genes para estas proteohormonas de las especies más importantes y los genes han sido clonados (Tabla 6).

Seguidamente a la hormona del crecimiento viene la somatomedina C (IGF-I, factor de crecimiento I parecido a la insulina) que es un polipéptido básico mitogénico de 70 aminoácidos con un peso molecular de 7,5 kD. Es sintetizado en el hígado y en otros órganos incluyendo el riñón, el intestino, el corazón, los testículos, las glandulas mamarias y la epífisis de los huesos. Diversas líneas celulares tumorales también sintetizan este

Tabla 6. Secuencias de aminoácidos de diferentes hormonas de crecimiento y comparación de secuencias de diferentes especies (Wolf, 1990).

Péptido señal

```
hGH   [M-ATGSRTSLLLAFGLLCLPWLQEGSA?FPTIPLSRPFDNAMLRAHRLHQLAFDTYQEFEE
bGH   [.M.AGPR.SL..AFA....P.TQVVG.]..AMS..GL.A..V...QH.....A..FK...R
oGH   [.M.AGPR.SL..AFT....P.TQVVG.]..AMS..GL.A..V...QH.....A..FK...R
pGH   [.-.AGPR.SA..AFA....P.TREVG.]..AMP..SL.A..V...QH.....A..YK...R
rGH   [.-.ADSQ.PW..TFS....L.PQEAG.]..AMP..SL.A..V...QH.....A..YK...R
mGH   [.-.TDSR.SW..TVS....L.PQEAS.]..AMP..SL.S..V...QH.....A..YK...R

hGH   AYIPKEQKYSFLQNPQTSLCFSESIPTPSNREETQQKSNLELLRISLLLIQSWLEPVQFLRS
bGH   T...EG.R..-I..T.VAF....T..A.TGKN.A..KSDL....I.........G.L...SR
oGH   T...EG.R..-I..T.VAF....T..A.TGKN.A..KSDL....I.........G.L...SR
pGH   A...EG.R..-I..A.AAF....T..A.TGKD.A..RSDV....F.........G.V...SR
rGH   A...EG.R..-I..A.AAF....T..A.TGKE.A..RTDM....F.........G.V...SR
mGH   A...EG.R..-I..A.AAF....T..A.TGKE.A..RTDM....F.........G.V...SR

hGH   VFANSLVYGASDSNVYDLLKDLEEGIQTLMGRLEDGSPRTGQIFKQTYSKFDTNSHNDDALL
bGH   V.T...VF.T..R-..EK........LA..RE...GT..A...L....D...T.MRS.....
oGH   V.T...VF.T..R-..EK........LA..RE...VT..A...L....D...T.MRS.....
pGH   V.T...VF.T..R-..EK........QA..RE...GS..A...L....D...T.LRS.....
rGH   I.T...MF.T..R-..EK........QA..QE...GS..I...L....D...A.MRS.....
mGH   I.T...MF.T..R-..EK........QA..QE...GS..V...L....D...A.MRS.....

hGH   KNYGLLYCFRKDMDKVETFLRIVQCRS-VEGSCGF
bGH   ......S..R..LH.T..Y..VMK..RFG.A..A.
oGH   ......S..R..LH.T..Y..VMK..RFG.A..A.
pGH   ......S..K..LH.A..Y..VMK..RFV.S..A.
rGH   ......S..K..LH.A..Y..VMK..RFA.S..A.
mGH   ......S..K..LH.A..Y..VMK..RFV.S..A.
```

Comparación de las estructuras primarias de las hormonas de crecimiento (GH) humana (h), bovina (b), ovina (o), porcina (p), de rata (r) y de ratón (m)

	hGH	*bGH*	*oGH*	*pGH*	*rGH*	*mGH*	Homología
hGH	*	66,3%	65,8%	67,9%	65,8%	66,3%	
bGH	64	*	99,5%	90,5%	87,9%	87,4%	
oGH	65	1	*	90,0%	87,4%	86,8%	
pGH	61	18	19	*	94,7%	94,7%	
rGH	65	23	24	10	*	98,4%	
mGH	64	24	25	10	3	*	

Número de aminoácidos diferentes

factor. La IGF-I actúa como una hormona endocrina, pero también ejerce efectos auto y paracrinos. La IGF-I es producida a partir de dos precursores diferentes (prepro IGF-IA e IGF-IB) que resultan del corte diferencial del mRNA correspondiente. Son idénticos en las regiones amino terminal y codificante y difieren en el extremo carboxi terminal (Tabla 7) (Müller, 1989).

Tabla 7. Comparación de secuencias del polipéptido IGF-I de diferentes especies: cerdo (pIGF-I), humano (hIGF-IA), rata (rIGF-IA), ratón (muIGF-IA), ganado bovino (bIGF-I), oveja (ovIGF-I), salmón (sIGF-I). Secuencia de IGF-I entre (1) y (70) (Müller, 1989).

pIGF-I	MGKISSLPTQLFKCCFCDFLK VKMHITSSSHLFYLALCLL	40
hIGF-IA	....TM.............	
rIGF-IA	.... I.I..M.............	
muIGF-IA	MTAPA I.I..M............................	
bIGF-I	....................Q...P................	
ovIGF-I		
sIGF-I	M.SGHLFQWHLCDV.KS AMCC.SCTHT.SL.LCV.T	
	(1)	
pIGF-I	SFTSSATAGPETLCGAELVDALQFVCGDRGFYFNKPTGYG	80
hIGF-IA	T.......................................	
rIGF-IA	T..........................P............	
muIGF-IA	T....T.....................P............	
bIGF-I	A.......................................	
ovIGF-I	....	
sIGF-I	LTSAATG.............T......E.....S......	
	(70)	
pIGF-I	SSSRRAPQTGIVDECCFRSCDLRRLEMYCAPLKPAKSARS	120
hIGF-IA	....	
rIGF-IA	..I...............................T.....	
muIGF-IA	..I...............................T.A...	
bIGF-I	....	
ovIGF-I	...................................A....	
sIGF-I	P...SHNR.........Q..E..........V.SG.A...	
porcine IGF-I	VRAQRHTDMPKAQKEVHLKNTSRGSSGNKNYRM	153
human IGF-IA	...........T........A....A.......	
rat IGF-IA	I..........T.............A...T...	
murine IGF-IA	I..........T.............A...T...	
bovine IGF-I	.........................A.......	
ovine IGF-I		
salmon IGF-I	..........RTP....Q..S...NT.GR....	

Nota: porcine: porcino; human: humano; rat: rata; murine: murino; bovine: bovino; ovine: ovino; salmon: salmón.

La liberación de hormona del crecimiento depende de las concentraciones de GHRH y SRIF y presenta marcadas fluctuaciones, con diversos picos a lo largo del día. La hormona del crecimiento es distribuida por el organismo vía la circulación y se une a receptores específicos de la GH en particular en el hígado, pero también en los tejidos grasos, músculo, riñones, corazón y epífisis de los huesos.

Los ratones con hormona del crecimiento transgénica fueron producidos por primera vez en 1982 (Palmiter *et al.,* 1982). Estos ratones presentaban un incremento muy pronunciado del crecimiento cuadruplicando los ritmos de crecimiento (Fig. 25) y con una duplicación del peso final del peso corporal (ver Fig. 19). Subsiguientemente, los genes de la hormona del crecimiento de otras especies y otros genes de la cascada de la hormona del crecimiento tales como el GHRH y el IGF-I también han sido utilizados para producir rato-

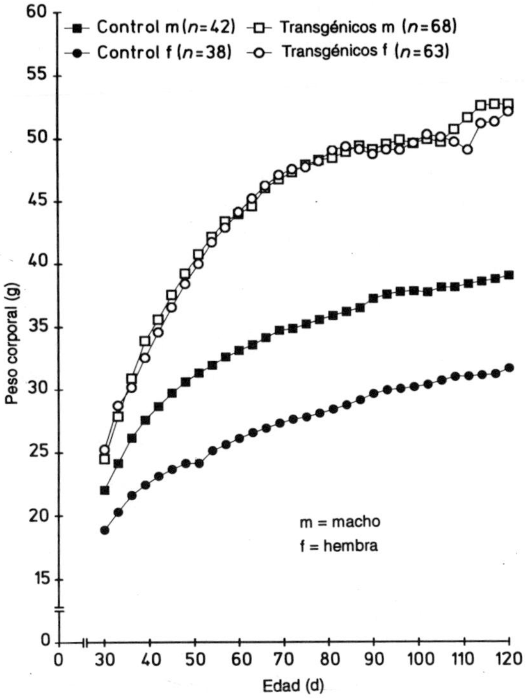

Figura 25. Crecimiento de ratones transgénicos MT-hGH y animales control.

nes transgénicos (revisado por Wolf, 1990). Se han publicado diversos artículos acerca de animales transgénicos de importancia económica que portan y expresan genes de la familia de la hormona del crecimiento.

En contraste con los resultados obtenidos con los ratones transgénicos para la hormona del crecimiento y con la administración de hormona del crecimiento en animales de importancia económica, los correspondientes animales transgénicos para la hormona del crecimiento no mostraron los mismos efectos biológicos. Los cerdos y los conejos transgénicos que expresan el gen de la hormona del crecimiento no presentan incrementos en el grado de crecimiento (Hammer *et al.,* 1985). Los cerdos transgénicos criados con la ración alimenticia normal, conteniendo un 16% de proteína cruda, incluso parecían crecer peor que los cerdos control. Los experimentos de inyección llevados a cabo al mismo tiempo, sin embargo, revelaron que un incremento de peso requiere una dieta rica en proteínas (18% de proteína cruda) suplementada con lisina (0,25%), minerales y vitaminas. Cuando, como consecuencia, la descendencia transgénica de los cerdos transgénicos de la hormona del crecimiento recibió su dieta modificada, el grado de crecimiento diario se incrementó en un 15% (Pursel *et al.,* 1988a, 1986b) y la utilización de la comida también se incrementó (2,46 kg de comida por kg de peso incrementado en animales transgénicos comparado con 3,12 kg en animales control).

Un cerdo transgénico que portaba un constructo génico MLV-rGH y que expresaba la hormona de crecimiento de rata biológicamente activa no mostró incremento en la ganancia de peso en el período de crecimiento principal entre el segundo y el sexto mes comparado con los animales control. Sin embargo, pareció que el período de crecimiento de este cerdo se prolongó de forma que a la edad de 8 meses era un 28% más pesado que un macho de la misma camada no transgénico (EBERT *et al.,* 1988). En un cerdo transgénico MT-pGH el peso diario ganado de 1.273 g observado por VIZE *et al.* (1988) fue comparado favorablemente con animales controles en los que el peso ganado fue de 781 g. Sin embargo, esta observación no ha sido corroborada posteriormente con resultados similares en otros animales.

Sólo 3 de 11 ovejas transgénicas que portaban la hormona del crecimiento bovina, bajo el control del estimulador/promotor de la transferrina de ratón, y 2 de 4 animales que portaban el gen del factor de la liberación de la hormona del crecimiento humana, bajo el control del estimulador/promotor de la albúmina murina, expresaron los genes correspondientes (REXROAD *et al.,* 1991). No se observó un incremento del crecimiento, probablemente, porque estos animales presentaban alteraciones patológicas y perturbaciones en la fertilidad, así como una pronunciada condición diabética.

Otro problema asociado con el uso de hormonas de crecimiento en cerdos es la depresión en la toma de comida que puede ser tan alta como un 20%, lo cual es contraproducente ya que afecta a la ganancia de peso. Sin embargo, los cerdos transgénicos GH muestran un marcado incremento en la utilización de comida de hasta un 18%. La alteración más pronunciada observada en cerdos transgénicos es la reducción masiva del contenido en grasa que se refleja en una reducción del grosor de la capa de grasa del lomo de 18-20 mm a 7-8 mm (HAMMER *et al.,* 1986; PURSEL *et al.,* 1989, 1990a).

El aspecto positivo más interesante de los cerdos transgénicos GH puede ser el fenómeno conocido como partición de nutrientes. El crecimiento es el resultado de una hiperplasia inicial de células diferenciadas que es seguida por una hipertrofia. Si los tejidos han llegado a diferenciarse de manera terminal y han alcanzado un estado relativamente estático con respecto al contenido en DNA, el crecimiento es esencialmente el resultado de una hipertrofia de diferentes tipos de tejidos compitiendo por los nutrientes extracelulares. Incluso bajo condiciones de escasez nutricional, los tejidos neural y óseo tienen prioridad y el músculo y los tejidos grasos presentarán signos de hipertrofia cuando los nutrientes son abundantes, con el grado de hipertrofia dependiente del potencial genético (STEELE y PURSEL, 1990).

Debido a los problemas asociados con la sobreexpresión de hormonas de crecimiento discutidos en la sección previa, se han hecho intentos para utilizar otros elementos reguladores con el objetivo de adaptar la expresión del gen de la hormona y ajustarla a los requerimientos fisiológicos. Ha sido posible aliviar pero no reducir completamente el efecto adverso de la sobreexpresión de la hormona del crecimiento usando una secuencia de 460 bp flanqueante en 5' específica del hígado del gen PEPCK de rata (fosfoenolpiruvato carboxiquinasa). La expresión de estos constructos en cerdos transgénicos redujo el grosor de la capa de grasa del lomo en un 40-50% (WIEGHART *et al.,* 1990).

En otro experimento, el promotor del gen de la prolactina bovina fue usado para conducir la expresión de la hormona del crecimiento bovina. Los cerdos transgénicos resultantes expresaron bGH a concentraciones fisiológicas de 20 ng/ml y sus ritmos de crecimiento eran normales. El tratamiento con sulpirida, un antagonista de las dopaminas, o con TRH (hormona liberadora de la tirotropina) dio lugar a la liberación episódica de bGH, sugiriendo que la expresión del transgén está sometida a la retroalimentación normal asociada con el control de la secreción de la prolactina (POLGE *et al.,* 1989).

Las ovejas transgénicas GH y GHRH presentaron elevados niveles de la hormona del crecimiento aunque no desarrollaron un incremento en el crecimiento (REXROAD *et al.,* 1990). El uso de la región promotora de la metalotioneína la y el gen de la hormona del crecimiento de oveja también incrementó el nivel de la hormona del crecimiento (NANCARROW *et al.,* 1991). Aunque el crecimiento de estos animales no fue alterado, las ovejas transgénicas sólo tenían un 5-7% de grasa corporal en contraste con los animales control (25-30%). Un gen cSKI de pollo fue transferido a cerdos para determinar si podía activar el desarrollo del músculo como hizo en ratones (PURSEL *et al.,* 1992). La expresión del cSKI en cerdos transgénicos provocó respuestas fenotípicas variables, desde la hipertrofia del músculo esquelético en algunos cerdos hasta hipotonía muscular en otros.

Los experimentos con la hormona del crecimiento llevados a cabo con ratones y ganado difieren fundamentalmente en que en líneas de ratón nunca se ha logrado seleccionar con respecto al crecimiento mientras que los cerdos usados en estos experimentos procedían de poblaciones en las que la selección para la optimización de los parámetros del crecimiento había sido llevada a cabo durante varias décadas.

Los experimentos con ratones seleccionados para un peso incrementado a la edad de 8 semanas ha llevado casi a la duplicación del peso corporal después de 30 generaciones (VON BUTLER-WEMKEN *et al.,* 1984; VON BUTLER-WEMKEN y PIRCHNER, 1985). El proceso de crecimiento y los pesos corporales finales de estos *ratones gigantes* son sólo débilmente más bajos que los de los ratones transgénicos GH. Difieren de los ratones transgénicos en diversos aspectos importantes, tales como el contenido en grasa y la fertilidad. Sin embargo, estos experimentos demuestran que, en principio, el crecimiento potencial de ratones normales de experimentación aún no ha llegado a su límite. La aplicación de la transferencia génica en ratones ha llevado a especular acerca de un alto nivel de crecimiento en una sola generación, porque estos ratones nunca fueron sometidos a esfuerzos selectivos discretos dirigidos a incrementar su capacidad de crecimiento. En cerdos, por otro lado, el tope del potencial genético de crecimiento parece haber sido alcanzado casi enteramente por los esfuerzos de crianza realizados en el pasado.

6.2 Rutas bioquímicas y calidad de los productos

La alteración de rutas bioquímicas y metabólicas es una aproximación muy interesante para mejorar la productividad de los animales económicamente importantes. WARD *et al.* (1986) puntualizaron que esta aproximación puede implicar el restablecimiento de ciertas rutas metabólicas que han sido perdidas en algunas especies y también la introducción de rutas nuevas que no han sido observadas. Los genes responsables de estas rutas tendrían que provenir de otras fuentes y requerirían un proceso de adaptación para su expresión en mamíferos.

serina + acetil-CoA —————— O-acetilserina + CoA-SH
serina transacetilasa

O-acetilserina + H_2S —————— cisteína + acetato
O-acetilserina sulfhidrilasa

Figura 26. Reacciones implicadas en la biosíntesis de cisteína (Ward y Nancarrow, 1991).

Es obvio que el principal interés de alterar las rutas metabólicas reside en la introducción de procesos biosintéticos para factores esenciales. Desde hace algún tiempo se ha sabido que la disponibilidad del aminoácido cisteína es un factor limitante de la síntesis de la lana de las ovejas. Además, el nivel en suero de la cisteína no puede ser alcanzado simplemente por adición de la misma a la comida porque es degradada en el estómago rumiante de las ovejas. Sería una considerable ventaja si las ovejas transgénicas fueran capaces de sintetizar este aminoácido. Esto requeriría la introducción de los genes que codifican las enzimas serina transacetilasa y la O-acetilserina sulfhidrolasa (Fig. 26) de *Escherichia coli,* después de proveerlos de secuencias reguladoras apropiadas permitiendo su expresión en mamíferos. Las células del epitelio gástrico de tales ovejas transgénicas deberían ser capaces de sintetizar cisteína utilizando el H_2S presente en el estómago.

Como un primer paso Ward *et al.* (1990, 1991) unieron estos genes con el promotor MT de oveja y con las secuencias GH en las regiones 3' y usaron estos constructos para producir ratones transgénicos. Sorprendentemente, encontraron que los constructos libres de intrones también son expresados de manera bastante satisfactoria. Después de la transferencia de un constructo que contenía las secuencias codificantes de los genes, el promotor tardío del SV40 y la señal de poliadenilación del SV40, se observó una expresión constitutiva en los ratones transgénicos y también en las ovejas (Rogers, 1990). Este hallazgo sugiere que los genes bacterianos son transcritos y traducidos correctamente en algunos tejidos de oveja.

Otro ejemplo del establecimiento de nuevas rutas metabólicas es la introducción de la ruta del glioxilato que permitiría a las ovejas sintetizar glucosa a partir de acetato. Esta aproximación es de particular interés porque los rumiantes requieren glucosa como fuente de energía para ciertos tejidos tales como el cerebro y el feto, aunque carezcan de suficiente aporte de glucosa. Por tanto, la glucosa ha de ser sintetizada vía gluconeogénesis a partir de ácidos grasos libres tales como el ácido propiónico y también a partir de aminoácidos. El acetato está normalmente disponible en cantidades que exceden las de los metabolitos requeridos para la gluconeogénesis. Las nuevas rutas metabólicas que pueden ser introducidas para alcanzar este objetivo están representadas en la Fig. 27. El isocitrato es sintetizado a partir de acetato y oxalacetato con la isocitrato liasa produciendo glioxilato y succinato. En cada ciclo dos moléculas de acetato generarán una molécula de succinato. La presencia de isocitrato liasa activa y de malato sintasa ha sido demostrada usando células transformadas y ratones transgénicos (Byrne, 1990, citado en Ward y Nancarrow, 1991). Entre otras cosas, también se ha sugerido el uso de rutas biosintéticas para la treonina y la lisina en animales de importancia económica (Rees *et al.,* 1990).

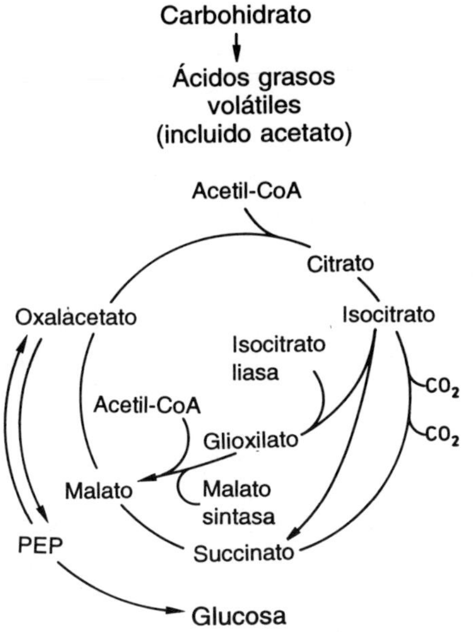

Figura 27. Reacciones bioquímicas del ciclo del glioxilato (Ward y Nancarrow, 1991). PEP, fosfoenol piruvato.

Debería señalarse que la introducción de tales rutas biosintéticas nuevas no es un trabajo trivial. El proceso requiere que diversos parámetros y condiciones sean observados y controlados, por ejemplo, la disponibilidad de las enzimas correspondientes en las células que las requieren y la necesidad de utilizar sustratos celulares preexistentes y coenzimas. También hay otra restricción, el uso de rutas que impliquen un número limitado de pasos biosintéticos que estén codificados por un bajo número de genes.

Una observación muy interesante relativa al establecimiento de nuevas rutas biosintéticas ha sido realizada en una línea de ratones transgénicos que portaban 250 copias del gen que codificaba el filamento intermedio de queratina de las ovejas (Powell y Rogers, 1990). Esta línea se caracterizaba por una pérdida cíclica y el subsiguiente nuevo crecimiento del pelo, lo cual es debido al desequilibrio creado por un nivel creciente de filamentos intermedios de queratina, dando como resultado niveles reducidos de proteínas asociadas al filamento.

Las modificaciones en la composición de la leche (Tabla 8) que podrían ser llevadas a cabo por la transferencia de constructos génicos apropiados (ver también Sección 6.3) son frecuentemente mencionadas cuando se discute el incremento de la calidad de los productos animales. Un modelo propuesto por Mercier (1987) sugiere una reducción del contenido en lactosa de la leche. Estableciendo ovejas transgénicas o ganado bovino que contenga un gen de la lactasa expresándose bajo el control de un promotor específico de las ubres sería posible escindir la lactosa hasta glucosa y galactosa. La leche de tales anima-

Tabla 8. Proteínas endógenas de la leche.

Proteínas codificadas	*Concentración (μg/ml)*
Caseínas (rumiantes)	
α S1	10.000-12.000
α S2	3.400- 3.800
β	10.000-16.000
K	3.900- 4.600
Proteínas mayoritarias del suero (rumiantes)	
α-Lactoalbúmina	800- 1.000
β-Lactoglobulina	2.800- 3.000
Proteínas ácidas del suero (WAP) (roedores)	2.000

les sería tolerada por aquellos pacientes que sufren intolerancia a la lactosa debido a la carencia de la enzima lactasa. Esto sería interesante para países en desarrollo.

Otra aproximación se refiere a la inhibición parcial de la síntesis de lípidos en las glándulas mamarias. Dado que no hay disponibles células madre embrionarias de los animales de interés económico para llevar a cabo experimentos de recombinación homóloga, una solución satisfactoria requeriría otras medidas para suprimir la actividad génica. Una posible aproximación es la expresión de RNA antisentido que ha sido usado satisfactoriamente en ratones transgénicos para disminuir la traducción de proteínas. En cultivos tisulares la eficiencia de la aproximación antisentido ha sido incrementada combinándola con un RNA autocatalítico conocido como ribozima. Algunos métodos concebibles que permiten alterar los componentes de la leche específicamente son resumidos en la Tabla 9 (Bremel *et al.*, 1989).

La alteración de la composición de la leche *per se* también ha sido discutida. El objetivo sería una alteración de la leche de vaca de manera que se asemejase más en composición a la leche humana. Tal producto sería una ventaja en la alimentación de bebés y de niños.

Tabla 9. Cambios potenciales en la leche mediante ingeniería genética (Bremel *et al.*, 1989).

Gen	*Cambio*
Caseína	Incremento de proteína
Caseína modificada por ingeniería	Propiedades para la manufacturación
β-lactoglobulina anti-sentido	Reducción/eliminación
Acetil CoA carboxilasa anti-sentido	Reducción/eliminación de grasa
β-Galactosidasa, lactasa	Incremento de contenido en sólidos
Anticuerpos de patógenos	Alimentos más seguros, prevención de la mastitis

6.3 Granjas de genes

Muchas proteínas diferentes son actualmente producidas por la tecnología del DNA recombinante, implicando la expresión a gran escala de genes en bacterias, levaduras y cultivos tisulares. Sin embargo, hay diversas buenas razones para buscar fuentes alternativas para, por ejemplo, ciertos productos farmacológicos, diagnósticos y componentes de los alimentos. Se ha sugerido (por razones obvias) usar glándulas mamarias de animales transgénicos (CLARK *et al.*, 1987) para la producción de proteínas heterólogas:

- La actividad biológica de muchas proteínas frecuentemente depende de la variedad de modificaciones post-traduccionales tales como la glicosilación, la hidroxilación y la carboxilación. En muchos casos los sistemas simples de producción recombinante, que incluyen *Escherichia coli* y también *Saccharomyces cerevisiae,* no permiten realizar tales modificaciones o éstas son introducidas sin precisión. Las proteínas expresadas en estos organismos están frecuentemente alteradas; pueden ser antigénicas o mostrar falta de actividad o actividades alteradas. En contraste a los sistemas de producción procarióticos, las células de mamífero son normalmente capaces de llevar a cabo las modificaciones post-traduccionales de las proteínas heterólogas. Sin embargo, todavía es una cuestión abierta si las modificaciones post-traduccionales de estas proteínas llevadas a cabo en células crecidas *in vitro* y también en glándulas mamarias serán exactamente idénticas a aquellas llevadas a cabo en las células originales (por ejemplo, células del hígado).
- La expresión de proteínas foráneas en la leche es un sistema que permitiría la recuperación del producto de una manera convencional (esto es, mediante ordeñado) sin provocar ningún efecto adverso en los animales.
- La eficiencia con la que las glándulas mamarias sintetizan proteínas es enorme. La concentración de proteínas endógenas de la leche es del orden del 4-6%, dependiendo de las especies. Incluso si las granjas de genes en un futuro no permitiesen expresar las proteínas recombinantes en cantidades cercanas a los 60 g por litro, concentraciones de 1-2 g/l serían suficientes para generar cantidades considerables de proteínas recombinantes importantes.
- La leche es un producto higiénico y puro. La purificación de proteínas foráneas a partir de la leche no debería crear ningún problema insoluble. También debería señalarse que las proteínas purificadas estarían enteramente libres de impurezas procarióticas.

La expresión específica de glándulas mamarias de transgenes en ratones ha sido descrita para constructos que implican el uso del promotor del virus tumoral mamario de ratón (STEWART *et al.*, 1984) o de sus secuencias LTR. La actividad de este promotor no es estrictamente específica de los tejidos mamarios y una búsqueda activa de otras secuencias reguladoras ha sido hecha para permitir la expresión del constructo génico transferido exclusivamente en glándulas mamarias. Es obvio que los principales candidatos para tales secuencias son los genes de las proteínas encontradas en la leche bajo condiciones fisiológicas. Como se presenta en la Tabla 8, hay diversas proteínas de la leche que se encuentran en concentraciones superiores a 1 g por litro en la leche. Los genes que codifican las caseínas α_{s1} y β, la α-lactoalbúmina, la β-lactoglobulina y la proteína acídica del suero (WAP) han sido aislados y clonados (HENNIGHAUSEN, 1990; WILMUT *et al.*, 1990).

Diversos constructos génicos usados para generar ratones transgénicos contienen un oncogén humano Ha-ras activado bajo el control del promotor WAP. La expresión WAP-ras ha sido observada en las glándulas mamarias en 2 de 5 líneas de ratones transgénicos. Después de una larga latencia, los tumores se desarrollaron en los tejidos que expresaban el WAP-ras, es decir, en glándulas mamarias y salivares (ANDRES *et al.*, 1987). Si se usaba un gen c-myc de ratón truncado y dirigido por el promotor WAP, el transgén WAP-myc era expresado abundantemente en las glándulas mamarias con un patrón de expresión análogo al del gen WAP endógeno. Tan pronto como dos meses después del comienzo de la expresión del WAP-myc, se desarrollaban tumores en las glándulas mamarias de los ratones transgénicos (SCHÖNENBERGER *et al.*, 1988). La coexpresión de ambos oncogenes en ratones doblemente transgénicos Ha-ras y c-myc afectaba de manera sinérgica la diferenciación y tenía como resultado un amplio número de focos neoplásicos. Tumores palpables fueron observados sólo después de una latencia de 3-5 meses (ANDRES *et al.*, 1988).

La transferencia de un clon genómico que codificaba la β-lactoglobulina de oveja a ratones demostró por primera vez que la expresión específica de glándulas mamarias de genes de proteínas heterólogas de la leche en animales transgénicos puede ser muy eficiente. En 3 de 5 hembras de ratones transgénicos β-LacβLG, SIMONS *et al.* (1987) observaron concentraciones de β-lactoglobulina superiores a 23 mg/ml (Tabla 10). Esta concentración es un factor de cinco veces el nivel de expresión observado en la leche de oveja y debería señalarse que esta proteína no es un constituyente normal de la leche de ratón. Un fragmento de 14 kb de la región 3' del gen de la β-caseína ha sido clonado y transferido a ratones, produciendo la expresión de la proteína correspondiendo al 0,01-1% de la β-caseína endógena de ratón (LEE *et al.*, 1988). La expresión de una unidad de transcripción de la α-lactoalbúmina de ganado bovino que comprendía 750 bp y 336 bp de las regiones 5' y 3' flanqueantes, respectivamente, ha sido descrita por VILOTTE *et al.* (1989), quienes observaron concentraciones de la proteína correspondientes a niveles endógenos. La α-lactoalbúmina del cobaya es también correctamente regulada en las glándulas mamarias

Tabla 10. Expresión de proteínas de la leche en mamíferos transgénicos.

Constructo génico	*Proteína codificada*	*Concentración (µg/ml)*	*Referencias*
		Ratón	
βLac-βLG	Lactoglobulina (ovina)	23.000	SIMONS *et al.* (1987)
βCas-βCas	β-Caseína (rata)	2-160	LEE *et al.* (1988)
αLac-bLac	Lactoalbúmina (bovina)	2,5-450	VILOTTE *et al.* (1989)
αLac-gpLac	Lactoalbúmina de cobaya	aprox. 1.000	MASCHIO *et al.* (1991)
WAP-WAP	Proteína ácida del suero (ratón)	20-1.900	BAYNA y ROSEN (1990)
WAP-WAP	Proteína ácida del suero	60-1.080	BURDON *et al.* (1991)
		Cerdo	
WAP-WAP	Proteína ácida del suero	1.000-2.000	PURSEL *et al.* (1990), WALL *et al.* (1991)

Tabla 11. Expresión de proteínas foráneas en la leche de mamíferos transgénicos.

	Proteína codificada	*Concentración ($\mu g/ml$)*	*Referencias*
		Ratón	
WAP-tPA	Plasminógeno/activador	< 0,4	GORDON *et al.* (1987)
WAP-CD4	Receptor Cd4	0,01-0,2	PITTIUS *et al.* (1988b)
WAP-hGH	Hormona del crecimiento	0,006-0,2	BREM *et al.* (1991a)
WAP-hGH	Hormona del crecimiento	0,065-410	REDDY *et al.* (1991)
WAP-PS 2-1	PS 2	1,5	TOMASETTO *et al.* (1989)
WAP-hPC	Proteína C	0,2	VELLANDER (1991)
βLac-αA1AT2	α1-Antitripsina	7.000	ARCHIBALD *et al.* (1990)
βCas-hUK	Uroquinasa	1.000-2.000	MEADE *et al.* (1990)
αLac-oTP	Interferón trofoblástico	1.000	STINNAKRE *et al.* (1991)
		Conejo	
βCas-hIL2	Interleucina 2	0,051-0,430	BÜHLER *et al.* (1990)
WAP-hGH	Hormona del crecimiento	< 3,7	BREM *et al.* (1991b)
α_{s1}Cas-chym	Proquimosina	< 10.000	BREM y HARTL (1991)
α_{s1} IGF-I	IGF-I	2.500	HARTL y BREM (1992)
		Cerdo	
WAP-hGH	Hormona del crecimiento	0,04	BREM *et al.* (1991b)
		Oveja	
βLac-α_1 AT1	α1-Antitripsina	5	CLARK *et al.* (1989a)
βLAc-FIX	Factor IX de la coagulación	0,025	CLARK *et al.* (1989b)
	α1-Antitripsina	35.000	WRIGHT *et al.* (1991)
		Cabra	
WAP-LAtPA	Plasminógeno/activador	3	EBERT *et al.* (1991)

de ratones transgénicos y la proteína es secretada en la leche (MASCHIO *et al.,* 1991). Sorprendentemente, el análisis de hibridación *in situ* mostró que el gen también era expresado en las células indiferenciadas del estrato basal de las glándulas sebáceas.

La proteína acídica del suero lácteo (WAP) es una proteína abundante de la leche en roedores pero no está presente en cerdos o en otros animales de granja (CAMPBELL y ROSEN, 1984). PURSEL *et al.* (1990b) han transferido varios cientos de copias de un fragmento de 7 kb que contiene el gen WAP de ratón a cinco cerdos transgénicos. Se analizaron tres líneas y la WAP de ratón fue detectada en la leche de todas las hembras lactantes a concentraciones de aproximadamente 1 g/l (WALL *et al.,* 1991). Niveles similares se observan en ratones (Tabla 10).

GORDON *et al.* (1987) demostraron por primera vez que las proteínas normalmente no encontradas en la leche también pueden ser expresadas en las glándulas mamarias de ratones transgénicos. Usando el promotor WAP y el cDNA del activador del plasminógeno de tejido humano (tPA) con su correspondiente secuencia señal para la secreción, obtuvieron ratones transgénicos cuya leche contiene hasta 460 ng/ml de tPA activa (Tabla 11). La cantidad de tPA encontrada en la leche de una línea incluyendo el mismo constructo fue de 50 µg/ml según se calculó por un ELISA (PITTIUS *et al.*, 1988a, b). Los ratones que portaban el constructo de fusión WAP-PS2-1, en el que la secuencia codificante PS2 fue insertada en la región 5' no traducida del gen WAP completo, expresaban el transgén a un nivel de aproximadamente 1,5 µg/ml (TOMASETTO *et al.*, 1989). La aparición de la proteína PS2 en la leche es aproximadamente 10 veces más reducida que los valores esperados, sugiriendo un defecto en la traducción, estabilidad y secreción de la proteína PS2.

YU *et al.* (1989) usaron el promotor WAP para expresar el receptor CD4 en la leche de ratones transgénicos (0,2 µg/ml). VELANDER (citado en HENNINGHAUSEN, 1990) consiguió la expresión de la proteína C a una concentración de 0,2 µg/ml en la leche de ratones transgénicos. Un clon genómico de rata que portaba 949 bp del DNA flanqueante 5' y 1,4 kb de la secuencia 3' del WAP estaba presente en la leche de 8 de 9 líneas de ratón a una concentración media de un 27% de la proteína endógena de ratón.

El grupo dirigido por JOHN CLARK en Edimburgo publicó por primera vez en 1990 la expresión a alto nivel de proteínas heterólogas biológicamente activas en la leche de ratones transgénicos. Se usó un constructo híbrido usando secuencias de la β-lactoglobulina fusionadas a un minigén α1 AT. Cinco de 13 líneas transgénicas expresaban el gen híbrido en las glándulas mamarias; 5 en las glándulas salivares y 2 en ambos tejidos. Cuatro de 7 líneas producían concentraciones de al menos 0,5 mg de α1 AT por ml en su leche (Tabla 11) y 1 línea producía 7 mg (ARCHIBALD *et al.*, 1990).

La expresión a alto nivel en la leche de ratones transgénicos también se ha observado usando un gen híbrido caseína αS1 bovina/uroquinasa humana. La uroquinasa es normalmente sintetizada en el riñón. Sin embargo, los ratones transgénicos secretaban la enzima humana activa en su leche a concentraciones de 1-2 mg/ml (MEADE *et al.*, 1990). En 1 de 8 líneas transgénicas de ratón que portaban un cDNA de la trofoblastina bovina, la expresión del gen de la α-lactoalbúmina está restringida a las glándulas mamarias (STINNAKRE *et al.*, 1991).

Diversos estudios han sido llevados a cabo para determinar si la hormona del crecimiento humana (hGH) también puede ser producida en la leche de mamíferos transgénicos sin efectos adversos en el crecimiento y la reproducción. Nuestros propios experimentos han implicado el uso de dos constructos en los que las secuencias WAP (110 bp = WAP1, o 2,4 kb = WAP2) de la región 5' flanqueante del gen WAP estaban fusionadas al gen estructural que codifica la hGH (Fig. 28). Nosotros hemos sido capaces de establecer un total de 31 líneas transgénicas. No se han observado alteraciones patológicas ni problemas reproductivos. Aunque el análisis del RNA reveló que las tasas de expresión eran, en algunos casos, comparables a aquellos del WAP endógeno (Fig. 29), las concentraciones de GH en la leche eran sólo del orden de 6-200 ng entre los días 3-7 de la lactancia en 10 de 14 líneas estudiadas (BREM *et al.*, 1991a). Los ratones transgénicos que contenían el fragmento WAP corto, normalmente, expresaban menos mRNA específico de hGH. Estos hallazgos demuestran que estos constructos no contienen elementos reguladores importantes que controlen la expresión fisiológica de la proteína durante la gestación y la lactancia.

Cuando los órganos de los ratones transgénicos fueron examinados, también se observaron inesperadamente en el cerebro altos niveles de la expresión de la hGH. Usando

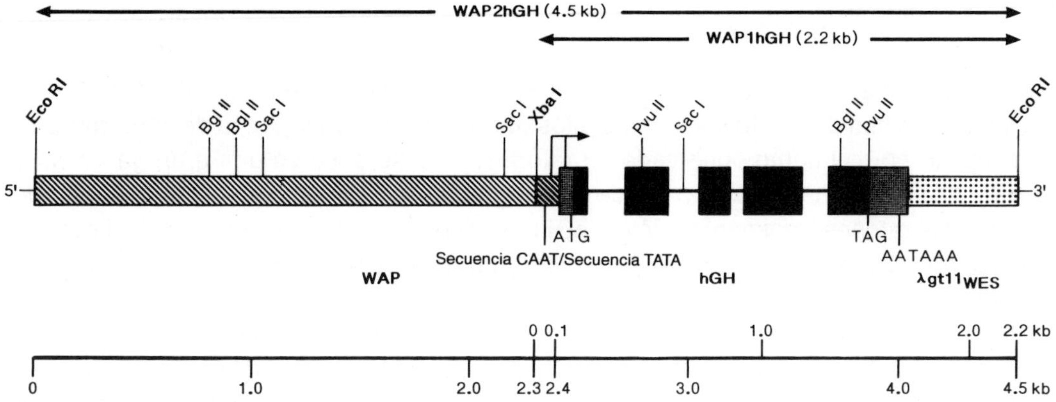

Figura 28. Constructos WAP (proteína acídica del suero) para la expresión en las glándulas mamarias.

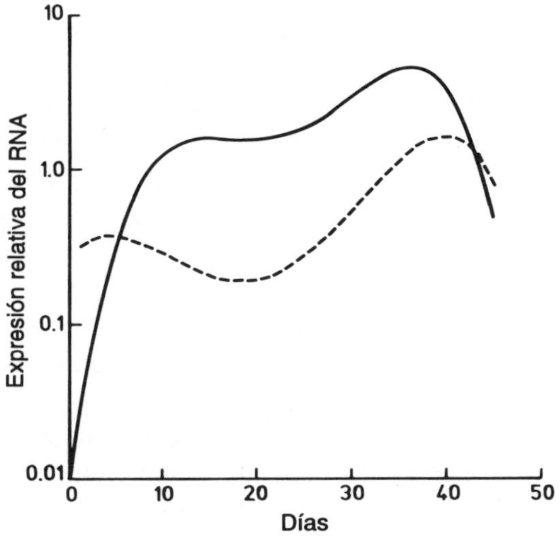

Figura 29. Niveles de expresión relativos de transgenes WAP y WAP-hGH endógenos (Günzburg *et al.*, 1991).
El nivel de expresión calculado durante la gestación (parto en el día 19) y la lactancia del WAP endógeno (línea continua) es mostrado en comparación con el WAP2-hGH (línea punteada).

hibridación *in situ* o inmunohistoquímica, se observó la expresión específica del hGH a partir del transgén WAP-2-hGH en células Bergmann de la glia (Günzburg *et al.*, 1991). Por ello, proponemos que la combinación del promotor WAP y del gen estructural hGH da lugar a una nueva especificidad de tejido en la glia de Bergmann.

Reddy *et al.* (1991) también usaron un constructo WAP-hGH. A partir de 24 ratones transgénicos fundadores se establecieron 17 líneas. En cuatro líneas los niveles de hGH en leche fueron 65, 525, 970 y 410.000 ng/ml, respectivamente. La descendencia homocigótica obtenida de los animales con altos niveles de expresión presentaba hasta 1 mg/ml de hGH en su leche. La GH humana también fue detectada en el suero de 19 animales, indicando que la expresión del HGH dirigida por el promotor WAP no era específica de tejido. Los niveles en suero observados por REDDY *et al.* (1991) variaron entre 16-9.500 ng/ml, los cuales son de 1 a 18 veces más altos que los niveles endógenos de la hormona del crecimiento normalmente observado en ratones. Sólo se observó una gran ganancia de peso (40%) en un linaje. Los niveles de la hormona del crecimiento en el suero sanguíneo de nuestros ratones transgénicos WAP-hGH (BREM *et al.*, 1991b) estaban en los límites de detección (< 0,7 ng/ml). Tampoco se observaron diferencias en el crecimiento de estos animales.

Los ratones transgénicos que contenían un gen quimérico que comprendía el promotor de la hidroximetilglutaril coenzima A reductasa y el gen hGH tenían glándulas mamarias a la edad de 8 semanas, siendo morfológica y funcionalmente comparables a las normalmente alcanzadas después de 14-15 días de la gestación. El desarrollo precoz está correlacionado con la expresión local del hGH en la glándula mamaria (BCHINI *et al.*, 1991).

Para estudiar la regulación del desarrollo del gen WAP de ratón, se usó un transgén WAP de 7,2 kb para generar ratones transgénicos. Seis de 13 líneas expresaron el transgén durante la lactancia a niveles comprendidos entre el 3 y el 54% del nivel del gen endógeno. Se observó que la expresión depende del sitio de integración. Sin embargo, dentro de un locus dado los niveles de expresión fueron totalmente dependientes del número de copias. La inducción de los transgenes WAP durante la gestación precedió a la de los genes endógenos. Durante la lactancia, dos líneas incrementaron los niveles de expresión de manera coordinada con los genes WAP endógenos y en tres líneas la expresión descendió hasta niveles basales. Estos datos indican que el gen de 7,2 kb contiene algunos, pero no todos, de los elementos necesarios para una regulación correcta del desarrollo y que un represor y un elemento inductor pueden haberse perdido en el transgén (BURDON *et al.*, 1991).

Eventualmente, el objetivo más importante de la investigación descrita en los párrafos previos acerca de la expresión de genes específica de mamas en animales transgénicos es evaluar si los animales de granja transgénicos pueden ser alternativas apropiadas para la producción de proteínas cuya producción comercial no ha sido posible. CLARK *et al.* (1987, 1989a, b) han usado tres constructos génicos diferentes (pMK, BLG-FIX, BLG-α1AT) para crear seis ovejas transgénicas. Dos animales que contenían aproximadamente 10 copias del promotor de la β-lactoglobulina y el factor hemofílico humano IX (BLG-FIX) sólo expresaban 25 ng/ml, que es aproximadamente $^1/_{250}$ de los niveles encontrados en el plasma humano normal y sólo $^1/_{10.000}$ de la concentración de β-lactoglobulina en la leche normal de oveja (CLARK *et al.*, 1989a, b). Se generaron ovejas transgénicas usando un minigén que contenía el promotor de la β-lactoglobulina de oveja fusionado a las secuencias hα_1 AT (antitripsina) que contenían parte del exón 1 y de los restantes intrones y exones, excluyendo el exón 1, corriente abajo. Dos de los animales produjeron de 1 a 5 gramos por litro, mientras que el tercero produjo aproximadamente 35 gramos de hα_1 AT/litro de leche (WRIGHT *et al.*, 1991).

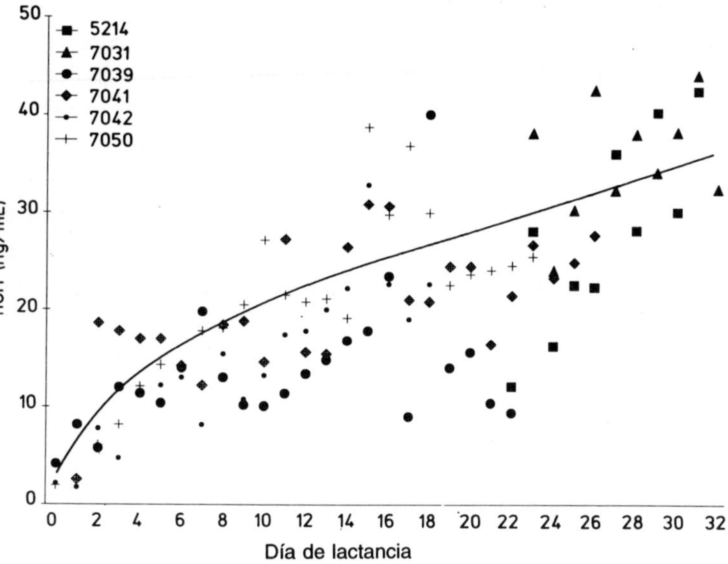

Figura 30. Expresión de la hGH en la leche durante la lactancia de una línea de cerdos transgénicos WAP-hGH.

Usando el promotor de la β-caseína de conejo, BÜHLER *et al.* (1990) produjeron interleucina-2 humana en la leche de conejos transgénicos. En 4 conejos hembra analizados, los niveles de expresión alcanzaron sólo 50-430 ng/ml. Nuestras propias investigaciones con el constructo WAP-hGH (ver Fig. 28) mostraron que los niveles de expresión en conejos transgénicos son del orden de hasta 3,6 μg/ml en la descendencia de los conejos transgénicos. En los seis descendientes de un cerdo transgénico WAP2-hGH la expresión del transgén se incrementó con la progresión de la lactancia (Fig. 30) pero sólo alcanzó entre 10 (primera semana) y 40 (quinta semana) ng/ml (BREM *et al.,* 1991b). Los resultados preliminares del análisis de RNA y de Western *blot* indican, sin embargo, que los niveles de transcripción son más altos y que además de la proteína hGH fisiológica (21 kD) otras formas están presentes, no siendo reconocidas por anticuerpos monoclonales dirigidos contra la hGH.

La expresión específica de glándula mamaria tras la transferencia génica también ha sido demostrada con cabras. EBERT *et al.* (1991) examinaron la producción de una variante de glicosilación del tPA humano (activador del plasminógeno tisular de acción larga) a partir de un vector de expresión que contiene el promotor WAP murino en cabras lecheras. La leche de una cabra transgénica contenía LA tPA a una concentración de 3 μg/ml, tal y como se detectó por ELISA.

En nuestra propia aproximación para la producción a gran escala de proteínas en conejos, hemos generado 14 líneas de conejos transgénicos que portaban tres constructos génicos híbridos incluyendo las secuencias reguladoras del gen de la caseína α_{s1} bovina y el gen de la proquimosina bovina. La leche de las hembras de 9 líneas transgénicas contenía concentraciones superiores a 10 g/l de proquimosina bovina. Nosotros encontramos estos altos niveles de proteína en dos líneas diferentes. También hemos llevado a cabo análisis por Northern *blot* y de proteínas y observamos, sorprendentemente, diferentes productos: la proquimosina y pseudoquimosinas más cortas, que pueden haber sido creadas por un corte alternativo del transcrito primario de la proquimosina (HARTL y BREM, 1991; BREM y HARTL, 1991).

A pesar del hecho de que una aplicación comercial de estos animales transgénicos está bastante lejana, nosotros esperamos que estos sistemas en el futuro jueguen un importante papel en la producción de proteínas de importancia médica o requeridas para otros propósitos.

6.4 Resistencia a enfermedades

Las variaciones genéticas en la defensa de los animales contra las infecciones de microorganismos pueden ser detectadas a todos los niveles. En la mayoría de los casos, la susceptibilidad contra la infección tiene una base hereditaria poligénica. Por tanto, no es sorprendente que sólo se conozcan algunos casos en los que un único locus esté implicado en la resistencia a una enfermedad. Un ejemplo particular es el sistema, bien estudiado, del producto del gen Mx-1 encontrado en ciertas cepas de ratón y que protege selectivamente contra las infecciones del virus de la gripe.

La transferencia génica es de particular interés para la manipulación de la resistencia a enfermedades porque ha sido imposible reducir por el momento la susceptibilidad a enfermedades en animales de granja por programas de crianza convencionales. Además de las posibilidades ofrecidas por el diagnóstico génico, la mejora de la resistencia a enfermedades de los animales de granja ha sido discutida de forma particular con una visión dirigida hacia los mecanismos de transferencia génica. MÜLLER y BREM (1991) presentaron un programa para incrementar la resistencia a enfermedades de los animales de granja mediante el empleo de técnicas modernas de biología molecular.

Cinco clases diferentes de genes de mamíferos son actualmente considerados candidatos para los experimentos de transferencia génica porque parecen estar asociados con la regulación de la resistencia a enfermedades:

- Genes MHC
- Genes del receptor de las células T
- Genes de las inmunoglobulinas
- Genes que codifican linfoquinas
- Genes específicos de resistencia a enfermedades.

La mayoría de estos genes y sus acciones están siendo estudiados actualmente en ratones. Las siguientes secciones se dirigirán específicamente a algunos aspectos de las estrategias que implican la transferencia de genes para mejorar la resistencia a enfermedades de los animales de granja.

Transferencia de genes específicos de resistencia

Uno de los muchos ejemplos de resistencia específica contra las infecciones víricas es el gen Mx (LINDENMANN, 1962). El análisis genético reveló que la resistencia de ciertas cepas de ratón resistentes contra infecciones con los virus de la gripe A y B está causada por un solo alelo autosómico dominante $Mx1^+$. La expresión de este gen está controlada por los interferones de tipo I (IFN α/β). Los ratones que contenían el alelo $Mx1^-$ no estaban protegidos contra las infecciones del virus de la gripe. La transfección del alelo $Mx1^+$ a células que son susceptibles al virus de la gripe ha revelado que este gen es necesario y suficiente para proteger contra las infecciones del virus de la gripe (NOTEBORN *et al.*, 1987; STAEHELI *et al.*, 1986). Se ha sugerido que la inhibición de la transcripción primaria del genoma del virus o de la traducción del RNA vírico puede estar involucrada (KRUG *et al.*, 1985; MEYER y HORISBERGER, 1984).

También han sido hallados genes homólogos al Mx en otros eucariotas investigados (revisado por MÜLLER y BREM, 1991). Los mamíferos estudiados expresan, al menos, dos genes relacionados con el Mx. Nuestras propias investigaciones han demostrado que los cerdos también contienen al menos dos genes Mx que muestran homologías con las secuencias Mx de otros mamíferos (MÜLLER *et al.*, 1991).

Las infecciones por ortomixovirus son causa de enfermedades epidémicas en cerdos. El gen Mx1 de ratones fue clonado a mediados de los 80 (STAEHELI *et al.*, 1986). En nuestras propias investigaciones hemos intentado integrar diversos constructos génicos Mx diferentes en el genoma de cerdos por transferencia génica. Los constructos génicos, obtenidos gracias a la cortesía de WEISSMANN y NOTEBORN (1986), contenían el cDNA Mx1 murino dirigido por tres promotores diferentes denominados, respectivamente, el promotor de la metalotioneína IIA humana, el promotor del SV40 y el promotor acompañante endógeno del Mx. El establecimiento de cerdos transgénicos Mx reveló que la expresión del gen Mx durante la embriogénesis puede impedir el desarrollo posterior del feto que expresa el transgén. Hemos sido capaces de producir cerdos transgénicos con frecuencias normales sin que se observaran reordenamientos extensivos del constructo génico transferido si se usaba sólo el promotor endógeno del Mx de ratón. Tras la inyección del constructo Mx obtuvimos ocho cerditos transgénicos, todos los cuales contenían constructos génicos correctamente integrados. En cinco líneas el constructo génico fue establemente transmitido a la descendencia (MÜLLER *et al.*, 1992).

También hemos observado que la expresión del transgén era inducible con interferón nativo de cerdos o con RNA de cadena doble en 2 de 5 líneas de linfocitos sanguíneos periféricos cultivados (Fig. 31). La administración *in vivo* del interferón de cerdo también indujo la expresión de los genes Mx en estas dos líneas transgénicas. Sin embargo, no se detectó un incremento de la proteína Mx1 murina en células de estos cerdos transgénicos. Una posible explicación puede ser que la respuesta de los transgenes a la estimulación por interferón es tan débil que sea prácticamente indetectable. En contraste a las líneas murinas $Mx1^+$ en las que aproximadamente un 0.1 del total del mRNA poliadenilado es específico del Mx, los niveles de mRNA Mx en cerdos transgénicos están marcadamente reducidos. ARNHEITER *et al.* (1990) demostraron que los ratones transgénicos Mx1 pueden no expresar el transgén en absoluto, o bien expresar los transgenes a bajos o altos niveles. Mientras que los niveles de RNA y proteínas en los animales con altos niveles de expresión alcan-

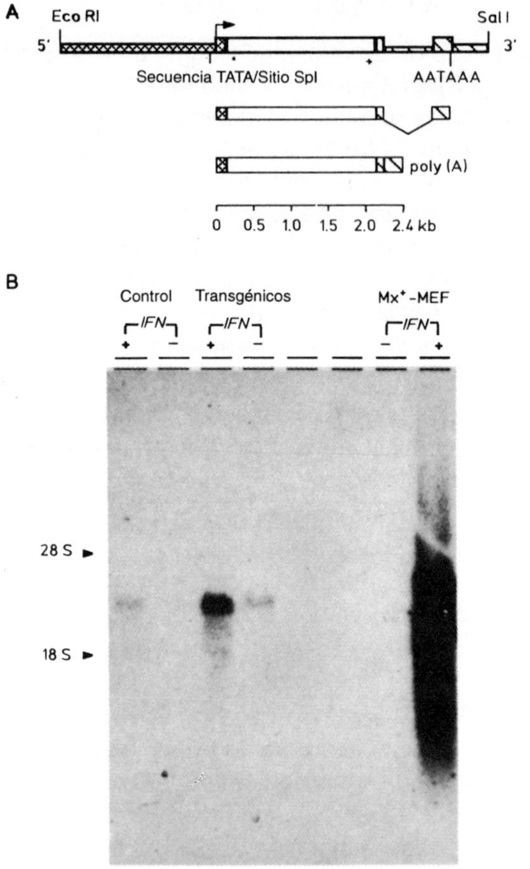

Figura 31. Análisis por Northern *blot* de la expresión del transgen Mx en linfocitos sanguíneos periféricos. (A) Constructo génico (mMxMx) y mRNA con inicio correcto de la transcripción y patrón de corte correcto. (B) 25 μg de RNA total cada una. Tiempo de exposición: 24 h. (fibroblastos de ratón Mx$^+$-MEF= Mx$^+$ como control positivo).

zan el 60-70% del observado en los ratones Mx1$^+$, los correspondientes valores en los animales con bajo nivel de expresión fueron del orden del 10-20% o menores. Esto indica que la expresión del transgén está influenciada enormemente por la localización del mismo en el genoma. Los niveles a los que los transgenes pueden ser inducidos son de importancia crítica si el objetivo es obtener animales resistentes contra el virus de la gripe. Los animales con alto nivel de expresión están protegidos contra las consecuencias de una infección del virus de la gripe, mientras que los que presentan bajo nivel de expresión no lo están o están protegidos sólo si son infectados con altas dosis del virus. Todos los ratones transgénicos homocigóticos de la línea de alta respuesta 979 sobrevivieron al virus (dosis víricas entre 10^{-1} y 10^{-6}), mientras que todos los ratones control tratados con la misma cantidad de virus murieron al cabo de varios días. Sólo los ratones control tratados con una dosis vírica de 10^{-6} sobrevivieron (Arnheiter *et al.,* 1991, comunicación personal).

Expresión de genes para anticuerpos monoclonales en animales transgénicos

El proceso conocido como inmunización genética parece ser una posibilidad realista para proteger los animales contra agentes infecciosos por la aplicación de técnicas de transferencia génica. Esta aproximación implica esencialmente la expresión de genes que dirigen la síntesis de anticuerpos definidos con el objetivo de inducir un estado protector. Los resultados de varios estudios han demostrado que es posible transferir constructos génicos que codifican anticuerpos monoclonales a ratones y expresar grandes cantidades de los productos génicos (BRINSTER *et al.*, 1984). El aspecto más interesante es el hecho de que estos animales transgénicos producen anticuerpos contra antígenos específicos sin haber sido expuestos nunca a estos antígenos durante su vida. En la mayoría de estos experimentos que involucraban ratones transgénicos, el principal interés estaba centrado en la expresión de genes que codificaban las cadenas pesada y ligera de los anticuerpos y en las consecuencias genómicas derivadas de la transferencia génica *per se*. En nuestros propios experimentos de transferencia génica hemos planteado la cuestión de si será posible transferir genes que codifiquen las cadenas pesada y ligera de anticuerpos monoclonales murinos y expresar un anticuerpo funcional y correctamente ensamblado a partir del transgén. Hemos usado los genes para un anticuerpo anti-idiotípico dirigido contra el 4-hidroxi-3-nitrofenilacetato y los transferimos a ratones, conejos y cerdos. En diversas líneas transgénicas hemos sido capaces de demostrar que los genes de anticuerpo transferidos llevan a la síntesis de más de 150 μg/ml en ratones transgénicos (Fig. 32), aproximadamente 300 μg/ml de anticuerpo en conejo y más de 1 mg/ml en cerdos (WEIDLE *et el.*, 1991; BREM y WEIDLE, 1991). La descendencia del cerdo también expresó al menos 1 g/l de anticuerpo. El análisis subsiguiente de los anticuerpos por isoelectroenfoque mostró, sin embargo, que sólo una pequeña fracción era idéntica al anticuerpo murino original (ver Sección 5.3). Futuros experimentos revelarán si la inclusión de elementos estimuladores de las cadenas ligeras mejorará el bajo nivel de expresión.

Lo *et al.* (1991) generaron ratones, ovejas y cerdos transgénicos, portando los genes que codifican las cadenas α y κ de ratón contra la fosforilcolina (PC) para determinar si el

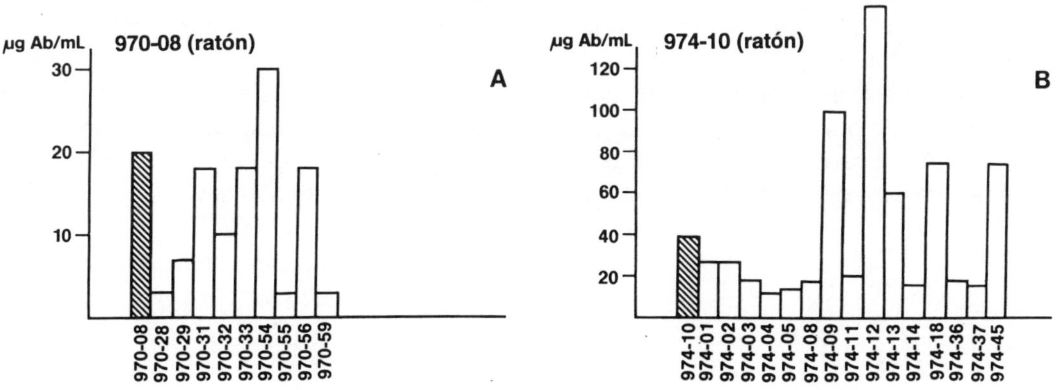

Figura 32. Expresión de anticuerpos en ratones transgénicos (WEIDLE *et al.*, 1991).

anticuerpo transgénico podría ser usado para influir en la susceptibilidad a la enfermedad. En ratones y cerdos transgénicos se detectaron altos niveles en suero de IgA, sin supresión de los niveles endógenos de IgM, con la excepción de un caso en una línea transgénica de ratón. El anticuerpo secretado en el cerdo presumiblemente incluía cadenas ligeras de cerdo y pocas, si alguna, de las IgA de ratón mostraron especificidad de unión por la PC.

En el futuro, la estrategia de la inmunización genética será de particular interés en aquellos casos en los que es ilegal, difícil o imposible proteger animales de granja por vacunación. En principio, en el futuro será posible desarrollar constructos génicos cuya transferencia conducirá a una expresión suficientemente alta de anticuerpos que protegerán a los animales transgénicos contra ciertos microorganismos.

Inmunización intracelular

Una aproximación diferente para obtener resistencia contra las infecciones víricas en mamíferos es conocida como inmunización intracelular (BALTIMORE, 1988). Este proceso está basado en la noción de que la expresión endógena de proteínas virales o de formas mutadas de estas proteínas proporcionaría protección contra infecciones con el virus original. De acuerdo con BALTIMORE esta aproximación sería de particular interés en aquellos casos en los que la inmunización convencional no proporciona protección contra las enfermedades víricas. SALTER y CRITTENDEN (1989) observaron que los pollos transgénicos que expresaban la glicoproteína de superficie del virus de la leucosis aviar eran resistentes contra las infecciones de este virus (ver Sección 7).

Expresión de RNA antisentido

Una estrategia particularmente interesante para activar la protección contra las infecciones víricas es la expresión de polinucleótidos antisentido (MELTON, 1988; WALDER, 1988). Un gran número de RNAs naturales antisentido han sido encontrados en procariotas, pero también hay ejemplos de células eucariotas que contienen moléculas de RNA antisentido (asRNA) en sus extractos nuclear o citoplásmico (INOUYE, 1988). Los polinucleótidos antisentido naturales o artificiales pueden ser usados para suprimir específicamente la expresión de genes que codifican el correspondiente RNA con sentido. Estas moléculas antisentido inhiben la traducción del mRNA o interrumpen el proceso de corte o el transporte del RNA al citoplasma.

Un primer ejemplo del establecimiento de animales transgénicos que expresan asRNA ha sido descrito por ERNST *et al.* (1991) quien produjo conejos transgénicos que expresaban el RNA antisentido del adenovirus H5 (Ad5). El 90-98% de las células en cultivos de células primarias de riñón eran resistentes contra las infecciones con el virus.

7 Pollos transgénicos

La transferencia génica en la crianza de aves de corral está normalmente enfocada a mejorar la resistencia a enfermedades o a incrementar la utilización de alimentos y las características del crecimiento. Aunque la microinyección de DNA ha sido aplicada muy satisfactoriamente en mamíferos, ha sido poca su utilidad en aves de corral debido a diferencias en la reproducción y en el desarrollo embrionario (Shuman, 1991). En el momento de la puesta, los huevos fertilizados contienen un blastodermo de más de 50.000 células que están organizadas en diversos estratos celulares. Un sistema de cultivo *in vitro* completo para embriones de aves ha sido desarrollado por Perry (1987, 1988). Aunque permite un acceso fácil al embrión, el éxito de la inyección nuclear está todavía muy limitado (Perry y Sang, 1990). Hasta ahora, la transferencia génica en pollos ha sido llevada a cabo predominantemente usando vectores retrovíricos (ver Sección 2.3), espermatozoides tratados con DNA (ver Sección 2.4) y espermatozoides irradiados. Las células madre embrionarias totipotentes que también permiten la recombinación homóloga todavía actualmente no están disponibles.

El método elegido para la transferencia génica en la crianza de pollos ha sido el uso de vectores retrovíricos. Los retrovirus son constituyentes naturales de los genomas de pájaros y también son encontrados como virus endógenos. Debido a su ciclo vital (ver Fig. 12) es posible transformar embriones en el estado de blastodermo mediante la inyección de una solución madre de retrovirus. El procedimiento de inyección no crea ningún problema técnico porque las cubiertas del huevo son fácilmente penetradas y pueden ser incubados después de haber sido sellados otra vez. El uso de retrovirus de replicación competente tiene la ventaja de que pueden pasar múltiples ciclos de replicación, permitiendo que un estrato celular completo sea transformado. Sin embargo, el uso de tales virus está restringido a casos especiales por razones de seguridad así como por posibles efectos adversos en los embriones y en los polluelos resultantes.

Estos problemas son evitados en gran medida mediante el uso de vectores retrovíricos deficientes en la replicación y de los llamados vectores suicidas que reducen el peligro de eventos de recombinación no deseados.

Salter *et al.* (1986) inyectaron la cepa sincitial de pollo del virus de la reticuloendoteliosis (CS-REV) y también el fenotipo salvaje y el recombinante del virus de la leucosis aviar (ALV) cerca del blastodermo de embriones fertilizados inoculados, así como el CS-REV intraabdominalmente, el día de la eclosión. En la progenie se identificaron diversos animales positivos, sugiriendo que la información genética del retrovirus había sido insertada en la línea germinal de pollo (Salter *et al.*, 1987). De 23 animales con insertos províricos 21 producían partículas víricas mientras que 2 no daban lugar a virus infecciosos (Crittenden y Salter, 1990). Los pollos que contenían el inserto llamado alv6 eran altamente resistentes a la infección por el subgrupo patogénico A del ALV (Salter y Crittenden, 1989). Estos pollos expresaban RNA vírico en todos los tejidos analizados, independientemente del estado de desarrollo. El mecanismo responsable de la resistencia incrementada, presumiblemente, implica una interferencia del receptor específica de subgrupo. Los resultados demuestran claramente que los provirus endógenos experimentalmente introducidos pueden ser expresados a altos niveles en los sistemas avícolas (Federspiel *et al.,* 1991).

En un esfuerzo para introducir el gen de la neomicina fosfotransferasa (NPT II) bacteriano, éste fue clonado en un vector retrovírico infeccioso aviar derivado de la cepa Schmidt-Ruppin del RSV. Después de la inoculación de embriones de pollo fertilizados en el día 0, aproximadamente el 12% de los embriones fueron positivos para el gen NPT II el día 20 (Hippenmeyer *et al.,* 1988).

Chen *et al.* (1990a, b) usaron una cepa Schmidt-Ruppin del virus del sarcoma de Rous (RSV) modificada, competente para la replicación, para la infección de embriones y de embriones de Leghorn comerciales infectados tempranamente con un vector no transformante que contenía el gen GH bovino. Los insertos RSV províricos fueron transferidos por los machos a la descendencia con frecuencias de un 0-40%. Estas aves no contenían el gen GH bovino. Sin embargo, estaban protegidas contra la infección por el RSV A.

Lee y Shuman (1990) encontraron dos aves que portaban insertos províricos del virus de la necrosis del bazo (SNV) tras la infección de embriones de codorniz japonesa con el SNV. Un resumen de la producción de aves transgénicas mediante infección con retrovirus es presentado en la Tabla 12. Se ha observado que los vectores retrovíricos defectivos en la replicación pueden también ser transferidos a la línea germinal de aves (Bosselman *et al.,* 1989a, b). El 23% de las aves nacidas a partir de huevos que previamente habían sido inoculados con un SNV defectivo presentaban secuencias vectoriales en el DNA extraído de células sanguíneas (ver Tabla 12).

Souza *et al.* (1984), Bosselman *et al.* (1989a, b) y Chen *et al.* (1990) inyectaron en embriones vectores retrovíricos del RSV, del SNV y del ALV que contenían genes GH. Los niveles de la hormona del crecimiento fueron incrementados en una fracción relativamente alta de los embriones en crecimiento y de los adultos desarrollados a partir de los embrio-

Tabla 12. Producción de aves transgénicas mediante infección con retrovirus (Shuman, 1991).

				Nº F0		*Nº F1*			
Especie	*Gen transferido*	*Virus*	*Tipo de vector*	*Testados*	*Transmisores*	*Transgénicos*	*Negativo*	*Nº que expresan*	*Referencia*
Línea O de pollo	n.a.	RAV-O rec.	r.c.	14	4	21	794	15	(1)
Leghorn blanco	n.a.	RAV-O rec.	r.c.	9	4	5	532	4	(1)
Leghorn blanco	n.a.	RAV 1	r.c.	14	1	2	551	1	(1)
Leghorn blanco	n.a.	CSV	r.c.	8	0-5%	3			(2)
Pollo co. br.	neo-tk	SNV	r.c.	4	4	34	720	sí	(3, 4)
Pollo co. LH	ninguno	RSV	r.c.		0-40%			sí	(5)
Codorniz japonesa	cat	SNN	r.d.	29	1	1	1.594	1	(6)
Codorniz japonesa	ninguno	SNN	Virus ayudante	29	1	2	1.593	1	(6)

n.a., no tenido en cuenta; r.c., competente para la replicación; r.d., defectivo para la replicación; rec., recombinante; co. br., pollo de engorde comercial; co. LH: Leghorn comercial.

(1) Salter y Crittenden (1989), (2) Salter *et al.* (1986), (3) Bosselman *et al.* (1989b), (4) Briskin *et al.* (1991), (5) Bumstead *et al.* (1987), Lee y Shuman (1990).

nes inoculados. También han sido transferidos a embriones genes bacterianos marcadores, mediante infección con vectores SNV defectivos en la replicación (LEE y SHUMAN, 1987, 1990).

Un incremento de la frecuencia de transmisión a la línea germinal fue intentado mediante el aislamiento de líneas celulares ayudantes que producen altos títulos de virus. HIGHKIN *et al.* (1991) construyeron la línea celular QT6 de codorniz y las células D17 caninas para la producción de vectores del virus de la reticuloendoteliosis. Se halló que una línea celular ayudante QT6 altamente productora (105 cfu/ml) estaba relativamente libre de virus ayudante. Una línea celular murina anfotrópica produjo una cantidad 6-10 veces más alta de virus y tuvo un título comparativamente alto en células de pollo.

La expresión génica con promotores heterólogos en un vector del retrovirus de la reticuloendoteliosis aviar defectivo en la replicación en células de codorniz ha sido investigada por HIPPENMEYER y KRIVI (1991). Bajo condiciones transitorias en las células QT6 el promotor temprano inmediato del citomegalovirus humano fue muy fuerte pero después de la integración en el genoma de codorniz la expresión bajó enormemente, presumiblemente porque había sido metilado después de la transfección.

Se ha observado que la transformación genética de huevos y aves puede ser lograda mediante el uso de espermatozoides irradiados (PANDEY y PATCHELL, 1982; BUMSTEAD *et al.*, 1987; TOMITA, 1987; TOMITA *et al.*, 1988). Las gallinas son normalmente inseminadas dos veces en 24 horas, la primera vez con semen irradiado portando genes marcadores y la segunda con espermatozoides normales de la misma cepa que la gallina. Las plumas, el color de los huevos y los haplotipos MHC de un pequeño porcentaje de la progenie son característicos de la cepa a partir de la cual se han tomado los espermatozoides inactivados por irradiación.

Recientemente GRUENBAUM *et al.* (1991a, b) introdujeron una nueva aproximación para generar aves transgénicas mediante el uso de células transfectadas con espermatozoides como vectores. Usando un tampón especial que contiene los genes marcadores, las células espermáticas fueron incubadas antes de inseminar las gallinas. Tal y como se observó por análisis por PCR y por Southern *blot*, el 30-60% de los embriones resultantes y/o los pollos contenían los genes transferidos que también eran transmitidos a la descendencia vía la línea germinal.

Otra aproximación de gran interés para la tecnología de la transferencia génica es la producción de líneas germinales quiméricas (SHUMAN, 1991) que pueden ser producidas por la transferencia de células germinales primordiales, de células blastodérmicas y de células madre embrionarias. Las líneas celulares ES de pollo aún no están disponibles (ver Sección 2.2), pero las células germinales primordiales son capaces de colonizar las gónadas del hospedador después de la transferencia a un embrión (GUIDO *et al.*, 1991) y de ser transferidas a través de la línea germinal (WENTWORTH *et al.*, 1989). Es más, también ha sido demostrado que el DNA puede ser introducido en las células blastodérmicas (BRAZALOT *et al.*, 1990; VERRINDER-GIBBINS *et al.*, 1990). Es posible transferir células de blastodermo desde un embrión a otro donde participan en el desarrollo de tejidos, incluyendo células germinales.

8 Peces transgénicos

La producción de peces transgénicos ha sido descrita recientemente (Zhu *et al.*, 1985; Rokkones *et al.*, 1985; para revisión ver Chen y Powers, 1990). Esto es sorprendente porque los peces son muy apropiados para la transferencia génica. Hay una gran variedad de especies de peces, es posible obtener gran número de huevos en todos los estados que además son fáciles de cultivar y existen disponibles diversas líneas celulares de peces. Además, el pescado es una importante contribución alimenticia para el consumo humano, habiéndose alcanzado una gran experiencia en la piscicultura de estos importantes candidatos tales como carpas, salmones y truchas. Los peces representan el grupo mayor y más diverso de vertebrados y dada su posición evolutiva y su habilidad para adaptarse a una gran variedad de ambientes son modelos experimentales excelentes para estudiar varios aspectos de la embriología, la neurobiología, la endocrinología y la biología ambiental de los organismos (Powers, 1989).

Una razón para que las técnicas de transferencia génica no hayan avanzado mucho en este campo es el hecho de que la práctica experimental a veces está asociada con algunas dificultades. Por ejemplo, la microinyección de DNA en muchos casos es impedida por las propiedades específicas del corion que llega a ser muy duro, especialmente tras la fertilización. Estos problemas han sido evitados recientemente mediante varias innovaciones (cultivo en medios apropiados, perforación del corion antes de la microinyección, extracción mecánica y enzimática del corion, inyección a través del micropilo) (Fig. 33; *ver páginas de color*) (Hallerman *et al.*, 1988; Brem *et al.*, 1988; Rokkones et al., 1989; Chourrout *et al.*, 1986; MacLean *et al.*, 1987; Zhu *et al.*, 1985; Yoon *et al.*, 1990a, b). Aunque hay algunas excepciones, normalmente no es posible inyectar el DNA en el núcleo porque éste no puede ser visualizado fácilmente. Por el contrario, el DNA es normalmente inyectado en el citoplasma.

Afortunadamente, en muchos casos la inyección del DNA en el citoplasma es suficiente para garantizar su transferencia. Técnicas tales como el uso de vectores retrovíricos y de células madre embrionarias totipotentes (ver Sección 2) y también la transferencia génica mediada por liposomas, que son usados satisfactoriamente en mamíferos, no están disponibles para peces o tienen sólo un valor limitado. El uso de espermatozoides como vehículos para la transferencia de DNA (ver también Sección 2.4) ha sido descrito para el erizo de mar (Arezzo, 1989) pero no dio resultados positivos en trucha (Houdebine y Chourrout, 1991). La inyección de DNA en el núcleo sólo ha sido posible en pez medaka *(Oryzias latipes)* (Ozato *et al.*, 1986). Sin embargo, se ha observado que la electroporación puede ser satisfactoriamente empleada como una nueva técnica para generar peces transgénicos (Inoue *et al.*, 1990). Buono y Linser (1991) usaron el constructo plasmídico RSVCAT que fue linearizado e introducido por electroporación en embriones fertilizados de pez cebra *(Brachydanio rerio)* en los estados de dos y cuatro células. El 60% de 200 embriones tratados sobrevivieron a tres pulsos de baja intensidad en una cubeta de 0,4 cm. Fueron analizados seis días después de la puesta y más del 40% de los animales portaba el transgén. Diez días después de la puesta el transgén fue transcrito y traducido a proteína.

Diversas condiciones específicas para la transferencia génica han sido extraídas del trabajo con diferentes especies de peces. Es de destacar que, en contraste con los mamíferos, el DNA exógeno transferido en estados embrionarios tempranos es rápidamente replicado hasta un gran número de moléculas de DNA que están disponibles para la integración. Sin embargo, debería mencionarse que la mayoría de los peces transgénicos primarios son mosaicos. La microinyección normalmente implica la transferencia de 10^6-10^8 moléculas linearizadas de DNA a huevos de pez de 1 a 4 células. El 35-80% de los huevos sobrevive a este tratamiento y, dependiendo del estado de desarrollo analizado, el 50-70% de los embriones, el 25% de los fetos y el 5-10% de los adultos poseen el DNA integrado (CHEN y POWERS, 1990). La Tabla 13 resume los datos disponibles de los experimentos de transferencia génica en peces.

La herencia del transgén en la descendencia es, por supuesto, observada en los peces transgénicos. Sin embargo, dado que la mayoría de los animales fundadores son mosaicos genéticos, mucho menos del 50% de la progenie hereda el transgén (STUART *et al.,* 1988, 1990; GUYOMARD *et al.,* 1989; CHEN *et al.,* 1990a, b; MACLEAN *et al.,* 1987; HOUDEBINE y CHOURROUT, 1991).

En peces los transgenes son normalmente expresados insatisfactoriamente (Tabla 13). Algunos de los constructos de DNA transferidos de mamíferos y de vertebrados superiores son, sin embargo, transcritos muy eficientemente (MOAV *et al.,* 1990; CHEN *et al.,* 1990a, b; HALLERMAN *et al.,* 1990; YOON *et al.,* 1990a, b; HOUDEBINE y CHOURROUT, 1991).

Hay algunos ejemplos de la expresión de genes marcadores en peces transgénicos. El gen CAT bajo el control del estimulador RSV, del promotor SV40 y del promotor del gen temprano del citomegalovirus humano se expresa en hígado, músculo, estómago, piel y

Tabla 13. Resumen de los estudios de peces transgénicos desarrollados por varios laboratorios, 1985-1990 (CHEN y POWERS, 1990).

Especie	*Promotor/gen*	*I*[a]	*E*[a]	*T*[a]	*Autor(es)*
Carpa común	RSV/rtGHcDNA	+	+	+	CHEN *et al.* (1989), ZHANG *et al.* (1990)
Carpa china	mMT/hGH	+	+	+	CHEN *et al.* (1989)
Pez gato	RSV/rtGHcDNA	+			POWERS (1989)
	mMT/hGH	+			DUNHAM *et al.* (1987)
	mMT/hGH	+			ZHU *et al.* (1986)
	SV40/*E. coli* neo	+	+		YOON *et al.* (1988)
Locha	mMT/hGH	+			ZHU *et al.* (1986)
Pez medaka	SV40/c CR	+	+		OZATO *et al.* (1986)
	mMT/rtGHcDNA	+			INOUE *et al.* (1989)
	fLuc/flus	+	+		TAMIYA *et al.* (1989)
Salmón	mMT/*E. coli* β-gal	+	+		MCEVOY *et al.* (1988)
	mMT/hGH	+	+		ROKKONES *et al.* (1989)
	fAFP/fAFP	+	+		FLETCHER *et al.* (1988)
Tilapia	mMT/fGH	+			BREM *et al.* (1988)
Trucha	mMT/hGHcDNA	+	+		CHOURROUT *et al.* (1986,1988)
	mMT/rGH	+			MACLEAN *et al.* (1987)
	cG/cG	+			OSHIRO *et al.* (1989)
Pez cebra	mMT/*E. coli* hygro	+			STUART *et al.* (1988)

[a] I, integración; E, expresión; T, transmisión.

células sanguíneas (Houdebine y Chourrout, 1991). El gen de la cristalina δ de pollo también se expresa en pez medaka transgénico. El gen de la proteína anticongelante de lenguado (Fletcher *et al.*, 1988; Davies *et al.*, 1989; Ozato *et al.*, 1986; Inoue *et al.*, 1989) y el gen bacteriano de la β-galactosidasa bajo el control del promotor MT murino (McEvoy *et al.*, 1988) han sido expresados en salmón transgénico. El cDNA de la GH de trucha (Zhang *et al.*, 1990) y la GH bovina han sido expresados en carpa transgénica y en lucio (Schneider *et al.*, 1989). El gen mMT-hGH ha sido expresado tilapia (Brem *et al.*, 1988), en trucha (Rokkones *et al.*, 1989) y en carpa (Chen *et al.*, 1990a, b, 1991). La BGH y la GH de salmón chino han sido expresadas también en el lucio (Gross *et al.*, 1991).

Paralelamente a los experimentos de transferencia génica que implican el uso de genes de la hormona del crecimiento, los correspondientes genes de peces (trucha arcoiris, salmón) también han sido analizados estructuralmente, clonados y secuenciados (Agellon *et al.*, 1988a, b; González-Villasenor *et al.*, 1988).

Houdebine y Chourrout (1991) han publicado una revisión de los experimentos que muestran que las líneas celulares de peces pueden ser utilizadas para evaluar la eficiencia de un promotor. La correlación entre la actividad de un promotor en las células y en animales transgénicos fue buena, indicando que no hay diferencias fundamentales entre los sistemas de transcripción de peces y de mamíferos. Es casi imposible predecir las actividades de los nuevos constructos génicos en células de peces y, por tanto, se sugiere que las secuencias de DNA de peces que estén disponibles sean utilizadas para maximizar los resultados.

Liu *et al.* (1990a, b, c) desarrollaron dos vectores de expresión para peces que contenían el promotor proximal y el elemento regulador estimulador del gen de la β-actina de carpa y la señal de poliadenilación del gen GH de salmón, los cuales podrían ser activos en todas las especies de peces. Nosotros hemos fusionado el promotor del gen de la metalotioneína B de la trucha arcoiris al gen de la cloranfenicol acetiltransferasa bacteriano en un vector de expresión (tMTb-CAT). Este promotor exhibió una expresión basal extremadamente baja en todas las líneas celulares probadas y fue inducible por zinc y por cadmio excepto en la línea celular del melanoma. En un ensayo transitorio fue funcional en embriones en desarrollo de peces medaka. Estas propiedades hacen a este promotor apropiado para la expresión inducible y específica de tejidos de los transgenes (Hong *et al.*, 1991).

Para la aplicación práctica de peces transgénicos en piscicultura falta todavía un largo camino por recorrer. Específicamente, sería necesario desarrollar protocolos de costo adecuado para la transferencia génica a gran escala, técnicas adecuadas para la identificación de animales transgénicos y regímenes de crianza selectiva antes de que se puedan obtener mayores progresos. Las modificaciones por transferencia génica tienen como objetivo el cambio sustancial de las características del rendimiento, la extensión del grado de tolerancia al ambiente o la expresión de nuevas proteínas (Kapuscinski, 1990). El área principal de discusión futura, y que deberá ser resuelta tan pronto como sea posible, es la que concierne a aspectos de los peces transgénicos y la administración pública frente al impacto ambiental y ecológico (Kapuscinski y Hallerman, 1990a, b), temas de regulación (Kapuscinski y Hallerman, 1990b) y de patentado de los peces transgénicos (Hallerman y Kapuscinski, 1990a, b, 1991; Hallerman *et al.*, 1988, 1990).

9 Problemas y posibilidades futuras de los animales transgénicos

Algunas posibilidades futuras concernientes a los animales transgénicos ya han sido mencionadas en varios capítulos. Al final de la Sección 4 me agradaría mencionar algunos proyectos que han sido iniciados y algunos objetivos prometedores a largo plazo. Es de esperar que las técnicas para generar animales transgénicos sean perfeccionadas en el curso de la próxima década (ver también Sección 2) mediante la mejora de las metodologías de transferencia génica, especialmente porque parece que la eficiencia de la microinyección de DNA no puede ser mejorada mucho más. Se abrirán nuevos puntos de vista mediante el desarrollo de nuevas unidades reguladoras y de transcripción. Estos desarrollos también facilitarán el análisis de los mecanismos de acción de los genes.

No cabe duda de que el establecimiento de nuevos modelos transgénicos nos proporcionará un enorme incremento en nuestro conocimiento de las enfermedades humanas. La manipulación de genes en células ES por recombinación homóloga está todavía en sus inicios y posiblemente abrirá nuevos caminos en la utilización de animales transgénicos. Lo mismo ocurre con la comprensión de la compleja malla de interacciones entre los diferentes genes, puesto que se trata de un campo fascinante por propio derecho. Se remite al lector a los estudios enfocados a elucidar el control del desarrollo embrionario, la acción aditiva poligénica de los genes y las influencias genéticas en el envejecimiento.

El uso de la transferencia génica en la crianza de animales de granja, incluyendo peces y aves de corral, todavía no ha llevado a aplicaciones útiles y concretas. Sin embargo, es de esperar que con nuestro creciente conocimiento de las bases moleculares que se desprenden del estudio de ratones transgénicos también se progrese en este campo, aunque debería señalarse que el progreso será más lento debido a los largos tiempos de generación. Un campo muy avanzado que está en el límite de la aplicación práctica son las granjas de genes que permitirán producir diversas proteínas interesantes con alta calidad y con un costo razonable.

En mi opinión, el mayor desafío de las técnicas de transferencia génica en animales de granja, en particular en cerdos, será la consecución de órganos y tejidos modificados genéticamente y de tejidos que podrán ser usados en xenotransplantes. Desafortunadamente, las bases biológicas técnicas todavía no han sido bien resueltas, pero al menos teóricamente se han dado los primeros pasos.

Un gran problema en la transferencia génica en ratones y en animales de granja parece ser la opinión frecuentemente intensa y adversa del público y de los medios hacia la transferencia génica. Una razón puede ser que este campo combina dos aspectos muy sensibles hacia los que el público reacciona con discrepancia o aversión: la ingeniería genética y los experimentos con animales. Esta combinación es muy apropiada para incrementar una ansiedad oculta (y palpable) así como aversiones ideológicas. El lector debe estar prevenido de que, particularmente en Alemania, hay una crítica severa (a menudo destructiva) ampliamente extendida (como mínimo). Bajo estas circunstancias, será de vital importancia para continuar el informar al público objetivamente, discutir los temas en detalle y proporcionar una información comprensible con el objetivo de prevenir que los activistas fanáticos y los extremistas ganen aceptación por culpa de ideas erróneas.

La importancia de las técnicas de transferencia génica para la investigación básica de la biomedicina y de la biología molecular tampoco debe exagerarse excesivamente. Estas técnicas han revolucionado nuestro conocimiento de los procesos genéticos y biológicos fundamentales hasta un límite que casi parecía inalcanzable la década anterior. Además, en el futuro encontraremos respuesta a muchos de los problemas planteados en la actualidad.

10 Referencias

ACSADI, G., JIAO, S., JANI, A., DUKE, D., WILLIAMS, P., CHONG, W., WOLFF, J. A. (1991), Direct gene transfer and expression into rat heart *in vivo, New Biologist* **3**, 71–81.

ADAMS, J. M., HARRIS, A. W., PINKERT, C. A., CORCORAN, L. M., ALEXANDER, W. S., CORY, S., PALMITER, R. D., BRINSTER, R. L. (1985), The c-myc oncogene driven by immunoglobulin enhancers induces lymphoid malignancy in transgenic mice, *Nature* **318**, 533–538.

ADELSTEIN, S., PRITCHARD-BRISCOE, H., ANDERSON, T. A., CROSBIE, J., GAMMON, G., LOBLAY, R. H., BAASTEN, A., GOODNOW, C. C. (1991), Induction of self-tolerance in T cells but not B cells of transgenic mice expressing little self antigen, *Science* **251**, 1223–1225.

AGELLON, L. B., DAVIES, S. L., CHEN, T. T., POWERS, D. A. (1988a), Structure of a fish (rainbow trout) growth hormone gene and its evolutionary Implications, *Proc. Natl. Acad. Sci. USA* **85**, 5136–5140.

AGELLON, L. B., DAVIES, S. L., LIN, C.-M., CHEN, T. T., POWERS, D. A. (1988b), Rainbow trout has two genes for growth hormone, *Mol. Reprod. Dev.* **1**, 11–17.

ALDRICH, C. J., HAMMER, R. E., JONES-YOUNGBLOOD, S., KOSZINOWSKI, U., HOOD, L., STROYNOWSKI, I., FORMAN, J. (1991), Negative and positive selection of antigen-specific cytotoxic T lymphocytes affected by the $\alpha 3$ domain of MHC I molecules, *Nature* **352**, 718–721.

ANDRES, A.-C., SCHÖNENBERGER, C.-A., GRONER, B., HENNIGHAUSEN, L., LEMEUR, M., GERLINGER, P. (1987), Ha-ras oncogene expression directed by a milk protein gene promoter: tissue specifity, hormonal regulation, and tumor induction in transgenic mice, *Proc. Natl. Acad. Sci. USA* **84**, 1299–1303.

ANDRES, A.-C., VAN DER VALK, M. A., SCHÖNENBERGER, C. A., FLÜCKIGER, F., LEMEUR, M., GERLINGER, P., GRONER, B. (1988), Ha-ras and c-myc oncogene expression interferes with morphological and functional differentiation of mammary epithelial cells in single and double transgenic mice, *Genes Dev.* **2**, 1486–1495.

ARCHIBALD, A. L., MCCLENAGHAN, M., HORNSEY, V., SIMONS, P., CLARK, A. J. (1990), High-level expression of biologically active human $\alpha 1$-antitrypsin in the milk of transgenic mice, *Proc. Natl. Acad. Sci. USA* **87**, 5178–5182.

AREZZO, F. (1989), Sea urchin sperm as a vector of foreign genetic information, *Cell Biol. Int. Rep.* **13**, 391–404.

ARNHEITER, H., SKUNTZ, S., NOTEBORN, M., CHANG, S., MEIER, E. (1990), Transgenic mice with intracellular immunity to influenza virus, *Cell* **62**, 51–61.

ATKINSON, P. W., HINES, E. R., BEATON, S., MATTHAEI, K. I., REED, K. C., BRADLEY, M. P. (1991), Association of exogenous DNA with cattle and insect spermatozoa *in vitro, Mol. Reprod. Dev.* **29**, 1–5.

BABINET, C., FARZA, H., MORELLO, D., HADCHOUEL, M., POURCEL, C. (1985), Specific expression of hepatitis B surface antigen (HBsAg) in transgenic mice, *Science* **230**, 1160–1163.

BABINET, C., MORELLO, D., RENARD, J. P. (1989), Transgenic mice, *Genome* **31**, 938–949.

BACHILLER, D., SCHELLANDER, K., PELI, J., RÜTHER, U. (1992), Liposome mediated DNA uptake by sperm cells, *Mol. Reprod. Dev.*, in press.

BALTIMORE, D. (1988), Intracellular immunization, *Nature* **335**, 395–396.

BARINAGA, M. (1989), Gene-transfer method fails test, *Science* **246**, 446.

BAUNACK, E., GÄRTNER, K., WERNER, I. (1988), Ovary transplantation, a way to estimate prenatal maternal effects in mice, *Fertilität* **4**, 235–239.

BAYNA, E. M., ROSEN, J. M. (1990), Tissue specific, high level expression of the rat whey acidic protein gene in transgenic mice, *Nucleic Acids Res.* **18**, 2977–2985.

BCHINI, O., ANDRES, A. C., SCHUBAUR, B., MEHTALI, M., LEMEUR, M., LATHE, R., GERLINGER, P. (1991), Precocious mammary gland development and milk protein synthesis in transgenic mice ubiquitously expressing human growth hormone, *Endocrinology* **128** (1), 539–546.

BEDDINGTON, R. S. P., MARTIN, P. (1989), An *in situ* transgenic enzyme marker to monitor migration of cells in the mid-gestation mouse embryo, *Mol. Biol. Med.* **6**, 263–274.

BEDDINGTON, R. S. P., MORGENSTERN, J., LAND, H., HOGAN A. (1989), An *in situ* transgenic enzyme marker for the midgestation mouse embryo and the visualization of inner cell mass clones during early organogenesis, *Development* **106**, 37–46.

BERG, U., BREM, G. (1989), *In vitro* production of bovine blastocysts by *in vitro* maturation and fertilization of oocytes and subsequent *in vitro* culture, *Zuchthygiene* **24**, 134–139.

BIERY, K. A., BONDIOLI, K. R., DE MAYO, F. J. (1988), Gene transfer by pronuclear injection in the bovine, *Theriogenology* **29**, 224 (abstract).

BIRNSTIEL, M. L., CHIPCHASE, M. (1977), Current work on the histone operon, *Trends Biochem. Sci.* **2,** 149–152.

BLÜTHMANN, H. (1991), Analysis of the immune system with transgenic mice: T cell development, *Experientia* **47,** 884–890.

BONIFER, C., VIDAL, M., GROSVELD, F., SIPPL, A. (1990), Tissue specific and position independent expression of the complete gene domain for chicken lysozyme in transgenic mice; *EMBO J.* **9,** 2843–2848.

BOSSELMAN, R. A., HSU, R.-Y., BOGGS, T., HU, S., BRUSZEWSKI, J., OU, S., KOZAR, L., MARTIN, F., GREEN, C., JACOBSEN, F., NICHOLSON, M., SCHULTZ, J. A., SEMON, K. M., RISHELL, W., STEWART, R. G. (1989a), Germline transmission of exogenous genes in chickens, *Science* **243,** 533–535.

BOSSELMAN, R. A., HSU, R.-Y., BOGGS, T., HU, S., BRUSZEWSKI, J., OU, S., SOUZA, L., KOZAR, L., MARTIN, F., NICOLSON, M., RISHELL, W., SCHULTZ, J. A., SEMON, K. M., STEWART, R. G. (1989b), Replication-defective vectors of reticuloendotheliosis virus transduce exogenous genes into somatic stem cells of the unincubated chicken embryo, *J. Virol.* **63,** 2680–2689.

BOWERMAN, B., BROWN, P. O., BISHOP, J. M., VARMUS, H. E. (1989), A nuclear protein complex mediates the integration of retroviral DNA, *Genes Dev.* **3,** 469–478.

BRACKETT, B. G., BARANSKA, W., SAWICKI, W., KOPROWSKI, H. (1971), Uptake of heterologous genome by mammalian spermatozoa and its transfer to ova through fertilization, *Proc. Natl. Acad. Sci. USA* **68,** 353–357.

BRADLEY, A. (1990), Embryonic stem cells: Proliferation and differentiation, *Cell Biol.* **2,** 1013–1017.

BRADLEY, A., ROBERTSON, E. J. (1986), Embryonic stem cells: a tool for elucidating the development genetics of the mouse, in: *Current Topics in Developmental Biology* (OKADA, T. S., MOSCONA, A. A., Eds.), Vol. 2, New York: Academic Press.

BRAZOLOT, C. L., PETITTE, J. N., CLARK, M. E., ETCHES, R. J., VERRINDER-GIBBINS, A. M. (1990), Introduction of lipofected chicken blastodermal cells into the early chicken embryo, *J. Cell. Biochem. Suppl.* **15E,** 200.

BREITMAN, M. L., CLAPOFF, S., ROSSANT, J., TSUI, L.-C., GLODE, M., MAXWELL, I. H., BERNSTEIN, A. (1987), Genetic ablation: targeted expression of a toxin gene causes microphthalmia in transgenic mice, *Science* **238,** 1563–1565.

BREM, G. (1986), *Mikromanipulation an Rinderembryonen und deren Anwendungsmöglichkeiten in der Tierzucht*, Stuttgart: Enke.

BREM, G. (1989), Aspects of the application of gene transfer as a breeding technique for farm animals, *Biol. Zentralbl.* **108,** 1–8.

BREM, G. (1990), Transgene Mäuse als Krankheitsmodelle, *Arzneim. Forsch./Drug Res.* **40** (3), 335–343.

BREM, G., HARTL, P. (1991), High-level expression of prochymosin in the milk of transgenic rabbits, in: *Frontiers of Biotechnology in Agriculture*, Conference 1–4 August, Sea of Galilee, Israel.

BREM, G., WANKE, R. (1988), Phenotypic and patho-morphological characteristics in a half-sib-family of transgenic mice carrying foreign MT-hGH genes, in: *New Developments in Biosciences; Their Implications for Laboratory Animal Science*, (BEYNEN, A. C., SOLLEVELD, H. A., Eds.), pp. 93–98, Dordrecht: Martinus Nijhoff Publishers.

BREM, G., WEIDLE, U. (1991), Production of proteins with antibody activity in transgenic animals, in: *Frontiers of Biotechnology in Agriculture*, Conference 1–4 August, 1991, Sea of Galilee, Israel.

BREM, G., BRENIG, B., GOODMAN, H. M., SELDEN, R. C., GRAF, F., KRUFF, B., SPRINGMANN, K., HONDELE, J., MEYER, J. WINNACKER, E.-L., KRÄUßLICH, H. (1985), Production of transgenic mice, rabbits and pig by microinjection into pronuclei, *Zuchthygiene* **20,** 251–252.

BREM, G., BRENIG, B., HÖRSTGEN-SCHWARK, G., WINNACKER, E.-L. (1988), Gene transfer in tilapia (*Oreochromis niloticus*), *Aquaculture* **68,** 209–219.

BREM, G., WANKE, R., WOLF, E., BUCHMÜLLER, T., MÜLLER, M., BRENIG, B., HERMANNS, W. (1989), Multiple consequences of human growth hormone expression in transgenic mice. *Mol. Biol. Med.* **6,** 531–547.

BREM, G., BAUNACK, E., MÜLLER, M., WINNACKER, E.-L. (1990a), Transgenic offspring by transcaryotic implantation of transgenic ovaries into normal mice, *Mol. Reprod. Dev.* **25,** 42–44.

BREM, G., SPRINGMANN, K., MEIER, E., KRÄUßLICH, H., BRENIG, B., MÜLLER, M., WINNACKER, E.-L. (1990b), Factors in the success of transgenic pig programs, in: *Transgenic Models in Medicine and Agriculture*, (CHURCH, R. B., Ed.), pp. 61–72, New York: Wiley-Liss.

BREM, G., BRENIG, B., SALMONS, B., WOLF, E., MÜLLER, M., ERFLE, V., GÜNZBURG, H. W., DAHME, E. (1991a), Unerwartete transgene Expression eines gesäugespezifischen Wachstumshormon-Genkonstruktes in den Bergmann-Gliazellen der Maus, *Tierärztl. Prax.* **19,** 1–6.

BREM, G., WOLF, E., BESENFELDER, U., REICHENBACH, H., VOSS, W., HOFMEISTER, B., BRENIG,

B., MÜLLER, M., WINNACKER, E.-L. (1991b), Expression of hGH into the milk of transgenic rabbits and pigs by the WAP-promoter, unpublished results.

BREMEL, R. D., YOM, H. C., BLECH, G. T. (1989), Alteration of milk composition using molecular genetics, *J. Dairy Sci.* **72,** 2826–2833.

BRENIG, B. (1987), Klonierung mikroinjizierbarer Genkonstrukte und deren Nachweis in transgenen Tieren - Ein Beitrag zur Nutzung transgener Tiere in der Tierzucht, *Dissertation med. vet.*, Universität München.

BRENIG, B., BREM, G. (1988), Integration of hGH gene in transgenic mice and transmission to next generation, in: *New Developments in Biosciences: Their Implications for Laboratory Animals Science*, (BEYNEN, A. C., SOLLEVELD, H. A., Eds.), pp. 331–336.

BRENIG, B., BREM G. (1989), Aufbau eukaryotischer Gene, *Tierärztl. Prax. Suppl.* **4,** 26–30.

BRENIG, B., MÜLLER, M., BREM G. (1989), A fast detection protocol for screening large numbers of transgenic animals, *Nucleic Acids Res.* **17,** 6422.

BRINSTER, R. L. (1974), The effect of cells transferred into the mouse blastocyst on subsequent development, *J. Exp. Med.* **140,** 1049–1056.

BRINSTER, R. L., CHEN, H. Y., TRUMBAUER, M. E., AVARBOCK, M. R. (1980), Translation of globin messenger RNA by the mouse ovum, *Nature* **283,** 499–501.

BRINSTER, R. L., CHEN, H. Y., TRUMBAUER, M., SENEAR, A. W., WARREN, R., PALMITER, R. D. (1981), Somatic expression of herpes thymidine kinase in mice following injection of a fusion gene into eggs, *Cell* **27,** 223–231.

BRINSTER, R. L., CHEN, H. Y., WARREN, R., SARTHY, A., PALMITER, R. D. (1982), Regulation of metallothionein-thymidine kinase fusion plasmids injected into mouse eggs, *Nature* **296,** 39–43.

BRINSTER, L. B., CHEN, H. Y., MESSING, A., VAN DYKE, T., LEVINE, A. J., PALMITER, R. D. (1984), Transgenic mice harboring SV40 T-antigen genes develop characteristic brain tumors, *Cell* **37,** 367–379.

BRINSTER, R. L., CHEN, H. Y., TRUMBAUER, M. E., YAGLE, M. K., PALMITER, R. D. (1985), Factors affecting the efficiency of introducing foreign DNA into mice by microinjecting eggs, *Proc. Natl. Acad. Sci. USA* **82,** 4438–4442.

BRINSTER, R. L., ALLEN, J. M., BEHRINGER, R. R., GELINAS, R. E., PALMITER, R. D. (1988), Introns increase transcriptional efficiency in transgenic mice, *Proc. Natl. Acad. Sci. USA* **85,** 836–840.

BRINSTER, R. L., BRAUN, R. E., LO, D., AVARBOCK, M., ORAM, F., PALMITER, R. D. (1989a), Targeted correction of a major histocompatibility class II Eα gene by DNA microinjected into mouse eggs, *Proc. Natl. Acad. Sci. USA* **86,** 7087–7091.

BRINSTER, R. L., SANDGREN, E. P., BEHRINGER, R. R., PALMITER, R. D. (1989b), No simple solution for making transgenic mice, *Cell* **59,** 239–241.

BRISKIN, J. J., HSU, R.-Y., BOGGS, T., SCHULTZ, J. A., RISHELL, W., BOSSELMAN, R. A. (1991), Heritable retroviral transgenes are highly expressed in chickens, *Proc. Natl. Acad. Sci. USA* **88,** 1736–1740.

BROWN, P. O., BOWERMAN, B., VARMUS, H. E., BISHOP, J. M. (1987), Correct integration of retroviral DNA *in vitro, Cell* **49,** 347–356.

BÜHLER, T. A., BRUY'RE, T., WENT, D. F., STRANZINGER, G., BÜRKI, K. (1990), Rabbit β-casein promoter directs secretion of human interleukin-2 into the milk of transgenic rabbits, *Biotechnology* **8,** 140–143.

BÜRKI, K., ULLRICH, A. (1982), Transplantation of the human insulin gene into fertilized mouse egg, *EMBO* **1,** 127–131.

BUMSTEAD, N., MESSER, L. I., FREEMAN, B. M., MANNING, A. C. C. (1987), Genetic transformation of chickens using irradiated male gametes, *Heredity* **58,** 25–30.

BUONO, J. R., LINSER, P. J. (1991), Transgenic animals by electroporation, *Bio-Rad* **79,** 1–2.

BURDON, T., SANKARAN, L., WALL, R. J., SPENCER, M., HENNIGHAUSEN, L. (1991), Expression of a whey acidic protein transgene during mammary development, *J. Biol. Chem.* **266** (11), 6909–6914.

BUSHMAN, F. D., CRAIGIE, R. (1990), Sequence requirements for integration of Moloney murine leukemia virus DNA *in vitro, J. Virol.* **64,** 5645–5648.

CAMPBELL, S. M., ROSEN, J. M. (1984), Comparison of the whey acidic protein genes of the rat and mouse, *Nucleic Acids Res.* **12** (22), 8685–8697.

CAPECCHI, M. R. (1989a), Altering the genome by homologous recombination, *Science* **244,** 1288–1292.

CAPECCHI, M. R. (1989b), The new mouse genetics: Altering the genome by gene targeting, *Trends Genet.* **5,** 70–76.

CASTRO, F. O., HERNANDEZ, O., ULIVER, C., SOLANO, R., MILANES, C., AQUILAR, A., PEREZ, A., DE ARMAS, R., HERRERA, L., DE LA FUENTE, J. (1990), Introduction of foreign DNA into the spermatozoa of farm animals, *Theriogenology* **34,** 1099–1110.

CHEN, T. T., POWERS, D. A. (1990), Transgenic fish, *Trends Biotechnol.* **8,** 209–215.

CHEN, H. Y., TRUMBAUER, M. E., EBERT, K. M., PALMITER, R. D., BRINSTER, R. L. (1986), Developmental changes in the response of mouse eggs to injected genes, in: *Molecular Development of Biology*, (BOGORAD, L., Ed.), pp. 145-159, 43rd Symp. Soc. Biol. New York.

CHEN, T. T., ZHU, Z., LIN, C. M., GONZALEZ-VILLASENOR, L. I., DUNHAM, R., POWERS, D. A. (1989), Fish genetic engineering: a novel approach in aquaculture, in: *Proc. National Shellfish Association Aquaculture*, Los Angeles.

CHEN, H. Y., GARBER, E. A., MILLS, E., SMITH, J., KOPCHIK, J. J., DILELLA, A. G., SMITH, R. G. (1990a), Vectors, promoters, and expression of genes in chick embryos, *J. Reprod. Fert. Suppl.* **41**, 173-182.

CHEN, T. T., LIN, C. M., ZHU, Z., GONZALEZ-VILLASENOR, L. I., DUNHAM, R. A., POWERS, D. A. (1990b), Gene transfer, expression and inheritance of rainbow trout growth hormone genes in carp and loach, in: *UCLA Symposium on Transgenic Models in Medicine and Agriculture*, pp. 127-139, New York: Wiley-Liss.

CHISAKA, O., CAPECCHI, M. R. (1991), Regionally restricted developmental defects resulting from targeted disruption of the mouse homebox gene hox-1.5, *Nature* **350**, 473-479.

CHISARI, F. V., PINKERT, C. A., MILICH, D. R., FILIPPI, P., MCLACHLAN, A., PALMITER, R. D., BRINSTER, R. L. (1985), A transgenic mouse model of the chronic hepatitis B surface antigen carrier state, *Science* **230**, 1157-1160.

CHISARI, F. V., KLOPCHIN, K., MORIYAMA, T., PASQUINELLI, C., DUNSFORD, H. A., SELL, S., PINKERT, C. A., BRINSTER, R. L., PALMITER, R. D. (1989), Molecular pathogenesis of hepatocellular carcinoma in hepatitis B virus transgenic mice, *Cell* **59**, 1145-1156.

CHOURROUT, D., GUYOMARD, R., HOUDEBINE, L. M. (1986), High efficiency gene transfer in rainbow trout (*Salmo gairdneri* Rich.) by microinjection into egg cytoplasm, *Aquaculture* **51**, 143-150.

CHOURROUT, D., GUYOMARD, R., LEROUX, C., POURRAIN, F., HOUDEBINE, L. M. (1988), Improvement of salmoids: selective breeding or genetic manipulations, *J. Cell. Biochem. Suppl.* **12B**, 188.

CHURCH, R. B. (1986), Embryo manipulation and gene transfer in domestic animals, *Tibtech* **5**, 13-19.

CLARK, A. J., ALI, S., ARCHIBALD, A. L., BESSOS, H., BROWN, P., HARRIS, S., MCCLENAGHAN, M., PROWSE, C., SIMONS, J. P., WHITELAW, C. B. A., WILMUT, I. (1989a), The molecular manipulation of milk composition, *Genome* **31**, 950-955.

CLARK, A. J., BESSOS, H., BISHOP, J. O., BROWN, P., HARRIS, S., LATHE, R., MCCLENAGHAN, M., PROWSE, C., SIMONS, J. P., WHITELAW, C. B. A., WILMUT, I. (1989b), Expression of human anti-hemophilic factor IX in the milk of transgenic sheep, *Biotechnology* **7**, 487-492.

CLARK, A. J., SIMONS, P., WILMUT, I., LATHE, R. (1987), Pharmaceuticals from transgenic livestock, *Tibtech* **5**, 20-24.

COMPERE, S. J., BALDACCI, P., JAENISCH, R. (1988), Oncogenes in transgenic mice, *Biochim. Biophys. Acta* **948**, 129-149.

COSGROVE, D., GRAY, D., DIERICH, A., KAUFMAN, J., LEMEUR, M., BENOIST, C., MATHIS, D. (1991), Mice lacking MHC class II molecules, *Cell* **66**, 1051-1066.

COSTANTINI, F., LACY, E. (1981), Introduction of a rabbit β-globin gene into the mouse germ line, *Nature* **294**, 92-94.

COSTANTINI, F. D., ROBERTS, S., EVANS, E. P., BURTENSHAW, M. D., LACY, E. (1984), Position effects and gene expression in the transgenic mouse, in: *Transfer and Expression of Eukaryotic Genes* (GINSBERG, H. S., VOGEL, H. J., Eds.), pp. 123-134, New York: Academic Press.

COVARRUBIAS, L., NISHIDA, Y., MINTZ, B. (1986), Early postimplantation embryo lethality due to DNA rearrangements in a transgenic mouse strain, *Proc. Natl. Acad. Sci. USA* **83**, 6020-6024.

CRITTENDEN, L. B., SALTER, D. W. (1990), Expression and mobility of retroviral inserts in the chicken germ line, in: *Transgenic Models in Medicine and Agriculture* (CHURCH, R. B., Ed.), pp. 73-87, UCLA Symposia on Molecular and Cellular Biology, New Series, New York: Wiley-Liss.

CURIEL, D. T., AGARWAL, S., WAGNER, E., COTTEN, M. (1991), Adenovirus enhancement of transferrin-polylysine mediated gene delivery, *personal communication*.

CUTHBERTSON, R. A., KLINTWORTH, G. K. (1988), Biology of disease - transgenic mice - a gold mine for furthering knowledge in pathobiology, *Lab. Invest.* **58** (5), 484-502.

DAVIES, P. L., HEW, C. L., SHEARS, M. A., FLETCHER, G. L. (1989), Antifreeze protein expression in transgenic salmon, *J. Cell Biochem.*, Suppl. **13** B, 169.

DE LA FUENTE, J., CASTRO, F. O., HERNANDEZ, O., GUILLEN, I. ULLVER, C., SOLANO, R., MILANES, C., AGULLAR, A., LIEONART, R., MARTINEZ, R., PEREZ, A., DE ARMAS, R., HERRERA, L., LIMONTA, J., CABRERA, E., HERRERA, F. (1990), Sperm mediated foreign DNA transfer experiments in different species, *personal communication*.

DECHIARA, T. M., EFSTRATIADIS, A., ROBERTSON, E. J. (1990), A growth-deficiency phenotype in heterozygous mice carrying an insulin-like growth factor II gene disrupted by targeting, *Nature* **345,** 78–80.

DECHIARA, T. M., ROBERTSON, E. J., EFSTRATIADIS, A. (1991), Parental imprinting of the mouse insulin-like growth factor II gene, *Cell* **64,** 849–859.

DENT, L. A., STRATH, M., MELLOR, A. L., SANDERSON, C. J. (1990), Eosinophilia in transgenic mice expressing interleukin 5, *J. Exp. Med.* **172,** 1425–1431.

DEPAMPHILIS, M. L., HERMAN, S. A., MARTÍNEZ-SALAS, E., CHALIFOUR, L. E., WIRAK, D. O., CUPO, D. Y., MIRANDA, M. (1988), Microinjecting DNA into mouse ova to study DNA replication and gene expression and to produce transgenic animals, *BioTechniques* **6,** 662–680.

DOETSCHMAN, T., GREGG, R. G., MAEDA, N., HOOPER, M. L., MELTON, D. W., THOMPSON, S., SMITHIES, O. (1987), Targetted correction of a mutant HPRT gene in mouse embryonic stem cells, *Nature* **330,** 576–578.

DONEHOWER, L. A., HUANG, A. L., HAGER, G. L. (1981), Regulatory and coding potential of the mouse mammary tumor virus long terminal redundancy, *J. Virol.* **37,** 226–238.

DOUGHERTY, J. P., TEMIN, H. M. (1987), A promoterless retroviral vector indicates that there are sequences in U3 required for 3′RNA processing, *Proc. Natl. Acad. Sci. USA* **84,** 1197–1201.

DUNHAM, R. A., EASH, J., ASKINS, J., TOWNES, T. M. (1987), Transfer of metallothionein human growth hormone fusion gene into channel catfish, *Trans. Am. Fish. Soc.* **116,** 87–91.

DYNAN, W. S. (1986), Promoters for housekeeping genes, *Trends Genet.* **2,** 196–197.

DYNAN, W. S. (1989), Modularity in promoters and enhancers, *Cell* **58,** 1–4.

EBERT, K. M., LOW, M. J., OVERSTROM, E. W., BUONOMO, F. C., BAILE, C. A., ROBERTS, T. M., LEE, A., MANDEL, G., GOODMANN, R. H. (1988), A moloney MLV-rat somatotropin fusion gene produces biologically active somatotropin in transgenic pig, *Mol. Endocrinol.* **2,** 227–283.

EBERT, K. M., SELGRATH, J. P., DITULLIO, P., DENMAN, J., SMITH, T. E., MEMON, M. A., SCHINDLER, J. E., MONASTERSKY, G. M., VITALE, J. A., GORDON, K. (1991), Transgenic production of a variant of human tissue-type plasminogen activator in goat milk: generation of transgenic goats and analysis of expression, *Biotechnology* **9,** 835–838.

EGLITIS, M. A., ANDERSON, W. F. (1988), Retroviral vectors for introduction of genes into mammalian cells, *BioTechniques* **6,** 608–614.

ERNST, L. K., ZAKCHARCHENKO, V. I., SURAEVA, N. M., PONOMAREVA, T. I., MIROSHNICHENKO, O. I., PROKOF'EV, M. I., TIKCHONENKO, T. I. (1991), Transgenic rabbits with antisense RNA gene targeted at adenovirus H5, *Theriogenology* **35,** 1257–1271.

EVANS, M. J., KAUFMANN, M. H. (1981), Establishment in culture of pluripotential cells from mouse embryos, *Nature* **292,** 154–156.

EVANS, M., BRADLEY, A., ROBERTSON, E. J. (1985), EK contribution to chimaeric mice: from tissue culture to sperm, in: *Genetic Manipulation of the Mammalian Ovum and Early Embryos, Banbury Report*. Cold Spring Harbor, NY: Cold Spring Harbor Laboratory Press.

EVANS, M. J., NOTARIANNI, E., LAURIE, S., MOOR, R. M. (1990), Derivation and preliminary characterization of pluripotent cell lines from porcine and bovine blastocysts, *Theriogenology* **33,** 125–128.

FEDERSPIEL, M. J., CRITTENDEN, L. B., PROVENCHER, L. P., HUGHES, S. H. (1991), Experimentally introduced defective endogenous proviruses are highly expressed in chickens, *J. Virol.* **65,** 313–319.

FLETCHER, G. L., SHEARS, M. A., KING, M. J., DAVIES, P. L., HEW, C. L. (1988), Evidence for antifreeze protein gene transfer in Atlantic salmon (*Salmo salar*), *Can. J. Fish. Aquat. Sci.* **45,** 352–357.

FRENCH, D., CAMAIONI, A., ZANI, M., MARIANI-COSTANTINI, R., FRATI, L., SPADAFORA, C., LAVITRANO, M. (1990), Permeability of sperm cells to foreign DNA molecules, in: *Proc. International Symposium on Endocrinology*, Siena, Italy, 8–10 October.

FUJIWARA, T., CRAIGIE, R. (1989), Integration of mini retroviral DNA – a cellfree reaction for biochemical analysis of retroviral integration, *Proc. Natl. Acad. Sci. USA* **86,** 3065–3069.

FUJIWARA, T., MIZUUCHI, K. (1988), Retroviral DNA integration: structure of an integration intermediate, *Cell* **54,** 497–504.

GAGNE, M. B., POTHIER, F., SIRARD, M.-A. (1991), Electroporation of bovine spermatozoa to carry foreign DNA in oocytes, *Mol. Reprod. Dev.* **29,** 6–15.

GANDOLFI, F., LAVITRANO, M., CAMAIONI, A., SPADAFORA, C., SIRACUSA, G., LAURIA, A. (1989), The use of sperm-mediated gene transfer for the generation of transgenic pigs, *J. Reprod. Fert. Abstr.* **4,** 21.

GIBSON, J. P. (1991), Using information on individual genes. Dept. Animal and Poultry Science. Polycopy.

GONZÁLEZ-VILLASENOR, L. I., ZHANG, P., CHEN, T. T., POWERS, D. A. (1988), Molecular cloning and sequencing of coho salmon growth hormone cDNA, *Gene* **65**, 239–246.

GORDON, J. W., RUDDLE, R. H. (1981), Integration and stable germ line transmission of genes injected into mouse pronuclei, *Science* **214**, 1244–1246.

GORDON, J. W., RUDDLE, R. H. (1982), Germ line transmission in transgenic mice, in: *Embryonic Development, Part B: Cellular Aspects*, (BURGER, M. B., WEBER, R., Eds.), pp. 112–124, New York: Liss.

GORDON, J. W., RUDDLE, F. H. (1985), DNA-mediated genetic transformation of mouse embryos and bone marrow - a review, *Gene* **33**, 121–136.

GORDON, J. W., SCANGOS, G. A., PLOTKIN, D. J., BARBOSA, A., RUDDLE, F. H. (1980), Genetic transformation of mouse embryos by microinjection, *Proc. Natl. Acad. Sci. USA* **77**, 7380–7384.

GORDON, K., LEE, E., VITALE, J. A., SMITH, A. E., WESTPHAL, H., HENNIGHAUSEN, L. (1987), Production of human tissue plasminogen activator in transgenic mouse milk, *Biotechnology* **5**, 1183–1187.

GOSSLER, A., DOETSCHMAN, T., KORN, R., SERFLING, E., KEMLER, R. (1986), Transgenesis by means of blastocyst-derived embryonic stem cell lines, *Proc. Natl. Acad. Sci. USA* **83**, 9065–9069.

GRANDGENETT, D. P., MUMM, S. R. (1990), Unraveling retrovirus integration, *Cell* **60**, 3–4.

GRIDLEY, T., SORIANO, P., JAENISCH, R. (1987), Insertional mutagenesis in mice, *Trends Genet.* **3**, 162–167.

GROSS, M. L., SCHNEIDER, J. F., MOAV, N., ALVAREZ, C., MYSTER, S. H., LIU, Z., HALLRMAN, E. M., HACKETT, P. B., GUISE, K. S., FARAS, A. J., KAPUSCINSKI, A. R. (1991), Molecular analysis and growth evaluation of northern pike (*Esox lucius*) microinjected with growth hormone genes, *personal communication*.

GROSVELD, F., VAN ASSENDELFT, G. B., GREAVES, D. R., KOLLIAS, G. (1987), Position-independent, high-level expression of the human beta globin gene in transgenic mice, *Cell* **5**, 975–985.

GRUENBAUM, Y., REVEL, E., YARUS, S., FAINSOD, A. (1991a), Sperm cells as vectors for the generation of transgenic chickens, *J. Cell. Biochem. Suppl.* **15E**, 194.

GRUENBAUM, Y., REVEL, E., YARUS, S., FAINSOD, A. (1991b), Semen preservation and sperm cells as vectors for the generation of transgenic chickens. in: *Frontiers of Biotechnology in Agriculture*, Conference 1-4 August, 1991, Sea of Galilee, Israel.

GRUSBY, M. J., JOHNSON, R. S., PAPAIOANNOU, V. E., GLIMCHER, L. H. (1991), Depletion of CD4+ T cells in major histocompatibility complex class II-deficient mice, *Science* **253**, 1417–1420.

GUIDO, T. C., ABBOTT, U. K., MCCARREY, J. R. (1991), The interspecific transfer of avian primordial germ cells, *J. Cell. Biochem. Suppl.* **15E**, 204.

GÜNZBURG, W. H., SALMONS, B., ZIMMERMANN, B., MÜLLER, M., ERFLE, V., BREM, G. (1991), A mammary-specific promoter directs expression of growth hormone not only to the mammary gland, but also to Bergman glia cells in transgenic mice, *Mol. Endocrinol.* **5**, 123–133.

GURDON, G. B., MELTON, D. A. (1981), Gene transfer in amphibian eggs and oocytes, *Annu. Rev. Genet.* **15**, 180–218.

GURDON, G. B., WOODLAND, H. R., LINGREL, J. B. (1974), The translation of mammalian globin mRNA injected into fertilized eggs of *Xenopus laevis, Dev. Biol.* **39**, 125–133.

GUYOMARD, R., CHOURROUT, D., LEROUX, C., HOUDEBINE, L. M., POURRAIN, F. (1989), Integration and germ line transmission of foreign genes microinjected into fertilized trout eggs, *Biochemie* **71**, 857–883.

HALLERMAN, E. M., KAPUSCINSKI, A. R. (1990a), Transgenic fish and public policy: regulatory concerns, *Fisheries* **15** (1), 12–20.

HALLERMAN, E. M., KAPUSCINSKI, A. R. (1990b), Transgenic fish and public policy: Patenting of transgenic fish, *Fisheries* **15** (1), 21-24.

HALLERMAN, E. M., KAPUSCINSKI, A. R. (1991), Ecological implications of using transgenic fishes in aquaculture, in: *Proc. Int. Symp. on the Effects of Introductions and Transfers of Aquatic Species on Resources and Ecosystems*, (SINOERMANN, C. J., STEINMETZ, B., HERSCHBERGER, W. K., Eds.), Halifax: Nova Scotia.

HALLERMAN, E. M., SCHNEIDER, J. F., GROSS, M. L., FARAS, A. J., HACKETT, P. B., GUISE, K. S., KAPUSCINSKI, A. R. (1988), Enzymatic dechorionation of goldfish, walleye, and Northern pike eggs, *Trans. Am. Fish. Soc.* **117**, 456–460.

HALLERMAN, E. M., SCHNEIDER, J. F., GROSS, M., LIU, Z., YOON, S. J., HE, L., HACKETT, P. B., FARAS, A. J., KAPUSCINSKI, A. R., GUISE, K. S. (1990), Gene expression promoted by the RSV long terminal repeat element in transgenic goldfish, *Anim. Biotechnol.* **1**, 79–93.

HAMMER, R. E., PURSEL, V. G., REXROAD, C. E., WALL, R. J., BOLT, D. J., EBERT, K. M., PALMITER, R. D., BRINSTER, R. L. (1985), Production of transgenic rabbits, sheep and pigs by microinjection, *Nature* **315**, 680–683.

HAMMER, R. E., PURSEL, V. G., REXROAD, C. E., WALL, R. J., BOLT, D. J., PALMITER, R. D., BRINSTER, R. L. (1986), Genetic engineering of mammalian embryos, *J. Anim. Sci.* **63,** 269-278.

HANAHAN, D. (1985), Heritable formation of pancreatic β-cell tumors in transgenic mice expressing recombinant insulin/simian virus 40 oncogenes, *Nature* **315,** 115-122.

HANSCOMBE, O., WHYATT, D., FRASER, P., YANNOUTSOS, N., GREAVES, D., GROSVELD, F. (1991), Globin gene order is important for correct developmental expression, *personal communication.*

HARBERS, K., KUEHN, M., DELIUS, H., JAENISCH, R. (1984), Insertion of retrovirus into the first intron of an α collagen gene leads to embryonic lethal mutation in mice, *Proc. Natl. Acad. Sci. USA* **81,** 1504-1508.

HARTL, P., BREM, G. (1992), Production of human IGF-I and the analogue (Glu 58) IGF-I in the mammary gland of transgenic rabbits, submitted.

HARVEY, M. J. A., HETTLE, S. J. H., CAMERON, E. R., JOHNSTON, C. S., ONIONS, D. E. (1990), Production of transgenic lamb foetuses by subzonal injection of feline leukaemia virus, in: *Transgenic Models in Medicine and Agriculture,* UCLA Symposia on Molecular and Cellular Biology New Series, pp. 11-19, New York: Wiley-Liss.

HENNIGHAUSEN, L. (1990), The mammary gland as a bioreactor: production of foreign proteins in milk, *Protein Expression Purif.* **1,** 3-8.

HIGHKIN, M. K., KRIVI, G. G., HIPPENMEYER, P. J. (1991), Characterization and comparison of avian and murine helper cell lines for production of replication-defective retroviruses for avian transformation, *Poultry Sci.* **70,** 970-981.

HINRICHS, S. H., NERENBERG, M., REYNOLDS, R. K., KHOURY, G., JAY, A. (1987), A transgenic mouse model for human neurofibromatosis, *Science* **237,** 1340-1343.

HIPPENMEYER, P. J., KRIVI, G. G. (1991), Gene expression from heterologous promoters in a replication-defective avian retrovirus vector in quail cells, *Poultry Sci.* **70,** 982-992.

HIPPENMEYER, P. J., KRIVI, G. G., HIGHKIN, M. K. (1988), Transfer and expression of the bacterial NPT-II gene in chick embryos using a Schmidt-Ruppin retrovirus vector, *Nucleic Acids Res.* **16** (15), 7619-7632.

HOCHI, S.-I., NINOMIYA, T., MIZUNO, A., HONMA, M., YUKI, A. (1990), Fate of exogenous DNA carried into mouse eggs by spermatozoa, *Anim. Biotechnol.* **1,** 21-31.

HOGAN, B., COSTANTINI, F., LACY, E. (1986), Manipulation of the mouse embryo, Cold Spring Harbor, NY: Cold Spring Harbor Laboratory Press.

HONG, Y., WINKLER, C., BREM, G., SCHARTL, M. (1991), Development of a heavy metal-inducible fish specific expression vector for gene transfer *in vitro* and *in vivo*, in: *Proc. Aquaculture Meeting,* Wuhan, China.

HOOPER, M., HARDY, K., HANDYSIDE, A. HUNTER, S., MONK, M. (1987), HPRT-deficient (Lesch-Nyhan) mouse embryos derived from germline colonization by cultured cells, *Nature* **326,** 292-295.

HORAN, R., POWELL, R., MCQUAID, S., GANNON, F., HOUGHTON, J. A. (1991), Association of foreign DNA with porcine spermatozoa, *Arch. Androl.* **26,** 83-92.

HOUDEBINE, L. M., CHOURROUT, D. (1991), Transgenesis in fish, *Experientia* **47** (9), 891-897.

HSIAO, K. K., SCOTT, M., FOSTER, D., GROTH, D. F., DEARMOND, S. J., PRUSINER, S. B. (1990), Spontaneous neurodegeneration in transgenic mice with mutant prion protein, *Science* **250,** 1587-1590.

HUSZAR, D., BALLING, R., KOTHARY, R., MAGLI, M. C., HOZUMI, N., ROSSANT, J., BERNSTEIN, A. (1985), Insertion of a bacterial gene into the mouse germ line using an infections retrovirus vector, *Proc. Natl. Acad. Sci. USA* **82,** 8587-8591.

IGLESIAS, A. (1991), Analysis of the immune system with transgenic mice: B cell development and lymphokines, *Experientia* **47,** 878-884.

ILLMENSEE, K., MINTZ, B. (1976), Totipotency and normal differentiation of single teratocarcinoma cells cloned by injection into blastocysts, *Proc. Natl. Acad. Sci. USA* **73,** 549-553.

INGOLD, A. L., LANDEL, C., KNALL, C., EVANS, G. A., POTTER, T. A. (1991), Co-engagement of CD8 with the T cell receptor is required for negative selection, *Nature* **352,** 721-723.

INOUE, K. (1988), Antisense RNA: its function and applications in gene regulation - a review, *Gene* **72,** 25-34.

INOUE, K., OZATO, K., KONDOH, H., IWAMATSU, T., WAKAMATSU, Y., FUJITA, T., OKADA, T. S. (1989), Stage-dependent expression of the chicken-crystalline gene in transgenic fish embryo, *Cell Differ.* **27,** 57-68.

INOUE, K., YAMASHITA, S., HATA, J. I., KABENO, S., ASADA, S., NAGAHISA, E., FRUJITA, T. (1990), Electroporation as a new technique for producing transgenic fish, *Cell Differ.* **29,** 123-128.

ISHIDA, Y. (1989a), Effects of the deregulated expression of human interleukin 2 in transgenic mice, *Int. Immunol.* **1,** 113-120.

ISHIDA, Y. (1989b), Expansion of natural killer cells but not T cells in human interleukin 2/interleukin 2 receptor (Tac) transgenic mice, *J. Exp. Med.* **170,** 1103-1115.

IWAKURA, Y., TOSU, M., YOSHIDA, E., TAKIGUCHI, M., SATO, K., KITAJIMA, I., NISHIOKA, K., YAMAMOTO, K., TAKEDA, T., HATANAKA, M., YAMAMOTO, H., SEKIGUCHI, T. (1991), Induction of inflammatory arthropathy resembling rheumatoid arthritis in mice transgenic for HTLV-I, *Science* **253,** 1026-1028.

JAENISCH, R. (1974), Infection of mouse blastocysts with SV 40 DNA: Normal development of infected embryos and persistance SV 40-specific DNA sequences in the adult animals, *Cold Spring Harbor Symp.* **39,** 375-380.

JAENISCH, R. (1976), Germ line integration and Mendelian transmission of the exogenous Moloney leukemia virus, *Proc. Natl. Acad. Sci. USA* **73,** 1260.

JAENISCH, R. (1988), Transgenic animals, *Science* **240,** 1468-1474.

JAENISCH, R., MINTZ, B. (1974), Simian virus 40 DNA sequences in DNA of healthy adult mice derived from preimplantation blastocysts injected with viral DNA, *Proc. Natl. Acad. Sci. USA* **71,** 1250-1254.

JAENISCH, R., FAN, H., CROKER, B. (1975), Infection of preimplantation mouse embryos and of newborn mice with leukemia virus: tissue distribution of viral DNA and RNA leukemogenesis in the adult animal, *Proc. Natl. Acad. Sci. USA* **72,** 4008-4012.

JAENISCH, R., HARBERS, K., SCHNIEKE, A., LÖHLER, J., CHUMAKOV, I., JÄHNER, D., GROTKOPP, D., HOFFMANN, E. (1983), Germline integration of Moloney murine leukemia virus at the Mov13 locus leads to recessive mutation and early embryonic death, *Cell* **32,** 209-216.

JHAPPAN, C., STAHLE, C., HARKINS, R. N., FAUSTO, N., SMITH, G. H., MERLINO, G. T. (1990), TGFα overexpression in transgenic mice induces liver neoplasia and abnormal development of the mammary gland and pancreas, *Cell* **61,** 1137-1146.

JIN, D. I., PETTERS, R. M., JOHNSON, B. H., SHUMAN, R. M. (1991), Survival of early preimplantation porcine embryos after co-culture with cells producing an avian retrovirus, *Theriogenology* **35** (3), 521-526.

JOYNER, A. L., SKARNES, W. C., ROSSANT, J. (1989), Production of a mutation in mouse En-2 gene by homologous recombination in embryonic stem cells, *Nature* **338,** 153-156.

KAPUSCINSKI, A. R. (1990), Integration of transgenic fish into aquaculture, *Food Rev. Int.* **6,** 373-388.

KAPUSCINSKI, A. R., HALLERMAN, E. M. (1990a), Transgenic fish and public policy: Anticipating environmental impacts of transgenic fish, *Fisheries* **15** (1), 2-11.

KAPUSCINSKI, A. R., HALLERMAN, E. M. (1990b), Transgenic fishes, *Fisheries* **15** (4), 2-5.

KIM, J. W., CUNNINGHAM, J. M. (1991), The mouse ecotropic retrovirus receptor is a transporter of cationic amino acids, *RNA Tumor Virus Meeting* **5,** 5.

KING, D., WALL, R. J. (1988), Identification of specific gene sequences in preimplantation embryos by genome amplification: detection of a transgene, *Mol. Reprod. Dev.* **1,** 57-62.

KISHIMOTO, T. (1989), The biology of interleukin-6. *Blood* **74,** 1-10.

KNIGHT, K. L., SPIEKER-POLET, H., KAZDIN, D. S., OI, V. T. (1988), Transgenic rabbits with lymphocytic leukemia induced by the c-myc oncogene fused with the immunoglobulin heavy chain enhancer, *Proc. Natl. Acad. Sci. USA* **85,** 3130-3134.

KOLLER, B. H., HAGEMANN, L. J., DOETSCHMAN, T. (1989), Germ-line transmission of a planned alteration made in a hypoxanthine phosphoribosyltransferase gene by homologous recombination in embryonic stem cells, *Proc. Natl. Acad. Sci. USA* **86,** 8927-8931.

KOOPMAN, P., POVEY, S., LOVELL-BADGE, R. H. (1989), Widespread expression of human α_1-antitrypsin in transgenic mice revealed by *in situ* hybridization, *Genes Dev.* **3,** 16-25.

KRIEGLER, M., BOTCHAN, M. (1983), Enhanced transformation by a simian virus 40 recombinant containing a Harvey murine sarcoma virus long-terminal repeat, *Mol. Cell. Biol.* **3,** 325-339.

KRIMPENFORT, P., OSSENDORP, F., BORST, J. MELIEF, C., BERNS, A. (1989), T cell depletion in transgenic mice carrying a mutant gene for TCR-β, *Nature* **341,** 742-746.

KRIMPENFORT, P., RADEMAKERS, A., EYESTONE, W., VAN DER SCHANS, A., VAN DEN BROEK, S., KOOIMAN, P., KOOTWIJK, E., PLATENBURG, G., PIEPER, F., STRIJKER, R., DER BOER, H. (1991), Generation of transgenic dairy cattle using "*in vitro*" embryo production, *Biotechnology* **9,** 844-847.

KRUG, R. M., SHAW, M., BRONI, B., SHAPIRO, G., HALLER, O. (1985), Inhibition of influenza viral mRNA synthesis in cells expressing the interferon-induced Mx gene product, *J. Virol.* **56**, 201-206.

KUEHN, M. R., BRADLEY, A., ROBERTSON, E. J., EVANS, M. J. (1987), A potential animal model for Lesch-Nyhan syndrome through introduction of HPRT mutations into mice, *Nature* **326**, 295-298.

LACEY, M., ALPERT, S., HANAHAN, D. (1986), Bovine papillomavirus genome elicits skin tumours in transgenic mice, *Nature* **322**, 609-612.

LANG, R., METCALF, D., CUTHBERTSON, R. A., LYONS, I., STANLEY, E., KELSO, A., KANNOURAKIS, G., WILLIAMSON, D. J., KLINTWORTH, G. K., GONDA, T. J., DUNN, A. R. (1987), Transgenic mice expressing a hemopoietic growth factor gene (GM-CSF) develop accumulations of macrophages, blindness, and a fatal syndrome of tissue damage, *Cell* **51**, 675-686.

LANGER, P. R., WALDROP, A. A., WARD, D. C. (1981), Enzymatic synthesis of biotin-labelled polynucleotides. Novel nucleic acid affinity probes, *Proc. Natl. Acad. Sci. USA* **78**, 6633-6637.

LAVITRANO, M., CAMAIONI, A., FAZIO, V. M., DOLCI, S., FARACE, M. G., SPADAFORA, C. (1989), Sperm cells as vectors for introducing foreign DNA into eggs: genetic transformation of mice, *Cell* **57**, 717-723.

LAVITRANO, M., FRENCH, D., CAMAIONI, A., ZANI, M., MARIANI-CONSTANTINI, R., FRATI, L., SPADAFORA, C. (1990), Uptake of foreign molecules by sperm cells. Factors affecting sperm permeability, in: *VI. International Congress on Spermatology, Comparative Spermatology, 20 years after*, Siena, Italy, August 30-September 1, 1990, in press.

LAVITRANO, M., FRENCH, D., CAMAIONI, A., ZANI, M., FRATI, L., SPADAFORA, C. (1991a), The interaction between exogenous DNA and sperm cells, *Mol. Reprod. Dev.*, in press.

LAVITRANO, M., LULLI, V., MAIONE, B., SPERANDIO, S., FRENCH, D., FRATI, L., FRANCOLINI, M., LORA LAMIA, C., COTELLI, F., SPADAFORA, C. (1991b), The interaction between sperm cells and exogenous DNA: factors controlling DNA uptake, in: *Workshop on Animal Models for Duchenne Muscula Dystrophy and Genetic Manipulation*, August 7-9, 1991, Perth, Australia, in press.

LEE, K.-F., DEMAYO, F. J., ATIEE, S. H. (1988), Tissue-specific expression of the rat β-casein gene in transgenic mice, *Nucleic Acids Res.* **16**, 1027-1041.

LEE, M.-R., SHUMAN, R. M. (1987), Introduction of a bacterial gene into avian embryo by recombinant retrovirus vector, *Poultry Sci. Suppl.* **66**, 24.

LEE, M.-R., SHUMAN, R. M. (1990), Transgenic quail produced by retrovirus vector infection transmit and express a foreign marker gene, in: *Proc. 4th World Congress on Genetics Applied to Livestock Production* (HILL, W. G., THOMPSON, R., WOLLIAMS, J. A., Eds.), Edinburgh, Vol. XVI, pp. 107-110.

LEONARD, J. M., ABRAMCZUK, J. W., PEZEN, D. S., RUTLEDGE, R., BELCHER, J. H., HAKIM, F., SHEARER, G., LAMPERTH, L., TRAVIS, W., FREDRICKSON, T., NOTKINS, A. L., MARTIN, M. A. (1988), Development of disease and virus recovery in transgenic mice containing HIV proviral DNA, *Science* **242**, 1665-1670.

LIN, T. P. (1966), Microinjection of mouse eggs, *Science* **151**, 333-337.

LINDENMANN, J. (1962), Resistance of mice to mouse adapted influenza A virus, *Virology* **16**, 203-204.

LIU, Z., MOAV, B., FARAS, A. J., GUISE, K. S., KAPUSCINSKI, A. R., HACKETT, P. B. (1990a), Development of expression vectors for transgenic fish, *Bio/Technology* **8**, 1268-1272.

LIU, Z., MOAV, B., FARAS, A. J., GUISE, K. S., KAPUSCINSKI, A. R., HACKETT, P. B. (1990b), Functional analysis of elements affecting expression of the β-actin gene of carp, *Mol. Cell. Biol.* **10**, 3432-3440.

LIU, Z., ZHU, Z., ROBERG, K., FARAS, A., GUISE, K., KAPUSCINSKI, A. R., HACKETT, P. B. (1990c), Isolation and characterization of β-actin gene of carp (*Cyprinus carpio*), *J. DNA Sequencing Mapping* **1**, 125-136.

LO, D., PURSEL, V., LINTON, P. J., SANDGREN, E., BEHRINGER, R., REXROAD, C., PALMITER, R. D., BRINSTER, R. L. (1991), Expression of mouse IgA by transgenic mice, pigs and sheep, *Eur. J. Immunol.* **21**, 1001-1006.

LUFKIN, T., DIERICH, A., LEMEUR, M., MARK, M., CHAMBON, P. (1991), Disruption of the Hox-1.6 homeobox gene results in defects in a region corresponding to its rostral domain of expression, *Cell* **66**, 1105-1119.

MACLEAN, N., PENMAN, D., ZHU, Z. (1987), Introduction of novel genes into fish, *Biotechnology* **5**, 257-281.

MAHON, K. A., CHEPELINSKY, A. B., KHILLAN, J. S., OVERBREEK, P. A., PLATIGORSKY, J., WESTPHAL, H. (1987), Oncogenesis of the lens in transgenic mice, *Science* **235**, 1622-1628.

MAJORS, J. E., VARMUS, H. E. (1981), Nucleotide sequences at host proviral junctions for mouse mammary tumor virus, *Nature* **289**, 253-258.

MANSOUR, S. L. (1990), Gene targeting in murine embryonic stem cells: Introduction of specific alterations into the mammalian genome, GATA **7** (8), 219-227.

MANSOUR, S. L., THOMAS, K. R., CAPECCHI, M. R. (1988), Disruption of the proto-oncogene int-2 in mouse embryo-derived stem cells: a general strategy for targeting mutations to non-selectable genes, *Nature* **336,** 348–352.

MARTIN, G. R. (1981), Isolation of a pluripotent cell line from early mouse embryos cultured in medium conditioned by teratocarcinoma stem cells, *Proc. Natl. Acad. Sci. USA* **78,** 7634–7638.

MARX, J. L. (1985), Making mutant mice by gene transfer, *Science* **228,** 1516–1517.

MASCHIO, A., BRICKELL, P. M., KIOUSSIS, D., MELLOR, A. L., KATZ, D., CRAIG, R. K. (1991), Transgenic mice carrying the guinea-pig α-lactalbumin gene transcribe milk protein genes in their sebaceous glands during lactation, *Biochem. J.* **275,** 459–467.

MASSEY, J. M. (1990), Animal production industry in the year 2000, *J. Reprod. Fert. Suppl.* **41,** 199–208.

MAURER, R. R. (1978), Advances in rabbit embryo culture, in: *Methods in Mammalian Reproduction* (DANIEL, J. C., Jr., Ed.), pp. 259–272, New York, San Francisco, London: Academic Press.

MCCLEMENTS, W. L., ENQUIST, L. W., OSKARSSON, M., SULLIVAN, M., VANDE WOUDE, G. F. (1980), Frequent site-specific deletion of coliphage lambda murine sarcoma virus recombinants and its use in the identification of a retrovirus integration site, *J. Virol.* **35,** 488–497.

MCEVOY, T., STACK, M., KEANE, B., BARRY, T., SREENAN, J., GANNON, F. (1988), The expression of a foreign gene in salmon embryos, *Aquaculture* **68,** 27–37.

MCLACHLIN, J. R., EGLITIS, M. A., UEDA, K. KANTOFF, P. W., PASTAN, I. H., ANDERSON, W. F., GOTTESMAN, M. M. (1990), Expression of a human complementary DNA for the multidrug resistance gene in murine hematopoietic presursor cells with the use of retroviral gene transfer, *J. Natl. Cancer Inst. USA* **82,** 1260–1263.

MCLAUGHLAN, J., GAFFNEY, G., WHITTON, J. L., CLEMENTS, J. B. (1985), The consensus sequence YGTGTTYY located downstream from the AATAAA signal is required for efficient formation of mRNA 3'termini, *Nucleic Acids Res.* **13,** 1347–1368.

MCMAHON, A. P., BRADLEY, A. (1990), The Wnt-1 (int-1) proto-oncogene is required for development of a large region of the mouse brain, *Cell* **62,** 1073–1085.

MCNEISH, J. D., SCOTT, W. J., POTTER, S. S. (1988), Legless, a novel mutation found in PHT1-1 transgenic mice, *Science* **241,** 837–839.

MEADE, H., GATES, L., LACY, E., LONBERG, N. (1990), Bovine alphas1-casein gene sequences direct high level expression of active human urokinase in mouse milk, *Biotechnology* **8,** 443–446.

MELTON, D. A. (1988), Antisense RNA and DNA, in: *Current Commun. Molec. Biol.* (MELTON, D. A., Ed.), Cold Spring Harbor NY: Cold Spring Harbor Laboratory Press.

MERCIER, J. C. (1987), Genetic engineering applied to milk producing animals: some expectations, in: *Exploiting new Technologies in Animal Breeding* (SMITH, C., KING, J. W., MCKAY, J. C., Eds.), pp. 122–131, Oxford: Oxford University Press.

MEYER, T., HORISBERGER, M. A. (1984), Combined action of mouse and β interferons in influenza virus infected macrophages containing the resistance gene Mx, *J. Virol.* **49,** 709–716.

MILNE, JR., C. P., ELSCHEN, F. A., COLLIS, J. E., JENSEN, T. L. (1989), Preliminary evidence for honey bee sperm-mediated DNA transfer, in: *Symposium on Molecular Insect Science*, October 24, 1989, Tucson, Arizona.

MINTZ, B. (1977), Teratocarcinoma cells as vehicles for mutant and foreign genes, in: *Genetic Interaction and Genes Transfer* (ANDERSON, C. W., Ed.), p. 82, Brookhaven Symposia in Biology, Upton.

MINTZ, B., ILLMENSEE, K. (1975), Normal genetically mosaic mice produced from malignant teratocarcinoma cells, *Proc. Natl. Acad. Sci. USA* **72,** 3585–3589.

MIZUUCHI, K., CRAIGIE, R. (1991), Stereochemical course of the HIV DNA strand transfer reaction: evidence for a one step transesterification mechanism, RNA Tumor Virus Meeting **23,** 23.

MOAV, B., LIU, Z., MOAV, N. L., GROSS, M. L., KAPUSCINSKI, A. R., FARAS, A. J., GUISE, K. S., HACKETT, P. B. (1990), Expression of heterologous genes in transgenic fish, in: *Transgenic Fish* (HEW, C., FLETCHER, G. L., Eds.), Singapore: World Science Publishing.

MÖRITZ, H., ZEIDLER, R., LIPP, M., BREM, G.: Transgenic mice bearing either the translocated and mutated or the normal myc-allele from burkitt's lymphoma develop lymphoid malignancies with identical frequencies, in: *Proc. 4th FELASA Symposium Session III*, 144 (abstract).

MORIYAMA, T., GUILHOT, S., KLOPCHIN, K., MOSS, B., PINKERT, C. A., PALMITER, R. D., BINSTER, R. L., KANAGAWA, O., CHISARI, F. V. (1990), Immunobiology and pathogenesis of hepatocellular injury in hepatitis B virus transgenic mice, *Science* **248,** 361–364.

MÜLLER, M. (1989), Molekulargenetische Charakterisierung der porcinen Mx- und IGF-I-Gene und funktionelle Untersuchung transgener Mx-Schweine, *Dissertation med. vet.*, Universität München.

MÜLLER, M., BREM, G. (1991), Disease resistance in farm animals, *Experientia* **47**, 923–934.

MÜLLER, M., WINNACKER, E.-L., BREM, G. (1992a), Molecular cloning of porcine Mx cDNAs: new members of a family of interferon-inducible proteins with antiviral activities and homology to GTP-binding proteins, *J. Interferon Res.* **12**, 119–129.

MÜLLER, M., BRENIG, B., WINNACKER, E.-L., BREM, G. (1992b), Transgenic pigs carrying cDNA copies encoding the murine Mx1 protein which confers resistance to influenza virus infection, *Gene 99*, in press.

MULLER, W. J., SINN, E., PATTENGALE, P. K., WALLACE, R., LEDER, P. (1988), Single-step induction of mammary adenocarcinoma in transgenic mice bearing the activated c-neu oncogene, *Cell* **54**, 105–115.

MURRAY, J. D., NANCARROW, C. D., MARSHALL, J. T., HAZELTON, I. G., WARD, K. A. (1989), Production of transgenic merino sheep by microinjection of ovine metallothionein-ovine growth hormone fusion genes, *Reprod. Fertil. Dev.* **1**, 147–155.

NABEL, E. G., PLAUTZ, G., BOYCE, F. M., STANLEY, J. C., NABEL, G. J. (1989), Recombinant gene expression *in vivo* within endothelial cells of the arterial wall, *Science* **244**, 1342–1344.

NANCARROW, C. D., MARSHALL, J. T. A., CLARKSON, J. L., MURRAY, J. D., MILLARD, R. M., SHANAHAN, C. M., WYNN, P. C., WARD, K. A. (1991), Expression and physiology of performance regulating genes in transgenic sheep, *J. Reprod. Fert. Suppl.* **43**, 277–291.

NERENBERG, M., HINRICHS, S. H., REYNOLDS, R. K., KHOURY, G., JAY, G. (1987), The tat gene of human t-lymphotropic virus type I induces mesenchymal tumors in transgenic mice, *Science* **237**, 1324–1329.

NISHI, M., ISHIDA, Y., HONJO, T. (1988), Expression of functional interleukin-2 receptors in human light chain/Tac transgenic mice, *Nature* **331**, 267–269.

NOTARIANNI, E., LAURIE, S., MOOR, R. M., EVANS, M. J. (1990), Maintenance and differentiation in culture of pluripotential embryonic cell ines from pig blastocysts, in: *Genetic Engineering of Animals* (HANSEL, W., WEIR, B. J., Eds.), pp. 51–56, The Journals of Reproduction and Fertility Ltd., Essex, U.K.

NOTEBORN, M., ARNHEITER, H., RICHTER-MANN, H., BROWNING, H., WEISMANN, C. (1987), Transport of the murine Mx protein into the nucleus is dependent on basic carboxy-terminal sequence, *J. Interferon Res.* **7**, 657–669.

NUSSE, R. (1986), The activation of cellular oncogenes by retroviral insertion, *Trends Genet.* **2**, 244–248.

NUSSENZWEIG, M. C., SCHMIDT, E. V., SHAW, A. C., SINN, E., CAMPOS-TORRES, J., MATHEY-PREVOT, B., PATTENGALE, P. K., LEDER, P. (1988), A human immunoglobulin gene reduces the incidence of lymphomas in c-Myc-bearing transgenic mice, *Nature* **336**, 446–450.

OSHIRO, T., YOSHIZAKI, G., TAKASHINA, F. (1989), in: *Proc. First International Marine Biotechnology Conference*, abstracts Nos. 4–10.

OVERBEEK, P. A., CHEPELINSKY, A. B., KHILLAN, J. S., PIATIGORSKY, J., WESTPHAL, H. (1985), Lens-specific expression and developmental regulation of the bacterial chloramphenicol acetyltransferase gene driven by the murine αA-crystalline promoter in transgenic mice, *Proc. Natl. Acad. Sci. USA* **82**, 7815–7819.

OVERBEEK, P. A., LAI, S.-P., VAN QUILL, K. R., WESTPHAL, H. (1986), Tissue-specific expression in transgenic mice of a fused gene containing RSV terminal sequences, *Science* **231**, 1574–1577.

OZATO, K., KONDOH, H., INOHARA, H., IWAMATSU, T., WAKAMATSU, Y., OKADA, T. S. (1986), Production of transgenic fish: introduction and expression of chicken-crystalline gene im medaka embryos. *Cell. Differ.* **19**, 237–244.

PALMITER, R. D., BRINSTER, R. L. (1985), Transgenic mice. *Cell* **41**, 343–345.

PALMITER, R. D., BRINSTER, R. L. (1986), Germline transformation of mice, *Annu. Rev. Genet.* **20**, 465–499.

PALMITER, R. D., BRINSTER, R. L., HAMMER, R. E., TRUMBAUER, M. E., ROSENFELD, M. G., BIRNBERG, N. C., EVANS, R. M. (1982), Dramatic growth of mice that develop from eggs microinjected with metallothionein-growth hormone fusion genes, *Nature* **300**, 611–615.

PALMITER, R. D., NORSTEDT, G., GELINAS, R. E., HAMMER, R. E., BRINSTER, R. L. (1983), Metallothionein-human GH fusion genes stimulate growth of mice, *Science* **222**, 809–814.

PALMITER, R. D., WILKIE, T. M., CHEN, H. Y., BRINSTER, R. L. (1984), Transmission distortion and mosaicism in an unusual transgenic mouse pedigree, *Cell* **36**, 869–877.

PALMITER, R. D., CHEN, H. Y., MESSING, A., BRINSTER, R. L. (1985), SV40 enhancer and large-T antigen are instrumental in development of choroid plexus tumours in transgenic mice, *Nature* **316,** 457–460.

PALMITER, R. D., BEHRINGER, R. R., QUAIFE, C. J., MAXWELL, F., MAXWELL, I. H., BRINSTER, R. L. (1987), Cell lineage ablation in transgenic mice by cell-specific expression of a toxin gene, *Cell* **50,** 435–443.

PALMITER, R. D., SANDGREN, E. P., AVARBOCK, M. R., ALLEN, D. D., BRINSTER, R. L. (1991), Heterologous introns can enhance expression of transgenes in mice, *Proc. Natl. Acad. Sci. USA* **88,** 478–482.

PANDEY, K. K., PATCHELL, M. R. (1982), Genetic transformation in chicken by the use of irradiated male gametes, *Mol. Gen. Genet.* **186,** 305–308.

PAPAIOANNOU, V. E., ROSSANT, J. (1983), Effects of the embryonic environment on proliferation and differentiation of embryonal carcinoma cells, *Cancer Surveys* **2,** 165–183.

PAPAIOANNOU, V. E., MCBURNEY, M. E., GARDNER, R. L., EVANS, M. J. (1975), Fate of teratocarcinoma cells injected into early mouse embryos, *Nature* **258,** 70–73.

PERRY, M. M. (1987), Nuclear events from fertilisation to the early cleavage stages in the domestic fowl (*Gallus domesticus*), *J. Anat.* **150,** 99–109.

PERRY, M. M. (1988), A complete culture system for the chick embryo, *Nature* **331,** 70–72.

PERRY, M. M., SANG, H. M. (1990), *In vitro* culture and approaches for DNA transfer in the chick embryo, in: *Proc. 4th World Congress on Genetics Applied to Livestock Production* (HILL, W. G., THOMAS, R., WOLLIAMS, J. A., Eds.), Edinburgh, Vol. XVI, pp. 115–118.

PETERS, G., BROOKES, S., SMITH, R., DICKSON, C. (1983), Tumorigenesis by mouse mammary tumor virus: evidence for a common region for provirus integration in mammary tumors, *Cell* **33,** 369–377.

PETTERS, R. M., JOHNSON, B. H., SHUMAN, R. M. (1989), Gene transfer to swine embryos using an avian retrovirus, in: *Proc. UCLA Symposium*, Taos, New Mexico, New York: Wiley-Liss.

PIEDRAHITA, J. A., ANDERSON, G. B., MARTIN, G. R., BONDURANT, R. H., PASHEN, R. L. (1988), Isolation of embryonic stem cell-like colonies from porcine embryos, *Theriogenology* **29,** 286.

PITTIUS, C. W., HENNIGHAUSEN, L., LEE, E., WESTPHAL, H., NICOLS, E., VITALE, J., GORDON, K. (1988a), A milk protein gene protomer directs the expression of human tissue plasminogen activator cDNA to the mammary gland in transgenic mice, *Proc. Natl. Acad. Sci. USA* **85,** 5874–5878.

PITTIUS, C. W., SANKARAN, L., TOPPER, Y. J., HENNIGHAUSEN, L. (1988b), Comparison of the regulation of the whey acidic protein gene with that of a hybrid gene containing the whey acidic protein gene promoter in transgenic mice, *Mol. Endocrinol.* **2,** 1027–1032.

POLGE, E. J. C., BARTON, S. C., SURANI, M. A. H., MILLER, J. R., WAGNER, T., ROTTMAN, F., CAMPER, S. A., ELSONE, K., DAVIS, A. J., GOODE, J. A., FOXCROFT, G. R., HEAP, R. B. (1989), Induced expression of a bovine growth hormone construct in transgenic pigs, in: *Biotechnology in Growth Regulation* (HEAP, R. B., PROSSER, C. G., LAMMING, G. E., Eds.), pp. 189–199, London: Butterworth.

POWELL, B. C., ROGERS, G. E. (1990), Cyclic hairloss and regrowth in transgenic mice overexpressing an intermediate filament gene *EMBO* **9** (5), 1485–1493.

POWERS, D. A. (1989), Fish as model systems, *Science* **246,** 352–358.

POWERS, D. A., GONZALES-VILLASENOR, L. I., ZHANG, P., CHEN, T. T., DANHAM, R. A. (1991), Studies on Transgenic fish: Gene transfer, expression and inheritance, in: *Proc. Conference on Transgenic Technology in Medicine and Agriculture*, in press.

PRUSINER, S. B. (1991), Molecular biology of prion diseases, *Science* **252,** 1515–1522.

PRUSINER, S. B., SCOTT, M., FOSTER, D., PAN, K.-M., GROTH, D., MIRENDA, C., TORCHIA, M., YANG, S.-L., SERBAN, D., CARLSON, G. A., HOPPE, P. C., WESTAWAY, D., DEARMOND, S. J. (1990), Transgenetic studies implicate interactions between homologous PrP isoforms in scrapie prion replication, *Cell* **63,** 673–686.

PULLEN, A. M., MARRACK, P., KAPPLER, J. W. (1988), The T cell repertoir is heavily influenced by tolerance to polymorphic self antigens, *Nature* **335,** 796–801.

PURSEL, V. G., CAMPBELL, R. G., MILLER, K. F., BEHRINGER, R. B., PALMITER, R. D., BRINSTER, R. L. (1988), Growth potential of transgenic pigs expressing a bovine growth hormone gene, *J. Anim. Sci.* **66,** 267.

PURSEL, V. G., MILLER, K. F., BOLT, D. J., PINKERT, C. A., HAMMER, R. E., PALMITER, R. D., BRINSTER, R. L. (1989b), Insertion of growth hormone genes into pig embryos, in: *Biotechnology in Growth Regulation* (HEAP, R. B., PROSSER, C. G., LAMMING, G. E., Eds.), pp. 181–188, London: Butterworth.

PURSEL, V. G., PINKERT, C. A., MÜLLER, K. F., BOLT, D. J., CAMPBELL, R. G., PALMITER, R.

D., BRINSTER, R. L., HAMMER, R. E. (1989a), Genetic engineering of livestock, *Science* **244,** 1281–1288.

PURSEL, V. G., BOLT, D. J., MILLER, K. F., PINKERT, C. A., HAMMER, R. E., PALMITER, R. D., BRINSTER, R. L. (1990a), Expression and performance in transgenic pigs, *J. Reprod. Fert. Suppl.* **40,** 235–245.

PURSEL, V. G., WALL, R. J., HENNIGHAUSEN, L., PITTIUS, C. W., KING, D. (1990b), Regulated expression of the mouse whey acidic protein gene in transgenic swine, *Theriogenology* **33** (1), 302.

PURSEL, V. G., SUTRAVE, P., WALL, R. J., KELLY, A. M., HUGHES, S. H. (1992), Transfer of cSKI gene into swine to enhance muscle development, *Theriogenology* **37,** in press.

QUAIFE, C. J., PINKERT, C. A., ORNITZ, D. M., PALMITER, R. D., BRINSTER, R. L. (1987), Pancreatic neoplasia induced by ras expression in acinar cells of transgenic mice, *Cell* **48,** 1023–1034.

QUAIFE, C. J., MATHEWS, L. S., PINKERT, C. A., HAMMER, R. E., BRINSTER, R. L., PALMITER, R. D. (1989), Histopathology associated with elevated levels of growth hormone and insulin-like growth factor I in transgenic mice, *Endocrinology* **124** (1), 40–48.

QUON, D., WANG, Y., CATALANO, R., SCARINA, J. M., MURAKAMI, K., CORDELL, B. (1991), Formation of β-amyloid protein deposits in brains of transgenic mice, *Nature* **352,** 239–241.

REDDY, V. B., VITALE, J. A., WEI, C., MONTOYA-ZAVALA, M., STICE, S. L., BALISE, J., ROBL, J. M. (1991), Expression of human growth hormone in the milk of transgenic mice, *Anim. Biotechnol.* **2,** 15–29.

REED, M. L., ROESSNER, C. A., WOMACK, J. E., DORN, C. G., KRAEMER, D. C. (1988), Microinjection of liposome-encapsulated DNA into murine and bovine blastocysts, *Theriogenology* **29,** 293.

REES, W. D., FLINT, H. J., FULLER, M. F. (1990), A molecular biological approach to reducing dietary amino acid needs, *Biotechnology* **8,** 629–633.

REITMAN, M., LEE, E., WESTPHAL, H., FELSENFELD, G. (1990), Site-independent expression of the chicken βA-globin gene in transgenic mice, *Nature* **348,** 749–752.

REXROAD, C. E., PURSEL, V. G. (1988), Status of gene transfer in domestic animals, in: *Proc. 13th Int. Congr. Animal Production and Artificial Insemination Dublin*, Vol. 5, pp. 29–35, University College, Dublin.

REXROAD, C. E., HAMMER, R. E., BEHRINGER, R. R., PALMITER, R. D., BRINSTER, R. L. (1990), Insertion, expression and physiology of growth-regulating genes in ruminants, *J. Reprod. Fert. Suppl.* **41,** 119–124.

REXROAD, C. E., JR., MAYO, K., BOLT, D. J., ELSASSER, T. H., MILLER, K. F., BEHRINGER, R. R., PALMITER, R. D., BRINSTER, R. L. (1991), Transferrin- and albumin-directed expression of growth-related peptides in transgenic sheep, *J. Anim. Sci.* **69,** 2995–3004.

RICHA, J., LO, C. W. (1989), Introduction of human DNA into mouse eggs by injection of dissected chromosome fragments, *Science* **245,** 175–177.

ROBERTSON, E., BRADLEY, A., KUEHN, M., EVANS, M. (1986), Germ-line transmission of genes introduced into cultured pluripotential cells by retroviral vector, *Nature* **323,** 445–448.

ROBERTSON, E. J. (1986), Pluripotential stem cell lines as a route into the mouse germ line, *Trends Genet.* **2,** 9–13.

ROBEY, E. A., FOWLKES, B. J., GORDON, J. W., KIOUSSIS, D., VON BOEHMER, H., RAMSDELL, F., AXEL, R. (1991), Thymic selection in CD8 transgenic mice supports an instructive model for commitment to a CD4 or CD8 lineage, *Cell* **64,** 99–107.

ROGERS, G. E. (1990), Improvement of wool production through genetic engineering, *Trends Biotechnol.* **8,** 6–11.

ROKKONES, E., ALESTROM, P., SKJERVOLD, H., GAUTVIK, K. M. (1985), Development of a technique for microinjection of DNA into salmonid eggs, *Acta Physiol. Scand.* **124,** *Suppl.* **542,** 417.

ROKKONES, E., ALLESTROM, P., SKJERVOLD, D. H., GAUTVIK, K. M. (1989), Microinjection and expression of a mouse metallothionein human growth hormone gene in fertilized salmon eggs, *J. Comp. Physiol.* **B158,** 751–578.

ROSCHLAU, K. (1991), Gene transfer studies in cattle, *J. Reprod. Fert. Suppl.* **43,** 293–295.

ROSCHLAU, K., ROMMEL, P., ANDREEWA, L., ZACKEL, M., ROSCHLAU, D., ZACKEL, B., SCHWERIN, M., HÜHN, R., GAZARJAN, K. G. (1989), Gene transfer experiments in cattle, *J. Reprod. Fert. Suppl.* **39,** 153–160.

ROTTMANN, O. J., STRATOWA, C., HORNSTEIN, M., HUGHES, J. (1985), Tissue specific expression of hepatitis B surface antigen in mice following liposome – mediated gene transfer into blastocysts, *Zentralbl. Vet. Med.* **A32,** 676–682.

ROTTMANN, O. J., ANTES, R., HÖFER, P., MAIERHOFER, G. (1991), Liposome mediated gene transfer via spermatozoa into avian egg cells, *Züchtungsbiologie* **109,** 64–70.

RUBINSTEIN, J. L., NICOLAS, J.-F., JACOB, F. (1986), Introduction of genes into preimplantation mouse embryos by use of a defective recombinant retrovirus, *Proc. Natl. Acad. Sci. USA* **83,** 366–368.

RUSCONI, S. (1991), Transgenic regulation in laboratory animals, *Experientia* **47,** 866–877.

RUSCONI, S., KÖHLER, G. (1985), Transmission and expression of a specific pair of rearranged immunoglobulin u and k genes in a transgenic mouse line, *Nature* **314,** 330–334.

RUSCONI, S., SCHAFFNER, W. (1981), Transformation of frog embryos with a rabbit beta-globin gene, *Proc. Natl. Acad. Sci. USA* **78,** 5050–5055.

SALMONS, B., GÜNZBURG, W. H., JANKA, I., ERFLE, V., BREM, G. (1991), Verwendung rekombinanter subretroviraler Partikel zur effizienten und sicheren Erstellung transgener Säuger, in: *Fortschritte in der Tierzüchtung - Symposium zu Ehren von Professor Kräußlich* (BREM, G., Ed.), pp. 437–453, Stuttgart: Ulmer.

SALTER, D. W., CRITTENDEN, L. B. (1989), Artificial insertion of a dominant gene for resistance to avian leukosis virus into the germ line of the chicken, *Theor. Appl. Genet.* **77,** 457–461.

SALTER, D. W., SMITH, E. J., HUGHES, S. H., WRIGHT, S. E., FADLY, A. M., WITTER, R. L., CRITTENDEN, L. B. (1986), Gene insertion into the chicken germ line by retroviruses, *Poultry Sci.* **65,** 1445–1458.

SALTER, D. W., SMITH, E. J., HUGHES, S. H., WRIGHT, S. E., CRITTENDEN, L. B. (1987), Transgenic chickens: insertion of retroviral genes into the chicken germ line, *Virology* **157,** 235–240.

SAMARIDIS, J., CASORATI, G., TRAUNECKER, A., IGLESIAS, A., GUTI'RREZ, J. C., MÜLLER, U., PALACIOS, R. (1991), Development of lymphocytes in interleukin-7 transgenic mice, *Eur. J. Immunol.* **21,** 453–460.

SANDGREN, E. P., LUETTEKE, N. C., PALMITER, R. D., BRINSTER, R. L., LEE, D. C. (1990), Overexpression of TGFα in transgenic mice: Induction of epithelial hyperplasia, pancreatic metaplasia, and carcinoma of the breast, *Cell* **61,** 1121–1135.

SARVETNICK, N. (1988), Insulin-dependent diabetes mellitus induced in transgenic mice by ectopic expression of class II MHC and interferon gamma, *Cell* **52,** 773–782.

SCHÖNENBERGER, C.-A., ANDRES, A.-C., GRONER, B., VAN DER VALK, M., LEMEUR, M., GERLINGER, P. (1988), Targeted c-myc gene expression in mammary glands of transgenic mice induces mammary tumors with constitutive milk protein gene transcription, *EMBO J.* **7** (1), 169–175.

SCHMIDT, E. V., PATTENGALE, P. K., WEIR, L., LEDER, P. (1988), Transgenic mice bearing the human c-myc gene activated by an immunoglobulin enhancer: A pre-B-cell lymphoma model, *Proc. Natl. Acad. Sci. USA* **85,** 6047–6051.

SCHNEIDER, J. F., HALLERMAN, E. M., YOON, S. J., HE, L., MYSTER, S. A., GROSS, M., LIU, Z., ZHU, Z., HACKETT, P. B., GUISE, K. S., KAPUSCINSKI, A. R., FARAS, A. J. (1989), Microinjection and successful transfer of the bovine growth hormone gene into the Northern pike *Esox lucius, J. Cell. Biochem. Suppl.* **13B,** 173.

SCHORLE, H., HOLTSCHKE, T., HÜNIG, T., SCHIMPL, A., HORAK, I. (1991), Development and function of T cells in mice rendered interleukin-2 deficient by gene targeting, *Nature* **352,** 621–624.

SCHWARTZBERG, P., COLICELLI, J., GORDON, M. L., GOFF, S. P. (1984), Mutations in the gag gene of Moloney murine leukemia virus: Effects on production of virions and reverse transcriptase, *J. Virol.* **49,** 918–924.

SCHWARTZBERG, P. L., GOFF, S. P., ROBERTSON, E. J. (1989), Germ-line transmission of a c-abl mutation produced by targeted gene disruption in ES cells, *Science* **246,** 799–803.

SCHWARTZBERG, P. L., STALL, A. M., HARDIN, J. D., BOWDISH, K. S., HUMARAN, T., BOAST, S., HARBISON, M. L., ROBERTSON, E. J., GOFF, S. P. (1991), Mice homozygous for the abl^{m1} mutation show poor viability and depletion of selected B and T cell populations, *Cell* **65,** 1165–1175.

SCOTT, M., FOSTER, D., MIRENDA, C., SERBAN, D., COUFAL, F., WÄLCHLI, M., TORCHIA, M., GROTH, D., CARLSON, G., DEARMOND, S. J., WESTAWAY, D., PRUSINER, S. B. (1989), Transgenic mice expressing hamster prion protein produce species-specific scrapie infectivity and amyloid plaques, *Cell* **59,** 847–857.

SELDEN, R. F., SKOSKIEWICZ, M. J., BURKE HOWIE, K., RUSSELL, P. S., GOODMAN, H. M. (1987), Implantation of genetically engineered fibroblasts into mice: implications for gene therapy, *Science* **236,** 714–718.

SHIMOTOHNO, K., TEMIN, H. M. (1981), Evolution of retroviruses from cellular movable genetic elements, *Quant. Biol.* **45,** 719–732.

SHOEMAKER, C., GOFF, S., GILBOA, E., PASKIND, M., MITRA, S. W., BALTIMORE, D. (1981), Structure of cloned retroviral circular DNAs: implications for virus integration, *Quant. Biol.* **45,** 711–717.

SHU HUA, Y., DEEN, K. C., LEE, E., HENNIGHAUSEN, L., SWEET, R. W., ROSENBERG, M., WESTPHAL, H. (1989), Functional human CD4 protein produced in milk of transgenic mice, *Mol. Biol. Med.* **6,** 255–261.

SHUMAN, R. M. (1991), Production of transgenic birds, *Experientia* **47** (9), 897–905.

SIMONS, J. P., MCCLENAGHAN, M., CLARK, A. J. (1987), Alteration of the quality of milk by expression of sheep β-lactoglobulin in transgenic mice, *Nature* **328**, 530–532.

SIMONS, J. P., WILMUT, I., CLARK, A. J., ARCHIBALD, A. L., BISHOP, J. O., LATHE, R. (1988), Gene transfer into sheep, *Biotechnology* **6**, 179–183.

SINN, E., MULLER, W., PATTENGALE, P., TEPLER, I., WALLACE, R., LEDER, P. (1987), Coexpression of MMTV/v-Ha-ras and MMTV/c-myc genes in transgenic mice: synergistic action of oncogenes *in vivo, Cell* **49**, 465–475.

SMALL, J. A., KHOURY, G., JAY, G., HOWLEY, P. M., SCANGOS, G. A. (1986), Early regions of JC virus and BK virus induce distinct and tissue-specific tumors in transgenic mice, *Proc. Natl. Acad. Sci. USA* **83**, 8288-8292.

SMITH, C., MEUWISSEN, T. H. E., GIBSON, J. P. (1987), On the use of transgenes in livestock, *Anim. Breed. Abstr.* **55**, 1–6.

SMITHIES, O., GREGG, R. G., BOGGS, S. S., KORALEWSKI, M. A., KUCHERLAPATI, R. S. (1985), Insertion of DNA sequences into the human chromosomal β-globin locus by homologous recombination, *Nature* **317**, 230–234.

SORIANO, P., CONE, R. D., MULLIGAN, R. C., JAENISCH, R. (1986), Tissue-specific and extopic expression of genes introduced into transgenic mice by retroviruses, *Science* **234**, 1409–1413.

SORIANO, P., MONTGOMERY, C., GESKE, R., BRADLEY, A. (1991), Targeted disruption of the c-src proto-oncogene leads to osteopetrosis in mice, *Cell* **64**, 693–702.

SOUTHERN, E. M. (1975), Detection of specific sequences among DNA fragments separated by gel electrophoresis, *J. Mol. Biol.* **98**, 503–517.

SOUZA, L. M., BOONE, T. C., MURDOCK, D., LANGLEY, K., WYPYCH, J., FENTON, D., JOHNSON, S., LAI, P. H., EVERETT, R., HSU, R.-Y., BOSSELMAN, R. (1984), Applications of recombinant DNA technologies to studies on chicken growth hormone, *J. Exp. Zool.* **232**, 465–473.

SPANOPOULOU, E., EARLY, A., ELLIOTT, J., CRISPE, N., LADYMAN, H., RITTER, M., WATT, S., GROSVELD, F., KIOUSSIS, D. (1989), Complex lymphoid and epithelial thymic tumours in Thy1-myc transgenic mice, *Nature* **342**, 185–189.

STACEY, A., BATEMAN, J., CHOI, T., MASCARA, T., COLE, W., JAENISCH, R. (1988), Perinatal lethal osteogenesis imperfecta in transgenic mice bearing an engineered mutant pro-α1 (I) collagen gene, *Nature* **332**, 131–136.

STAEHELI, P., HALLER, O., BOLL, W., LINDENMANN, J., WEISSMANN, C. (1986), Mx protein: constitutive expression in 3T3 cells transformed with cloned Mx cDNA confers selective resistance to influenza virus, *Cell* **44**, 147–158.

STANTON, B. R., REID, S. W., PARADA, L. F.: (1990), Germ line transmission of an inactive N-myc allele generated by homologous recombination in mouse embryonic stem cells, *Mol. Cell Biol.* **10**, 6755–6758.

STEELE, N. C., PURSEL, V. G. (1990), Nutrient partitioning by transgenic animals, *Annu. Rev. Nutrit.* **10**, 213–232.

STEVENS, L. C., VARNUM, D. S. (1974), The development of teratomas from parthenogenetically activated ovarian mouse eggs, *Dev. Biol.* **37**, 369–380.

STEWART, C. L., VANEK, M., WAGNER, E. F. (1985), Expression of foreign genes from retroviral vectors in mouse teratocarcinoma chimaeras, *EMBO J.* **4**, 3701–3709.

STEWART, C., SCHUETZE, S., VANEK, M., WAGNER, E. (1987), Expression of retroviral vectors in transgenic mice obtained by embryo infection, *EMBO J.* **6**, 383–388.

STEWART, T. A., PATTENGALE, P. K., LEDER, P. (1984), Spontaneous mammary adenocarcinomas in transgenic mice that carry and express MTV/myc fusion genes, *Cell* **38**, 627–637.

STIEF, A., WINTER, D. M., STRÄTLING, W. H., SIPPEL, A. E. (1989), A nuclear DNA attachment element mediates elevated and position-independent gene activity, *Nature* **341**, 343–345.

STINNAKRE, M. G., VILOTTE, J. L., SOULIER, S., HARIDON, R. L., CHARLIER, M., GAYE, P., MERCIER, J. C. (1991), The bovine α-lactalbumin promoter directs expression of ovine trophoblast interferon in the mammary gland of transgenic mice, *Fed. Eur. Biochem. Soc.* **284** (1), 19–22.

STORB, U. (1987), Immunoglobulin transgenic mice, *Annu. rev. Immunol.* **5**, 151–174.

STRASSER, A., HARRIS, A. W., BATH, L., CORY, S. (1990), Novel primitive lymphoid tumours induced in transgenic mice by cooperation between myc and bcl-2, *Nature* **348**, 331–333 (abstract).

STUART, G. W., MCMURRAY, J. V., WESTERFIELD, M. (1988), Replication, integration and stable germ-line transmission of foreign sequences injected into early zebrafish embryos, *Dev. Biol.* **103**, 403–412.

STUART, G. W., VIELKIND, J. R., MCMURRAY, J. V., WESTERFIELD, M. (1990), Stable lines of transgenic zebrafish exhibit reproducible patterns of transgene expression, *Dev. Biol.* **109**, 577–584.

STUHLMANN, H., JÄHNER, D., JAENISCH, R. (1981), Infectivity and methylation of retroviral genomes is correlated with expression in the animal, *Cell* **26**, 221–232.

SUEMATSU, S., MATSUDA, T., AOSAZA, K., AKIRA, S., NAKANO, N., OHNO, S., MIYAZAKI, J. YAMAMURA, K., HIRANO, T., KISHIMOTO, T. (1989), IgG1 plasmacytosis in interleukin 6 transgenic mice, *Proc. Natl. Acad. Sci. USA* **86,** 7547–7551.

TAMIYA, E., SUGIYAMA, T., MASAKI, K. H., HIROSE, A., OKOSHI, T., KARUBE, I. (1990), *Nucleic Acids Res.* **18,** 1072.

TE RIELE, H., MAANDAG, E. R., BERNS, A. (1991a), Gene targeting via homologous recombination in embryonic stem cells is strongly stimulated by the use of isogenic DNA constructs, *personal communication*, EMBL, Heidelberg.

TE RIELE, H., MAANDAG, E. R., BERNS, A. (1991b), *personal communication*, EMBL (abstract).

TEITELMAN, G., ALPERT, S., HANAHAN, D. (1988), Proliferation, senescence and neoplastic progression of β cells in hyperplasic pancreatic islets. *Cell* **52,** 97–105.

THOMAS, K. R., CAPECCHI, M. R. (1986), Introduction of homologous DNA sequences into mammalian cells induces mutations in the cognate gene, *Nature* **324,** 34–38.

THOMAS, K. R., CAPECCHI, M. R. (1987), Site-directed mutagenesis by gene targeting in Mouse embryo-derived stem cells, *Cell* **51,** 503–512.

THOMAS, K. R., FOLGER, K. R., CAPECCHI, M. R. (1986), High frequency targeting of genes to specific sites in the mammalian genome, *Cell* **44,** 419–428.

THOMPSON, S., CLARKE, A. R., POW, A. M., HOOPER, M. L., MELTON, D. W. (1989), Germ line transmission and expression of a corrected HPRT gene produced by gene targeting in embryonic stem cells, *Cell* **56,** 313–321.

TOMASETTO, C., WOLF, C., RIO, M.-C., MEHTALI, M., LEMEUR, M., GERLINGER, P., CHAMBON, P., LATHE, R. (1989), Breast cancer protein PS2 synthesis in mammary gland of transgenic mice and secretion into milk, *Mol. Endocrinol.* **3,** 1579–1584.

TOMITA, T. (1987), Genetic transformation in chickens and mice by the use of irradiated sperm, in: *Symposium on Biotechnology in Animal Breeding*, 11–14 November, pp. 124–128, Berlin, Technische Universität.

TOMITA, T., YAMAMOTO, N., OTSUKA, K., OHTA, M., HIROSE, K. (1988), Genetic transformation of egg shell colour in chicken by the use of irradiated sperm, in: *Proc. 18th World's Poultry Congress*, Nagoya, pp. 515–516.

TYBULEWICZ, V. L. J., CRAWFORD, C. E., JACKSON, P. K., BRONSON, R. T., MULLIGAN, R. C. (1991), Neonatal lethality and lymphopenia in mice with a homozygous disruption of the c-abl proto-oncogene, *Cell* **65,** 1153–1163.

VALANCIUS, V., SMITHIES, O. (1991), Testing an "In-Out" tareting procedure for making subtle genomic modifications in mouse embryonic stem cells, *Mol. Cell. Biol.* **11,** 1402–1408.

VAN ASSENDELFT, G. B., HANSCOMBE, O., GROSVELD, F., GREAVES, D. R. (1989), The beta-globin dominant control region activates homologous and heterologous promoters in a tissue-specific manner, *Cell* **56,** 969–977.

VAN DER PUTTEN, H., BOTTERI, F. M., MILLER, A. D., ROSENFELD, M. G., FAN, H., EVANS, R. M., VERMA, I. M. (1985), Efficient insertion of genes into the mouse germ line via retroviral vectors, *Proc. Natl. Acad. Sci. USA* **82,** 6148–6152.

VARMUS, H. E. (1983), Using retroviruses as insertional mutagens to identify cellular oncogenes, *Prog. Clin. Biol. Res.* **119,** 23–35.

VELANDER, W. (1991), *personal communication*, cited in HENNIGHAUSEN (1990).

VERBEEK, S., VAN LOHUIZEN, M., VAN DER VALK, M., DOMEN, J., KRAAL, G., BERNS, A. (1991), Mice bearing the eu-myc and Eu-pim-1 transgenes develop re-B-cell leukemia prenatally, *Mol. Cell. Biol.* **11** (2), 1176–1179.

VERRINDER-GIBBINS, A. M., BRAZOLOT, C. L., PETITTE, J. N., LIU, G., ETCHES, R. J. (1990), Efficient transfection of chicken blastodermal cells and their incorporation into recipient embryos to produce chimeric chicks, in: *4th World Congress on Genetics Applied to Livestock Production* (HILL, W. G., THOMAS, R., WOLLIAMS, J. A., Eds.), Edinburgh, Vol. XVI, pp. 119–126.

VILOTTE, J.-L., SOULIER, S., STINNARKRE, M.-G., MASSOUD, M., MERCIER, J.-C. (1989), Efficient expression of bovine-lactalbumin in transgenic mice, *Eur. J. Biochem.* **186,** 43–48.

VIZE, P. D., MICHALSKA, A. E., ASHMAN, R., LLOYD, B., STONE, B. A., QUINN, P., WELLS, J. R. E., SEAMARK, R. F. (1988), Introduction of a growth hormone fusion gene into transgenic pigs promotes growth, *J. Cell Sci.* **90,** 295–300.

VOGEL, J., HINRICHS, S. H., REYNOLDS, R. K., LUCIW, P. A., JAY, G. (1988), The HIV tat gene induces dermal lesions resembling Kaposi's sarcoma in transgenic mice, *Nature* **335,** 606–611.

VON BUTLER-WEMKEN, I., PIRCHNER, F. (1985), Growth and reproduction in NMRI-mice after long-term divergent selection for 8 week body weight, *Z. Versuchstierkd.* **27,** 80.

VON BUTLER-WEMKEN, I., WILLEKE, H., PIRCHNER, F. (1984), Two-way within-family and mass selection of 8-week body weight in different mouse populations, *Genet. Res.*, Camb. **43,** 191-200.

WAGNER, E. F., STEWART, C. L. (1986), Integration and expression of genes introduced into mouse embryos, in: *Experimental Approaches to Mammalian Embryonic Development* (ROSSANT, J., PEDERSEN, R. A., Eds.), pp. 509-549, Cambridge: Cambridge University Press.

WAGNER, E. F., COVARRUBIAS, L., STEWART, R. A., MINTZ, B. (1983), Prenatal lethalities in mice homozygous for human growth hormone gene sequences integrated in the germ line, *Cell* **35,** 647-655.

WAGNER, E., ZENKE, M., COTTEN, M., BEUG, H., BIRNSTIEL, M. L. (1990), Transferrin-polycation conjugates as carrier for DNA uptake into cells, *Proc. Natl. Acad. Sci. USA* **87,** 3410-3414.

WAGNER, T. E., HOPPE, P. C., JOLLICK, J. D., SCHOLL, D. R., HODINKA, R. L., GAULT, J. B. (1981), Microinjection of a rabbit β-globin gene into zygotes and its subsequent expression in adult mice and their offspring, *Proc. Natl. Acad. Sci. USA* **78,** 6376-6380.

WALDER, J. (1988), Antisense DNA and RNA progress and prospects, *Genes Dev.* **2,** 502-505.

WALL, R. J., PURSEL, V. G., SHAMAY, A. MCKNIGHT, R. A., PITTIUS, C. W., HENNIGHAUSEN, L. (1991), High-level synthesis of a heterologous milk protein in the mammary glands of transgenic swine, *Proc. Natl. Acad.. Sci. USA* **88,** 1696-1700.

WALTON, J. R., MURRAY, J. D., MARSHALL, J. T., NANCARROW, C. D. (1987), Zygote viability in gene transfer experiments, *Biol. Reprod.* **37,** 957-967.

WANG, Z.-Q., GRIGORIADIS, A. E., MÖHLE-STEINLEIN, U., WAGNER, E. F. (1991), A novel target cell for c-fos-induced oncogenesis: development of chondrogenic tumours in embryonic stem cell chimeras, *EMBO* **10** (9), 2437-2450.

WANKE, R., HERMANNS, W., FOLGER, S., WOLF, E., BREM, G. (1991), Accelerated growth and visceral lesion in transgenic mice expressing foreign genes of the growth hormone family: an overview, *Pediatr. Nephrol.* **5,** 513-521.

WARD, K. A., NANCARROW, C. D. (1991), The genetic engineering of production traits in domestic animals, *Experientia* **47,** 913-922.

WARD, K. A., FRANKLIN, I. R., MURRAY, J. D., NANCARROW, C. D., RAPHAEL, K. A., RIGBY, N. W., BYRNE, C. R., WILSON, B. W., HUNT, C. L. (1986), The direct transfer of DNA by embryo microinjection, in: *Proc. 3rd World Congress Genetics Applied to Livestock Production* (DICKERSON, G. E., JOHNSON, R. K., Eds.), Lincoln, Nebraska, Vol. XII, pp. 6-12, University of Nebraska.

WARD, K. A., NANCARROW, C. D., BYRNE, C. R., SHANAHAN, C. M., MURRAY, J. D., LEISH, Z., TOWNROW, C., RIGBY, N. W., WILSON, B. W., HUNT, C. L. (1990), The potential of transgenic animals for improved agricultural productivity, *Rev. Sci. Tech. Off. Int. Epiz.* **9,** 847-864.

WARD, K. A., BYRNE, C. R., WILSON, B. W., LEISH, Z., RIGBY, N. W., TOWNROW, C. R., HUNT, C. L., MURRAY, J. D., NANCARROW, C. D. (1991), The regulation of wool growth in transgenic animals, *Adv. Dermatol.* **1,** 70-76.

WEIDLE, U. H., LENZ, H., BREM, G. (1991), Genes encoding a mouse monoclonal antibody are expressed in transgenic mice, rabbits and pigs, *Gene* **98,** 185-191.

WEIHER, H., NODA, T., GRAY, D. A., SHARPE, A. H., JAENISCH, R. (1990), Transgenic mouse model of kidney disease: insertional inactivation of ubiquitously expressed gene leads to nephrotic syndrome, *Cell* **62,** 425-434.

WENTWORTH, B. C., TSAI, H., HALLETT, J. H., GONZALES, D. S., RAJCIC-SPASOJEVIC, G. (1989), Manipulation of avian primordial germ cells and gonadal differentiation, *Poultry Sci* **68,** 999-1010.

WESTAWAY, D., MIRENDA, C. A., FOSTER, D., ZEBARJADIAN, Y., SCOTT, M., TORCHIA, M., YANG, S.-L., SERBAN, H., DEARMOND, S. J., EBELING, C., PRUISNER, S. B., CARLSON, G. A. (1991), Paradoxical shortening of scrapie incubation times by expression of prion protein transgenes derived from long incubation period mice, *Neuron* **7,** 1-20.

WIEGHART, M., HOOVER, J. L., MCGRANE, M. M., HANSON, R. W., ROTTMAN, F. M., HOLTZMAN, S. H., WAGNER, T. E., PINKERT, C. A. (1990), Production of transgenic pigs harbouring a rat phosphoenolpyruvate carboxykinase-bovine growth hormone fusion gene, *J. Reprod. Fert. Suppl.* **41,** 89-96.

WILKIE, T. M., BRINSTER, R. L., PALMITER, R. D. (1986), Germline and somatic mosaicism in transgenic mice, *Dev. Biol.* **118,** 9-18.

WILLIAMS, R. S., JOHNSTON, S. A., RIEDY, M., DEVIT, M. J., MCELLIGOTT, S. G., SANFORD, J. C. (1991), Introduction of foreign genes into tissues of living mice by DNA-coated microprojectiles, *Proc. Natl. Acad. Sci. USA* **88,** 2726-2730.

WILMUT, I., ARCHIBALD, A. L., MCCLENAGHAN, M., SIMONS, J. P., WHITELAW, C. B. A., CLARK, A. J. (1990), Modification of milk composition, *J. Reprod. Fert. Suppl.* **41,** 135-146.

WILSON, J. B., WEINBERG, W., JOHNSON, R., YUSPA, S., LEVINE, A. J. (1990), Expression of the BNLF-1 oncogene of Epstein-Barr virus in the skin of transgenic mice induces hyperplasia and aberrant expression of keratin 6, *Cell* **61,** 1315–1327.

WILSON, J. M., BIRINYI, L. K., SALOMON, R. N., LIBBY, P., CALLOW, A. D., MULLIGAN, R. C. (1989), Implantation of vascular grafts lined with genetically modified endothelial cells, *Science* **244,** 1344–1346.

WINDLE, J. J., ALBERT, D. M., O'BRIEN, J. M., MARCUS, D. M., DISTECHE, C. M., BERNARDS, R., MELLON, P. L. (1990), Retinoblastoma in transgenic mice, *Nature* **343,** 665–669.

WIRAK, D. O., BAYNEY, R., KUNDEL, C. A., LEE, A., SCANGOS, G. A., TRAPP, B. D., UNTERBECK, A. J. (1991 a), Regulatory region of human amyloid precursor protein (APP) gene promotes neuron-specific gene expression in the CNS of transgenic mice, *EMBO* **10** (2), 289–296.

WIRAK, D. O., BAYNEY, R., RAMABHADRAN, V., FRACASSO, R. P., HART, J. T., HAUER, P. E., HSIAU, P., PEKAR, S. K., SCANGOS, G. A., TRAPP, B. D., UNTERBECK, A. J. (1991 b), Deposits of amyloid β protein in the central nervous system of transgenic mice, *Science* **253,** 323–325.

WOLF, E. (1990), Expressionsbedingte Veränderungen bei Wachstumshormon-transgenen Mäusen, *Dissertation med. vet.*, Universität München.

WOLFF, J. A., MALONE, R. W., WILLIAMS, P., CHONG, W., ACSADI, G., JANI, A., FELGNER, P. L. (1990), Direct gene transfer into mouse muscle *in vivo, Science* **247,** 1465–1468.

WOLF, E., RAPP, K., BREM, G. (1991 a), Expression of metallothionein-human growth hormone fusion genes in transgenic mice results in disproportionate skeletal gigantism, *Growth* **55,** 117–127.

WOLF, E., WANKE, R., HERMANNS, W., BREM, G., PIRCHNER, F., VON BUTLER-WEMKEN, I. (1991 b), Growth characteristics of metallothionein-human growth hormone transgenic mice as compared to mice selected for high eight-week body weight and unselected controls; I. Body weight gain and external body dimensions, *Growth* **55,** 225–235.

WOLF, E., RAPP, K., WANKE, R., HERMANNS, W., PIRCHNER, F., VON BUTLER-WEMKEN, I., BREM, G. (1991 c), Growth characteristics of metallothionein-human growth hormone transgenic mice as compared to mice selected for high eight-week body weight and unselected controls; II. Skeleton, *Growth* **55,** 237–248.

WOYCHIK, R. P., STEWART, C. L., DAVIS, L. G., D'EUSTACHIO, P., LEDER, P. (1985), An inherited limb deformity created by insertional mutagenesis in a transgenic mouse, *Nature* **318,** 36–40.

WRIGHT, G., CARVER, A., COTTOM, D., REEVES, D., SCOTT, A., SIMONS, P., WILMUT, I., GARNER, I., COLMAN, A. (1991), High level expression of active human alpha-1-antitrypsin in the milk of transgenic sheep, *Biotechnology* **9,** 830–834.

WU, G. Y., WILSON, J. M., SHALABY, F., GROSSMAN, M., SHAFRITZ, D. A., WU, C. H. (1991), Receptor-mediated gene delivery *in vivo, J. Biol. Chem.* **286** (22), 14338–14342.

YOON, S. J., LIU, Z., KAPUSCINSKI, A. R., HACKETT, P. B., FARAS, A., GUISE, K. S. (1988), Successful gene transfer in fish, *J. Cell. Biochem. Suppl.* **12B,** 190.

YOON, S. J., HALLERMAN, E. M., GROSS, M. L., LIU, Z., SCHNEIDER, J. F., FARAS, A. J., HACKETT, P. B., KAPUSCINSKI, A. R., GUISE, K. S. (1990 a), Transfer of the gene for neomycin resistance into goldfish, *Carassius auratus, Aquaculture* **85,** 21–33.

YOON, S. J., LIU, Z., KAPUSCINSKI, A. R., HACKETT, P. B., FARAS, A., GUISE, K. S. (1990 b), Successful gene transfer in fish, *Genet. Aquacult.*, 39–44.

YU, S.-H., DEEN, K. C., LEE, E., HENNIGHAUSEN, L., SWEET, R. W., ROSENBERG, M., WESTPHAL, H. (1989), Functional human CD4 protein produced in milk of transgenic mice, *Mol. Biol. Med.* **6,** 255–261.

ZHANG, P., HAYAT, M., JOYCE, C., GONZALES-VILLASENOR, L. I., LIN, C. M., DUNHAM, R. A., CHEN, T. T., POWERS, D. A. (1990). Gene transfer, expression and inheritance of pRSV-rainbow trout-GH cDNA in the common carp, *Cyprinus carpio* (Linnaeus). *Mol. Reprod. Dev.* **25,** 13–25.

ZHU, Z., LI, G., HE, L., CHEN, S. (1985), Novel gene transfer into the fertilized eggs of goldfish. *Z. Angew. Ichthyol.* **1,** 31–34.

ZHU, Z., XU, K., LI, G., XIE, Y., HE, L. (1986), Biological effects of human growth hormone gene microinjected into the fertilized eggs of loach, *Kexue Tongbao Acad. Sin.* **31,** 988–990.

ZIJLSTRA, M., LI, E., SAJJADI, F., SUBRAMANI, S., JAENISCH, R. (1989), Germ-line transmission of a disrupted β_2-microglobulin gene produced by homologous recombination in embryonic stem cells, *Nature* **342,** 435–438.

ZIJLSTRA, M., BIX, M., SIMISTER, N. E., LORING, J. M., RAULET, D. H., JAENISCH, R. (1990), $\beta 2$-Microglobulin deficient mice lack CD4-8 + cytolytic T cells, *Nature* **344,** 742–746.

ZIMMER, A., GRUSS, P. (1989), Production of chimaeric mice containing embryonic stem (ES) cells carrying a homoeobox Hox 1.1 allele mutated by homologous recombination, *Nature* **338,** 150–153.

ZINKERNAGEL, R. M., COOPER, S., CHAMBERS, J., LAZZARINI, R. A., HENGARTNER, H., ARNHEITER, H. (1990), Virus-induced autoantibody response to a transgenic viral antigen, *Nature* **344,** 68–71.

Índice alfabético

F

G

H

Q

R

S

T

V